U0200248

中医药古籍珍善本点校丛书

高注金匮要略

〔清〕高学山 撰
张明锐 李紫慕 李鸿涛 点校

中华人民共和国科学技术部科技基础性工作专项资金项目
中医药古籍与方志的文献整理（课题号：2009FY 120300）

學苑出版社

图书在版编目(CIP)数据

高注金匮要略/(清)高学山撰；张明锐，李紫慕，李鸿涛点校.
—北京：学苑出版社，2015.10

ISBN 978-7-5077-4869-7

Ⅰ.①高… Ⅱ.①高… ②张… ③李… ④李… Ⅲ.①《金匮要略方论》—注释 Ⅳ.①R222.32

中国版本图书馆CIP数据核字(2015)第216910号

责任编辑：陈 辉
出版发行：学苑出版社
社 址：北京市丰台区南方庄2号院1号楼
邮政编码：100079
网 址：www.book001.com
电子信箱：xueyuanpress@163.com
销售电话：010-67601101(销售部)、67603091(总编室)
经 销：新华书店
印 刷 厂：北京广内印刷厂
开本尺寸：890×1240　1/32
印 张：13.25
字 数：283千字
版 次：2016年5月北京第1版
印 次：2016年5月北京第1次印刷
定 价：68.00元

金匱要略

漢長沙太守張機仲景著　後學高學山漢峙註

臟腑經絡先後病脈證治第一 凡十七條

一 夫人稟五常因風氣而生長風氣雖能生萬物亦能害萬物如水能浮舟亦能覆舟若五臟元真通暢人即安和客氣邪風中人多死千般疢難不越三條一者經絡受邪入臟腑為內所因也二者四肢九竅血脈相傳壅塞不通為外皮膚所中也三者房室金刃虫獸所傷以此詳之病由都盡若人能養慎不令邪風干忤經絡適中經絡未流傳臟腑即醫治之四肢纔覺重滯即導引吐納鍼灸膏摩勿令九竅閉塞更能無犯王法禽獸災傷房室勿令竭乏服食節其冷熱苦酸辛甘不遺形體有衰病則無由入其腠理腠者是三焦通會元真之處為血氣所注理者是皮膚臟腑之文理也 舊本俱列本篇第二條余觀其文義煌是開章語氣且有內外因及不內不外之病由然後有上工之問并試色脈診法如後文所云今僭移於篇首

五常即五行其名本內經五常政論東方生風氣動而為風人稟東方之生氣而生故曰因風生長風又為六淫之首百病之長故曰亦能害生生害而廣言萬物者見人在萬物之中而不可逃也觀於浮舟覆舟之水其理益可信矣元真者五臟元陽真氣也此句為養生治病之要學者當吃緊著眼蓋元真通暢衛氣自固經絡自不受邪豈入臟腑是無臟腑之內因又元真通暢而神機流貫四肢九竅血脈不致壅塞是無皮膚之外因言欲避風氣之害惟有珍重元真養生者可以保其不病治病者可以救其已病不特為後文二十五篇之綱亦且為本篇一十七條之大綱也客氣為五常政六微旨中加臨之氣邪風謂天地虛邪之風也二句仍合內外因而言猶言不知珍重元真則內氣不貫於外外邪深入於內而必死矣直者為經橫者為絡經絡外通毛皮內通臟腑臟腑之元真不充中邪必致入臟故曰內因手足為四肢耳目口鼻以及二陰為九竅俱以元真通暢而使血脈相傳倘血脈壅塞則是外邪中之遂使元真不貫故曰皮膚所中是不言外因而實為外因可知房室女色也金刃非殺戮之謂如古之宮腐刖足者是玩下文病由字自見虫獸指爪牙角毒而言也言除卻臟腑元真之氣不充血脈元真之氣不貫惟有如此則成不內不外病由故曰不越三條也今就內因而言上之養元真慎卧起使邪不干經絡次之雖已受邪預為醫治使之不流臟腑就外因而言受邪必由四肢而漸致九竅纔覺重滯或揺動為導引以利其機或呼吸為吐

納以清其氣或鍼以出其血或灸以壯其火或膏藥以活其鬱
聚或按摩以散其鬱結邪去氣行九竅焉得閉塞哉治內外因
音如此王法即上文金刃而磨之如鞭扑笞杖之類禽獸即虫
獸如今之雲廣所謂孔雀冀能致瘴者皆是災傷指墮溺種
種也言不內不外之因雖曰天數亦可謹慎故曰更能若房室
嗜慾之多寡衣服飲食之冷熱五味之於形骸雖各有所喜亦
各有所惡偏好則偏衰者理也并能慎之則病由安得入其腠
理乎語氣已完後三句又就腠理而自釋其義耳皮肉之竅宴
虛空為腠五臟之元真各自開門由其本經而於皮肉之竅宴
虛空又三焦之陽亦各從上中下而氤氳於此故曰通會之處
夫氣之所注血即隨之故為血氣之所注也理者皮膚之紋與
曲輪并其絲絡相應者是然皆從本臟腑之形質化出故曰皮
膚臟腑之文理也

二問曰上工治未病何也師曰治未病者見肝之病知肝傳脾當先
實脾四季脾王不受邪即勿補之中工不曉相傳見肝之病不解
實脾惟治肝也夫肝之病補用酸助用焦苦益用甘味之藥調之
酸入肝焦苦入心甘入脾脾能傷腎腎氣微弱則水不行水不行
則心火氣盛則傷肺肺被傷則金氣不行金氣不行則肝氣盛則
肝自愈此治肝補脾之要妙也肝虛則用此法實則不在用之經
云虛虛實實補不足損有餘是其義也餘臟做此舊本屬第一條今支互移於此
承上文言內外因及不內外因之病由凢後文二十四篇之證
俱宜知此治未病之法也言一肝而其餘臟腑之補法可類推
矣故曰餘臟做此言一補肝而其餘臟腑之瀉法又可反悟矣
故曰補不足損有餘上工治未病上古聖經之文仲景特借為
問答以發論耳見肝之病者如經所云平旦慧下晡甚夜半靜
又目𥆨𥆨無所見耳無所聞善恐如人將捕之類是肝氣已
虛勢必挾其虛木之氣以凌脾土將來脾必受病法當實脾以
治脾之未病也土寄王於四時之季月人之臟氣與天時相應
逢季月則脾氣王而足以自持故不用此例中下之工不知故
知之者為上工也答語已完此下十九句又就實脾而自申
其奧耳肝實如兩脇下痛引少腹或謊善怒及驚氣逆則頭痛
頰腫耳聾等類肝虛二句與四季脾王三句同意上文言王月
即不可補此言肝實斷不宜補否則遺虛虛實實之經旨而非
補不足損有餘之義矣　按素問五味之於五臟順之者為瀉
逆之者為補仲景以酸補肝以苦助心以甘益脾是以順之者
為補而與經旨相背矣不知內經以逆為補補其臟中之神意仲景

以順為補，補其臟中之氣血也。即以木論，木性之所喜者陽和雨露，所拔其所喜則氣暢津潤，然而花葉外蕃，則精華之內蘊者鮮矣。又木之所畏者霜雪耳，起以所畏則枝柯雕為凋謝，而根株之神自全。大聖大賢之妙用，學者所當分別遵行者也。

三 問曰：病有氣色見於面部，願聞其說。師曰：鼻頭色青，腹中痛，苦冷者死。鼻頭色微黑者，有水氣；色黃者，胸上有寒；色白者，亡血也；設微赤非時者死。其目正圓者痓，不治。又色青為痛，色黑為勞，色赤為風，色黃者便難，色鮮明者有留飲。

此及下五條俱暗承前條言欲治未病，何以審知五臟之本病，而且先實其所勝也？是非望色聞聲切脈不可，故又設為問答而言，曰鼻頭為面王，於內屬中土，望色者最為要緊。色青是木凌土位，鼻為腹，又下文曰青為痛，故知其腹中痛也。所賴陽氣煦土生金，子以制木，見則青色可退，腹痛可愈。若更苦冷，則衛陽衰敗，命門之陽可知，不能復温，故主死。黑為北方水色，鼻頭微黑，是水反乘土，故主有水氣。土氣過歸德而氣盈於胸中，以為宗氣，則脾胃之氣舒展；胸上有寒，則阻抑土氣，不能上布而對於中宮，亦遂於本位上現其本色，故色黃者知胸上有寒也。脾胃為後天精悍之氣，天然色白，故知亡血而生機不榮也。非其時，兼秋冬而言，微赤為火氣凌金，焦土其死於所不勝之春夏乎？若微赤而且目正圓者，微赤無津液，目正圓為肝腎枯燥，失精汁短少而得風熱者，則病痓。痓病在經，正關玄府，以發散任脈。宜驅胃實以攻下。鼻微赤而目正圓者，兩皆不可，故曰不治。痛則陽氣不通，而陰寒切責，故色青應之。勞則神氣虛耗而精氣外薄，故色黑應之。風為陽邪，氣從上光且能化熱，故於色赤者知其中風也。脾胃之氣不下通，則火土之光外彰，故於色黃者知其便難也。此句與胸上有寒句同義，蓋中焦之氣總以上舒下暢為運化之妙，上不舒固現黃色，下不暢亦現黃色。合而詳之，則虛實集矣。留飲與水不同，水為積聚之外水，飲則腸中之液，或因風寒濕熱所鬱而不能流行者是也。然留飲久必成熱，故色則紅白鮮明者，水火之蒸色耳。以上俱從鼻頭而言，推而廣之，則闕庭與顴上以及闕中下極等處，各可類診矣。此望而知之之上工也。

四 師曰：病人語聲寂然喜驚呼者，骨節間病；語聲喑喑然不徹者，心膈間病；語聲啾啾然細而長者，頭中病。

成文為語，不成文為聲。寂然者，久而不聞也；驚呼，忽然如受驚而呼叫之状蓋骨為少陰腎臟節者神氣游行出入之所少陰性沉故病則喜寂語聲寂然喜寂之應故知其病在骨也神氣者火也急然驚呼者是游行出入之火有以致其忽然疼痛故知其病在骨之節也愔々不明之象不徹者呻吟總出而即回猶言不透徹也夫病人痛楚聲喚以閉洩其氣者心為之主也今愔々不徹是心膈有剝膚之痛而不暇聲喚故中而自寢耶啾々失浮之義加之聲出細長是從下而上托其痓苦之象故知其頭中痛也明以窮然之實呼言腎家之下部以愔々不徹之短聲言心膈之中部以失而浮細之長聲言頭中之上部由此推之夫亦可從五音之陰陽淺深而神會其臟腑之玄機矣此聞而知之々上工也

五

師曰息搖肩者心中堅息引胸中上氣者咳息張口短氣者肺痿吐沫

息兼呼吸而言息之吸氣從口鼻而入先由肺管而徧歷肺頁之小竅復還胸中而下歷肝腎以應命門之伏機伏機者真息之吸也命門之伏機鼓還則息之吸氣乃應鼓動之機而送出為呼氣吸氣由胸中而歷肺竅者亦如之命門伏機之鼓還者真息之呼也然必胸中之陽氣充滿則如晴明太空高遠無壹

難治呼吸動搖振々者經所謂以肩息者死喘而其動應衣者死故不治此與上條又合言望聞二診以為上工也但上條兼言呼吸之病在上焦者皆生此條單言吸氣之病在中焦者易愈吸氣之單病在上中二焦者多死呼吸之兼病上中二焦者萬不得生也

七

師曰寸口脉動者因其王時而動假令肝王色青四時各遂其色肝色青而反色白非其時色脉皆當病

此言色脉之互詞也先言脉以互色次言色以互脉故結則合言色脉也寸口指手太陰之三部而言動非動搖之謂指春弦夏鈎秋浮冬營因時而變動之意寸口脉動古聖經之文仲景鮮之曰寸口脉之變動各有其時上工因其王時而察其變動之色脉則病情見矣夫色與脉之變動相同言色而脉即可概見假如春月肝木氣王色宜青如翠羽如蒼璧之澤如以縞果絳并其脉之變動宜應青而弦々者濡弱輕虛而滑端直以長也春肝之色脉如此推而至於夏月心火氣王色宜赤如雞冠如以縞果朱并其脉之變動宜應赤而鈎々者來盛去衰也秋月肺金氣王色宜白如豕膏如烏羽如以縞果紅并其脉之變動宜應白而浮々者來急去散也冬月腎水氣王宜色黑如烏

中医药古籍珍善本点校丛书

编 委 会

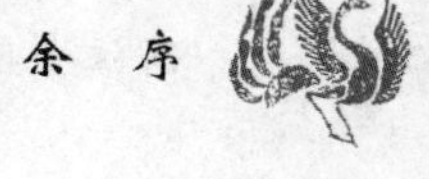

余 序

在当前弘扬中医药文化的历史时期，核心工作之一是收集、整理、研究历代中医药的典籍。在多种医著中，寓有儒、理、释、道和杂家等诸多论述，这无疑是极可珍视的优秀传统文化内容。“中医古籍珍善本点校丛书”的编纂，在古籍图书（包括若干优选的古抄本）的精选方面多所致意。整理者针对所选的每一种医著，撰写《导读》，提示该书的学术精粹，运用古今哲学思想，结合学术临床，指导读者阅习的重点，使该丛书在规范传承的基础上，具有更高的学术品位。

这套丛书的主编曹洪欣教授，是中医名家，曾在中国中医科学院担任院长，多年来一直从事学术与临床研究。他十分重视中国中医科学院图书馆收藏的中医药珍本、善本的整理与研究，并与相关专家合作有宏编刊行于世。

“中医古籍珍善本点校丛书”所选录的医籍只有符合“淹贯百家”、世传刊本少、学术临床独具特色的特点方能入编，同时，通过整理、研究和撰写《导读》，使读者从中选阅、借鉴，这是整理者们对弘扬中医药文化所做出的积极贡献。

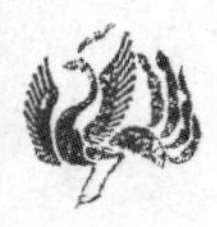

清代医家京师叶天士曾告诫后世学者：学习先贤的学术经验，不能“越规矩，弃绳墨”（《叶选医衡》），而古籍珍本善本的学术优势，就是它比较完整地保存了传统医药文化中的规矩、绳墨，后世学者通过精选、整理、研究古代医籍，为中医药学的传承、创新，指导读者阅习书中的学术精粹，更好地为大众医疗保健服务而有所贡献。

我毕生从事中医古籍、文献的学习与研究，力求与临床诊疗相融合。我很赞赏原人大副委员长许嘉璐先生在2013年北京国子监召开的“中医养生论坛”上说的一段话：“中医药最全面、最系统、最具体、最切实地体现了中华文化。”“中医古籍珍善本点校丛书”的编辑出版，是对弘扬中华文化做出的新建树，故在泛览该丛书之余，感奋、欣喜，并乐为之序。

中国中医科学院
余瀛鳌
2014年9月

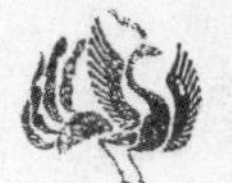

前言

中医古籍是中医学术的重要载体，蕴涵着丰富的中医文献资料和宝贵的医学精华。几千年来，中医古籍在流传过程中，或因家传秘授，或因战火兵燹，或因乏资刊刻等原因而为世人罕见，部分古医籍甚至成为孤本或绝版，其中大量历代医家的学术经验未获充分发挥与运用，几近淹没。中医珍稀古籍不可再生，对其整理和研究是实现抢救性保护与发掘的重要手段，对于中医药学术传承和发扬具有重要意义。

60年来，党和政府高度重视中医药事业发展，陆续开展了多个中医古籍整理出版项目，取得很大成绩，但仍然有许多珍稀中医药古籍有待发掘和利用。针对中医药珍稀古籍濒危失传严重的现状，2009年，国家科技部基础性工作专项基金资助了“中医药古籍与方志的文献整理”项目，旨在对中医古籍和方志文献中具有重大学术价值的中医文献予以整理和挖掘。

该项目研究中的一项重要内容，是以《中国中医古籍总目》为基础，参考其他相关书目资料，按照选书标准，选择40余种未系统研究或整理、具有较高学术价值的珍本医书点校整理出版。这些珍稀中医古籍是从200种珍本医籍（均为稀有版本，仅存1~2部）中遴选而来，并通过实地调研、剖析内容、核实版本、详查书品，从学术价值、文献价值、版本价值、书品状况等方面进行综合评价，选择其中学术价值和文献价值较高者。除按照现行古籍整理方法予以标点、校对、注释外，为突出所选古籍学术特色和价值，由点校整理者在深入研究原著的基础上，对每一种古籍撰写导读，包括全书概述、作者简介、学术内容与特色、临床及使用价值等，对于读者阅读掌握全书大有裨益。几易寒暑，书凡40余册，结集出版，名为“中医古籍珍善本点校丛书”，以飨读者。

本套丛书的出版，对于中医古籍的整理与研究仅仅是阶段性成果，通过项目培养团队和专业人才也是我们开展课题研究的初衷之一。希望此项工作能为古医籍的研究和挖掘起到抛砖引玉的作用，以使中医学术薪火永续，为人类的健康和医疗卫生事业做出贡献。

限于水平，整理工作中难免有不足之处，敬祈同道指正。

中国中医科学院

曹洪欣

2014年9月

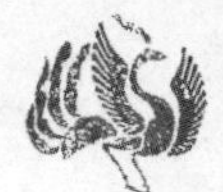

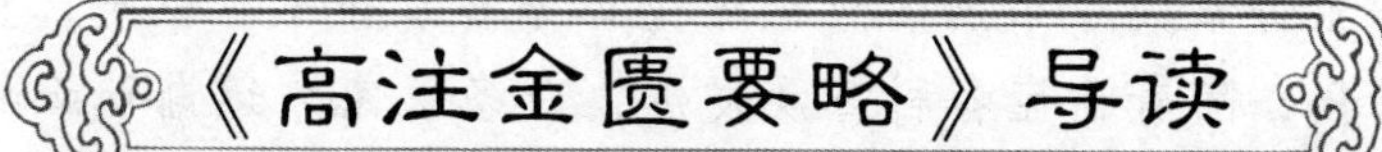

《高注金匮要略》导读

《高注金匮要略》八卷，清代高学山著，孤本抄本，现藏于内蒙古医科大学图书馆。

一、著者与成书

高学山，清代“绍派伤寒”著名医家，字汉峙，会稽（今浙江绍兴）人。通医术，擅长伤寒杂病，于仲景之学颇多发明。研究并注解《伤寒论》、《金匮要略》，撰有《伤寒尚论辨似》、《金匮要略注》（后改名为《高注金匮要略》）等书。

汉代张机所著《金匮要略》，是一部总结东汉以前医家以及作者本人的临证经验、开创内伤杂病辨证论治体系的传世医著，被后世公认为“方书之祖”和中医四部经典之一。由于该书的发现晚于《伤寒论》，两书虽均由晋代王叔和整理编次，但一直到明代才有赵良仁为该书作注。与历代诸多医家研究和注解《伤寒论》相比，注解《金匮要略》之书着实寥寥。唐代医家孙思邈的《千金方》、王焘的《外台秘要》以及其后宋、金、元等时期的医著都先后

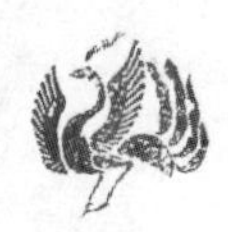

引入晋王叔和《金匮要略》的方论，而且朱肱、陈无择、刘完素、李东垣、张洁古、王海藏、朱丹溪等医家在其著作中均论及了《金匮要略方论》的理、法、方、药，并对书中张仲景关于杂病的辨证理论体系多加推崇。但是，直至清代，随着临症各科普及发展，众多医家才逐渐认识到该书在杂病的临床治疗实践中的重要价值，故开《金匮要略》注释诠解之风。

纵观清代《金匮要略》各家注本，除久负盛名的周杨俊、魏荔彤、尤怡、黄元御、徐彬、陈念祖、唐容川、程林、沈明宗、吴谦等医家外，还有一些心得独具的注本。它们或者成书后未曾刊刻，或者刊刻后传本稀少，或仅有抄本存世，以至于藏在深闺，少有人识。

随着中国中医科学院薛清录教授组织的全国中医药古籍普查和整理工作的不断进展，如朱光被所著《金匮要略正义》、叶霖所著《金匮要略阙疑》、张志聪所著《金匮要略注》都陆续整理出版。

尤其引人注目的清代医家高学山所著《高注金匮要略》罕有抄本，屡濒失传之厄，几经辗转，浙江医学家王邈达曾得该书残本，反复研读盛赞该书“各注至百数十家之多，而从未见有若此本之详尽者也”。笔者反复阅读此本《高注金匮要略》后，认为王氏盛赞之词并非过誉，高学山对于阐扬《金匮要略》之学，并其在杂病辨治中的指导意义，功不可没。

二、内容与特色

作者将《金匮要略》二十五篇逐一注释，词尽其意，

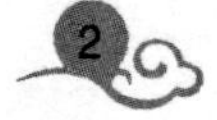

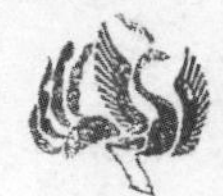

文尽其理，每以《黄帝内经》、《难经》等中医经典的理论和其本人精湛的中医经验体会详细注释，多有妙语连珠，不乏精辟论断，其对《金匮要略》这部杂病辨治经典的注释特色有以下几个方面。

移篇正简，开宗明义

高氏精研全书数载，大胆提出调整条文次序，将引领之文移至卷首。其在研究《金匮要略·脏腑经络先后病脉证治第一》时，明确提出旧本将“夫人禀五常，因风气而生长……”一段文字列为该篇第二条，经反复研读此段文义，确是开章语气，且有内外因，及不内外因之病由，然后方接“上工之问”，并启脉色诊法，如后文所云，故将此段文字移至卷首，使得全篇医理流畅，病因阐述、未病之治，治未病之法依次贯穿全篇。

以《经》注论，引申发明

高氏深得《内经》要旨，注释观点精辟，多有独到见解。如对“上工之问”一段中“夫肝之病，补用酸，助用焦苦，益用甘味之药调之”之语，高氏注释“素问五味之与五脏，顺之者为泻，逆之者为补。仲景以酸补肝，以苦助心，以甘益脾，是以顺之者为补，而与经旨相背矣。不知《内经》以逆为补，补其脏中之神志，仲景以顺为补，补其脏中之气血也。即以木论，木性之所喜者，阳和雨露耳。投其所喜则气畅津荣，然而花叶外蕃，精华之内蕴者鲜矣。又木之所谓者，阴寒霜雪耳，克以所畏，则枝柯虽暂为凋谢，而根株之神自全，此大圣大贤之妙用”。关于五

脏五味苦欲补泻之争论历代未休，后世注解《内经》“苦”、“欲”条文时多闪烁其词，所言龃龉。而高氏之论，真高屋建瓴之语，读之有所疑冰释之感。如此之精妙注释，书中比比皆是，妙语连珠。

诠解求证，一本临床

高氏通篇详注此书，结合其丰富的临证经验和体会诠释仲景杂病精微，于细微处常有精妙论述，见解使人耳目一新。如《金匮要略·水气病》篇中之“寸口脉沉滑者，中有水气，面目肿大，有热，名曰风水。视人之目窠上微拥，如蚕新卧起状，其颈脉动，时时咳，按其手足上陷而不起者，风水”一句，众多医家对此段中“如蚕新卧起状”一句之“蚕”字有不同见解，他们或随文注解，不作阐发；或据《脉经》、《千金方》、《外台秘要》诸书中无“蚕”字，即言此处“蚕”字当为衍文，还有的医家注释中避而不谈。而高氏对此处依旧详细注解，他指出：“目窠上，即上眼胞也，蚕之渐长，凡三次脱皮者曰卧，卧起，则弯腰上扬如乙字，而光亮有水色，目窠上为善动之地，阳气之所聚也，微微拥起，其光亮之状如新卧起之蚕，若非风贼阳微，而水气安能乘善动之地乎？”如此精当之解释，必来自于长期的临床实践观察和思考。

杂疗急救，囊括备选

《金匮要略》正文后所附杂疗方等内容，历代医者多认为是后人所续，故每多予删之不使朱紫之混。高氏详细注释杂疗方第二十三至二十五篇，并认为，杂疗方所对之症，

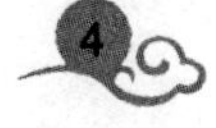

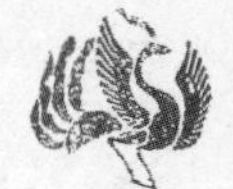

多为九死一生，即非常有之病，其药险峻冷异，皆非和易之材。虽置十年或不可用，而却为一时之所急，无处收受，而又不忍弃绝者，仲景故以杂疗统之，“夫伤寒六经之专方，金匮各门之要药，譬之太平取士已登选造之名，而世之奇功伟绩往往收之雄强英俊及幽隐孤高之辈，此边才国士之科，亦不容尽废之道也。”故执意留此三篇，并详加注释，以留后人备选。

三、学术价值

《高注金匮要略》抄本湮没已久，向为罕觏，且屡濒失传之厄。本世纪初几经辗转，浙江医学家王邈达曾得该书残本，后与另一抄本对照、勘校，于1956年出版，但其完整抄本实属罕见。该书注释精妙翔实，旁征博引，与经典中解析《金匮》显微，从临证处阐发玉函至理，处处珠玑，尽显注者高超的临证经验和广博的医学素养，多所独见，已足证其学术精良，渊源有自。高氏融合前人学说，取众家之精要，结合个人学习心得和临床实践将《金匮要略》予以全面注释。对杂病的病机、诊断、方义等阐析较详，是清代注释《金匮要略》诸多书籍中的精品，其临床实用性和参考价值较高，以孤善完本存世，实属不易，今予点校出版，以广其传。

点校说明

本书以内蒙古医科大学图书馆藏抄本为底本，采取理校方式校点，尚有几点，需附加说明：

1. 凡书中出现的异体字、古今字、通假字，一律改为现行通用简化汉字编排，不再出注。

2. 对文中涉及典故，生僻、古奥字词，以及晦涩难解之句适当在页脚予以注释。

3. 书中出现方位词“左”“右”，一律改为“上”“下”。

4. 原书中有眉批，均加入相关正文中，用（）号括之。

总之，因时间仓促，加上整理者水平有限，校注过程中难免出现疏漏差错，敬请读者批评指正。

点校者

目 录

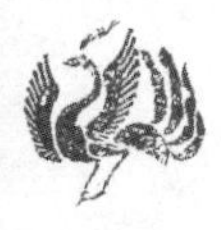

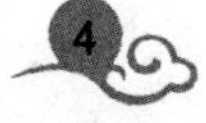

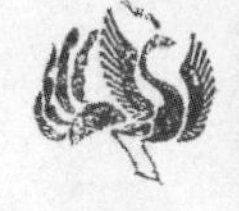

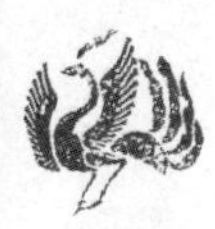

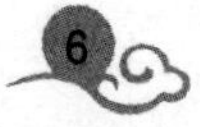

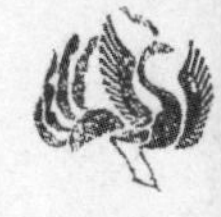

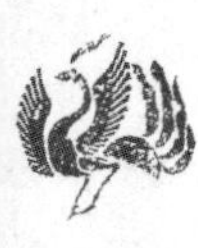

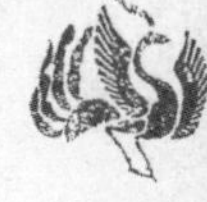

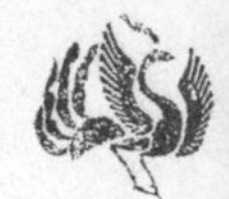

脏腑经络先后病脉证治第一（凡十七条）

一　夫人禀五常，因风气而生长，风气虽能生万物，亦能害万物，如水能浮舟，亦能覆舟。若五脏元真通畅，人即安和；客气邪风，中人多死，千般疢难，不越三条：一者，经络受邪，入脏腑，为内所因也；二者，四肢九窍，血脉相传，壅塞不通，为外皮肤所中也；三者，房室、金刃，虫兽所伤。以此详之，病由都尽。若人能养慎，不令邪风干忤经络，适中经络，未流传脏腑，即医治之。四肢才觉重滞，即导引、吐纳、针灸、膏摩、勿令九窍闭塞，更能无犯王法。禽兽灾伤，房室勿令竭乏，服食节其冷热，苦酸辛甘，不遣形体有衰。病则无由入其腠理，腠者，是三焦通会元真之处，为血气所注；理者，是皮肤脏腑之纹理也。

旧本俱列本篇第二条，余玩其文义，确是开章语气，且有内外因、及不内不外之病由，然后有上工之问，并启色脉诊法，如后文所云，故特僭[①]移于篇首焉。

五常，即五行，其名本内经五常政论来，东方生气，动而为风，人禀东方之生气而生，故曰因风生长，风又为六淫之首，百病之长，故曰亦能害生，生害而广言万物者，见人在万物之中而不可逃也。观于浮舟覆舟之水，其理益可信矣。元真者，五脏之元阳真气也，此句为养生治病之

① 僭（jiàn）：超越本分，古代指地位在下的冒用在上的名义或礼仪、器物。

要，学者当吃紧着眼，盖元真通畅，卫气自固，经络自不受邪，岂能入脏腑？是无脏腑之内因，又元真通畅，而神机流贯，四肢九窍，血脉不致壅塞，是无皮肤之外因，言欲避风气之害，惟有珍重元真，养生者可以保其不病，治病者可以救其已病。不特为后文二十五篇之纲，亦且为本篇一十七条之大纲也。客气，谓五常政、六微旨中加临之气；邪风，谓天地虚邪之风也，二句仍合内外因而言。犹言不知珍重元真，则内气不贯于外。外邪深入于内，而必死矣。直者为经，横者为络，经络外通皮毛，内通脏腑，脏腑之元真不充，中邪，必致入脏，故曰内因。手、足为四肢，耳、目、口、鼻以及二阴为九窍，俱以元真通畅，而使血脉相传。倘血脉壅塞，则是外邪中之，遂使元真不贯，故曰皮肤所中，是不言外因，而实为外因可知。房室，女色也，金刃，非杀戮之谓，如古之宫腐、刖足[①]者是，玩下文病由字自见。虫兽，指爪牙角毒而言也，言除却脏腑元真之气不充，血脉元真之气不贯，惟有如此，则成不内不外病由，故曰不越三条也。今就内因而言，上之养元真，慎起卧，使邪不干经络，次之虽已受邪，预为医治，使之不流脏腑。就外因而言，受邪必由四肢而渐至九窍，才觉重滞，或摇动为导引，以利其机，或呼吸为吐纳，以清其气，或针以出其血，或灸以壮其火，或膏药以活其凝聚，或按摩以散其郁结，邪去气行，九窍焉得闭塞哉！治内外因者如此，王法即上文金刃而广推之，如鞭朴笞杖之类，禽兽，即虫兽，如今之云、广，所谓孔雀粪能致瘴者皆是；

---

① 刖足（yuè zú）：古代一个酷刑，指砍掉双脚。

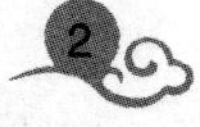

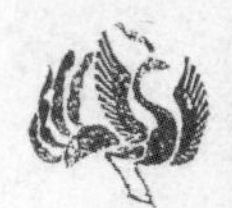

灾伤，指坠溺种种也，言不内不外之因，虽曰天数，亦可谨慎，故曰更能。若房室嗜欲之多寡，衣服饮食之冷热，五味之于形体，虽各有所喜，亦各有所恶、偏好、则偏衰者，理也，并能慎之，则病由安得入其腠理乎？语气已完，后三句，又就腠理而自释其义耳，皮肉之窈冥[①]虚空为腠，五脏之元真各自开门，由其本经而于皮肉之窈冥虚空，又三焦之阳，亦各从上中下，而氤氲于此，故曰通会之处，夫气之所注，血即随之，故为血气之所注也。理者，皮肤之纹，与肉轮并其丝络相应者，是然皆从本脏腑之形质化出，故曰：皮肤，脏腑之文理也。

二 问曰：上工治未病，何也？师曰：夫治未病者，见肝之病，知肝传脾，当先实脾，四季脾王不受邪，即勿补之，中工不晓相传，见肝之病，不解实脾，惟治肝也。夫肝之病，补用酸，助用焦苦，益用甘味之药调之。酸入肝，焦苦入心，甘入脾。脾能伤肾，肾气微弱，则水不行，水不行，则心火气盛，心火气盛，则伤肺；肺被伤，则金气不行，金气不行，则肝气盛，故实脾，则肝自愈，此治肝补脾之要妙也。肝虚则用此法，实则不在用之。经云：虚虚实实，补不足，损有余，是其义也，余脏仿此。

旧本属第一条，今交互移于此。

承上文言内外因，及不内外因之病由。凡后文二十四篇之证，俱宜知此治未病之法也。言一肝，而其余脏腑之补法可类推矣，故曰余脏仿此。言一补肝，而其余脏腑之泻法，又可反悟矣，故曰：补不足，损有余。上工治未病

---

① 窈冥（yǎo míng）：深远渺茫貌，本处指皮肉的深处。

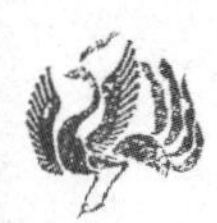

(上古医经之文)，仲景特借为问答以发论耳。见肝之病者，如经所云：平旦慧，下晡甚，夜半静。又目𥆨𥆨无所见，耳无所闻，善恐，如人将捕之之类，是肝气已虚，势必挟其虚木之气，以凌脾土，将来脾必受病，法当实脾，以治脾之未病也。土寄王于四时之季月，人之脏气，与天时相应，逢季月，则脾气王而足以自持，故不用此例。中下之工不知，故知之者为上工也。答语已完，此下十九句，又就实脾而自申其奥耳。肝实，如两胁下痛引少腹，或满、善怒，及惊、气逆，则头痛员员、耳聋等类。肝虚二句，与四季脾王三句同意，上文言王月即不可补，此言肝实，断不宜补，否则违虚虚实实之经旨，而非补不足、损有余之义矣。按《素问》五味之于五脏，顺之者为泻，逆之者为补；仲景以酸补肝，以苦助心，以甘益脾，是以顺之者为补，而与经旨相背矣，不知《内经》以逆为补，补其脏中之神志，仲景以顺为补，补其脏中之气血也，即以木论。木性之所喜者，阳和雨露耳，投其所喜，则气畅津荣，然而花叶外蕃，则精华之内蕴者鲜矣；又木之所畏者，阴寒霜雪耳，克以所畏，则枝柯[①]虽暂为凋谢，而根株之神自全，此大圣大贤之妙用，学者所当分别遵行可也。

三　问曰：病有气色见于面部，愿闻其说。师曰：鼻头色青，腹中痛，苦冷者死；鼻头色微黑者，有水气；色黄者，胸上有寒；色白者，亡血也。设微赤非时者死，其目正圆者痉，不治；又色青为痛，色黑为劳，色赤为风，色黄者便难，色鲜明者，有留饮。

---

① 枝柯：枝条，喻指次要的东西。

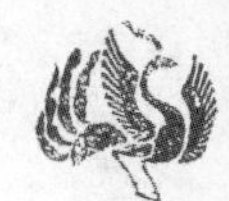

此及下五条，俱暗承前条。言欲治未病，何以审知五脏之本病？而且先实其所胜也，是非望色、闻声、切脉不可，故又设为问答而言曰，鼻头为面王，于内属中土，望色者最为要紧，色青，是木凌土位。鼻为腹，又下文曰青为痛，故知其腹中痛也。所赖阳气燠土，生金子以制木鬼，则青色可退，腹痛可愈。若更苦冷，则卫阳衰败，命门之阳可知不能复温，故主死。黑为北方水色，鼻头微黑，是水反乘土，故主有水气，土气凭肺德而氤氲于胸中，以为宗气，则脾胃之气舒展，胸上有寒，则阻扼土气，不能上布，而郁于中宫。亦遂于本位上现其本色，故色黄者，知胸上有寒也，脾胃为后天精悍之原。夭然色白，故知亡血，而生机不荣也，非其时，兼秋冬而言。微赤为火气，凌金焦土，其死于所不胜之春夏乎？若微赤而且目正圆者，微赤为土无津液，目正圆为肝肾枯燥，夫精汁短少而得风热者，则病痉。痉病在经，宜开玄府以发散；在腑，宜驱胃实以攻下。鼻微赤而目正圆者，两皆不可，故曰不治。痛则阳气不通，而阴寒切责，故色青应之。劳则神气虚耗，而精气外薄，故色黑应之。风为阳邪，气从上炎，且能化热，故于色赤者，知其中风也。脾胃之气不下通，则火土之光外浮，故于色黄者，知其便难也。此句与胸上有寒句同义。盖中焦之气，总以上舒下畅为运化之妙，上不舒，固现黄色，下不畅，亦现黄色，合而详之，则庶几矣。留饮与水不同，水为积聚之外水，饮则膈中之液，或因风寒湿热所成，而不能流行者是也。然留饮久必成热，故色则红白鲜明者，水火之兼色耳。以上俱跟鼻头而言，推而广之，则自庭与阙上，以及阙中下极等处，各可类诊矣，此

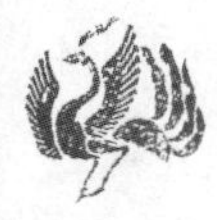

望而知之之上工也。

四　师曰：病人语声寂然，喜惊呼者，骨节间病；语声喑喑[①]然不彻者，心膈间病；语声啾啾[②]然，细而长者，头中病。

成文为语，不成文为声。寂然者，久而不闻也。惊呼，忽然如受惊而呼叫之状，盖骨属少阴肾脏；节者，神气游行出入之所。少阴性沉，故病则喜寐，语声寂然，喜寐之应，故知其病在骨也。神气者，火也，忽然惊呼者，是游行出入之火，有以致其忽然疼痛，故知其病在骨之节也。喑喑不明之象，不彻者，呻吟才出而即回，犹言不透彻也。夫病患痛楚，声唤以开泄其气者，心为之主令也，今喑喑不彻，是心膈有剥肤之痛，而不暇声唤，故中而自废耳。啾啾，尖浮之义，加之声出细长，是从下而上托其疾苦之象，故知其头中痛也。明以寂然之突呼，言肾家之下部；以喑喑不彻之短声，言心膈之中部；以尖而浮细之长声，言头中之上部。由此推之，夫亦可从五音之阴阳凌替，而神会其脏腑之玄机矣，此闻而知之之上工也。

五　师曰：息摇肩者，心中坚；息引胸中上气者，咳；息张口短气者，肺痿，吐沫。

息兼呼吸而言，息之吸气，从口鼻而入，先由肺管，而遍历肺叶之小窍，复还胸中，而下历肝肾，以应命门之伏机。伏机者，真息之吸也，命门之伏机鼓还，则息之吸气，乃应鼓动之机，而送出为呼气，呼气由胸中而历肺窍者亦如之。命门伏机之鼓还者，真息之呼也，然必胸中之

---

① 喑喑（yīn yīn）：幽深貌；悄寂貌。

② 啾啾（jiū jiū）：细细貌。

阳气充满，则如晴明太空，高远无暨，而息道裕如矣。倘胸中之阳气亏损，而下焦肝肾之阴气上乘。则心下痞塞甚而心中遂坚。息摇肩者，气道狭而气机滞，假摇动以行之也，故知之。心中非有形之物可坚，旧注谓邪实，误甚，息引胸中上气，谓气粗而有声也。肺性喜温喜燥，肝肾中有寒湿之气上冲者，则肺管不清，而气粗有声矣。肺管不清，故知其必咳也，肺为呼吸之门户，门户坚固，则出入细而长且远矣。今张口短气，是肺无关锁之权，譬之吹竹筒者，窍大则吹短，故知肺痿而不为息道用也。肺得干温之养，而转布之化始成，然后行其津液于脏腑，今肺痿，故并知其津液上浮而吐涎沫也。

六　师曰：**吸而微数，其病在中焦，实也，当下之，即愈。虚者不治。在上焦者，其吸促；在下焦者，其吸远，此皆难治。呼吸动摇振振者，不治。**

中焦胃腑，为息道之所经，呼不数，则鼓动之真呼无病，且无摇肩上气等候，则肺与肝肾又无病。而吸独微数，是吸为中焦所经之胃腑，热实而不容下入之故，故知下之而愈。盖胃实去，而气机相安于下引也。虚者即指胃不实而言，吸微数而胃不实，是命门鼓伏之机，伏气偏短，元阳大损之诊，故不治也。上焦吸促，谓呼长于吸，伏气不能引气归根。下焦吸远，谓吸长于呼，鼓力不能载气报息。挽回上绝下脱之候，十中不得二三，故曰皆难治。呼吸动摇至振振者，经所谓以肩息者死，喘而其动应衣者死，故不治。此与上条，又合言望闻二诊，以为上工也，但上条兼言呼吸之病在上焦者皆生，此条单言吸气之病在中焦者易愈，吸气之单病在上中二焦者多死，呼吸之兼病在上中

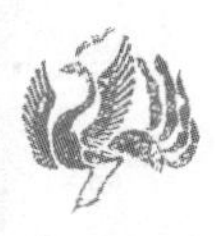

二焦者，万不得生也。

七　师曰：寸口脉动者，因其王时而动，假令肝王色青，四时各随其色。肝色青而反色白，非其时色脉，皆当病。

此言色脉之互词也，先言脉以互色，次言色以互脉，故结则合言色脉也。寸口，指手太阴之三部而言；动，非动摇之谓，指春弦、夏钩、秋浮、冬营，因时而变动之义。寸口脉动（古医经之文），仲景解之曰：寸口脉之变动，各有其时，上工因其王时，而察其变动之色脉，则病情见矣。夫色与脉之变动相同，言色而脉即可概见，假如春月，肝木气王，色宜青如翠羽，如苍璧之泽，如以缟裹绛，并其脉之变动，宜应青而弦。弦者，濡弱、轻虚而滑，端直以长也，春肝之色脉如此。推而至于夏月，心火气王，色宜赤如鸡冠，如以缟裹朱，并其脉之变动，宜应赤而钩，钩者，来盛去衰也。秋月肺金气王，色宜白如豕膏，如鹅羽，如以缟裹红，并其脉之变动，宜应白而浮，浮者，来急去散也。冬月肾水气王，色宜黑如乌羽，如重漆色，如以缟裹紫，并其脉之变动，宜应黑而营，营者，沉以抟也。四时之月脾土气王，色宜黄如蟹腹，如罗裹雄黄，如以缟裹栝蒌实，并其脉之变动，和柔相离，如鸡践地。又《难经》曰：太阴之至，紧大而长也，此谓四时各随其色脉而无病。若肝色宜青而反白，白，金色也，是木当王时，而犹受金之克，则木至休囚，而肝必病，甚且至所不胜之时，而必死于秋令矣，三时仿此。但此句，单言色也，其动脉又可类推矣。比如肝脉之动宜弦，而反得浮脉，其理一也。非其时色脉句，又合色脉而推广之，不但春不得青者，为肝

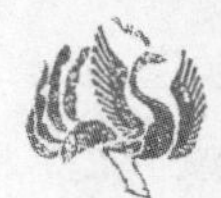

病，青不及春者，为脾病，而且不如翠羽苍璧者，为本脏之血病，不如缟裹绛者，为本脏之气病，甚至青色侵他部位者，即以各脏腑之病断之，盖非其地与非其时同诊也。又如濡弱轻虚而滑，端直以长，合为弦脉。夫濡弱，为脾土之气，木之所养也；轻虚，为肺金之气，木之所成也；滑为肾水之气，木之所滋也。然后端直以长，自露其调达畅茂之本性。故不特春不弦，弦不春，为非时。而且不濡弱为脾病，不轻虚为肺病，不滑为肾病，不端重则轻浮而为上焦晕眩胀满等病，不正直则横肆，而为中下二焦沉坠切痛等病，不匀长，则短滞，而为本脏郁结等病。故曰：皆当病者，其旨深矣，此又合言色脉二诊之上工也。

八　问曰：有未至而至，有至而不至，有至而不去，有至而太过，何谓也？师曰：冬至之后，甲子夜半，少阳起，少阳之时阳始生，天气温和。以未得甲子，天因温和，此为未至而至也；以得甲子，而天未温和，此为至而不至也；以得甲子，而天大寒不解，此为至而不去也；以得甲子，而天温，如盛夏五六月时，此为至而太过也。

此条承上文非其时色脉句来。言非时之色脉，虽为人病，实为天气使然。上工负裁成辅相之任，所贵知天时之变，而补救其偏弊之色脉也。夫天以从温而热，以至大热，复从清而寒，以至大寒。一岁凡十二月，以统二十四节，人亦由少阳，历阳明，而至太阳，复由太阴，历少阴而至厥阴，手足凡十二经，以应二十四气。天之初温，起于冬至后之甲子，则人之微阳，应于足少阳之胆经，历冬至后之四节，而终于足少阳之气焉；天之初热，交于雨水后之甲子，则人之正阳，应于足阳明之胃经，历雨水后之四节，而终手

足阳明之气焉；天之大热，交于谷雨后之甲子，则人之亢阳，应于足太阳之膀胱经，历谷雨后之四节，而终手足太阳之气焉，三阴仿此。仲景假古经之文，而设为问答者，盖谓除却冬至后之甲子，天气温和，所谓时至而气即至者为平气。天气平，则人之色脉俱应，而病者少矣。若夫早至、迟至，寒气不去，热气太过，皆为天地乖舛之气，而生人遂多非时之色脉。大乖舛则大不应，小乖舛则小不应，知此，则寒热之宜，五味之用，施之各当，业此者岂可忽乎？举一冬至后之甲子，则夏至后之甲子可反悟矣；举一冬至后之甲子，则雨水寒露等节后之甲子，又可类推矣。旧注不特肤陋，且将此条，注为本经闲文，全用不著，以致如来放五色毫光之佛手，竟同赘疣[①]息肉，悲哉！

九　师曰：病人脉浮者在前，其病在表；浮者在后，其病在里，腰痛、背强、不能行，必短气而极也。

上文所言之脉，因四时非时而见，从未病而诊其将病，此后言脉，是从既病而寻其病处，并诊其死生也，故曰病人。前后，指关之前后而言，关前为表，关前见浮，是表气为风寒所伤，或暑湿燥火犯之，故表气不内附而脉浮也，故曰病在表。关后为里，关后不当浮而见浮，是阴精内伤，阳无所附，而浮之象，故曰病在里。腰为肾之府，背为足太阳膀胱之经，而五脏之俞穴附之，虚阳上炎，直逼腰俞，故腰痛背强也；足胫者，肾气之所下强者也，肾气虚，故不能行也；真气生于真精，真精内伤，故短气。极者，急切之义，但言在里而不言在表之病。另于太阳伤寒论中，

① 赘疣：指附生于体外的肉瘤，喻多余无用的东西。

详其症故也。

十　问曰：经云厥阳独行，何谓也？师曰：此谓有阳无阴，故称厥阳。

此合下条，俱言厥症。神昏气阻，猝不知人者，为厥。厥阳[①]，犹言厥于阳也。肝肾之阴血虚于下，而阳气以无附而上浮胸膈，故曰有阳无阴。但胸膈者，心君出神明之治，肺气司百脉之全，心肺气实，则神明塞而百脉阻，故不知人而厥，即下文实气相抟之脉是也。然气机有升降，气暴聚则厥，气渐散则厥自回矣，不言生死者，以下有入脏入腑之论也。

十一　问曰：寸脉沉大而滑，沉则为实，滑则为气。实气相抟，血气入脏即死，入腑即愈，此为卒厥，何谓也？师曰：唇口青，身冷，为入脏，即死；如身和，汗自出，为入腑，即愈。

此条即上文厥阳之脉证也。沉为在里，大为阴虚，滑为气并于上，而血热随之之诊，今见于寸口，寸口应膻中胸中之部。膻中为心神之所出入，胸中为宗气之所氤氲[②]，神气一时闭阻，故猝然而厥。脏指心肺而言，腑指三焦而言，膻中胸中内逼心肺，外通三焦，厥气入脏，则神气不能复通，故死。厥气入腑，则阳热可以涣散，故愈。唇口者，内应脾胃，脾胃为后天诸阳之根蒂。青为肝色，又为冷，厥逆不论寒热，俱起于肝，而极于脾胃，木邪克土之义，故除却寒厥，尽见色青之外。其阳厥之重症，亦见色

---

① 厥阳：阳性上行，有阴以吸之，则升极而降，阴性下行，有阳以煦之，则降极而升。有阳无阴，则阳有升而无降，独行于上，故称厥阳。

② 氤氲（yīnyūn）：迷茫貌；弥漫貌。

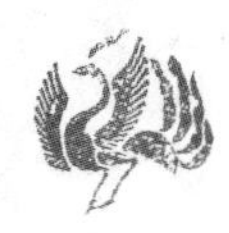

青者，阳极似阴之理也。身冷者，卫阳解散之象，内外之阳俱绝，故知其为入脏而即死也。身和者，卫阳无病之诊。汗为胃中之津液，运于三焦之阳气，是厥气入腑，而腑力足以送之出表也。夫卒厥为实气相抟，而并于上之候，玄府自开，则实气散而厥自平矣，故知即愈。寸脉沉大七句，亦古经文也。

十二　问曰：脉脱入脏即死，入腑即愈，何谓也？师曰：非为一病，百病皆然。譬如浸淫疮，从口起，流向四肢者，可治；从四肢流来入口者，不可治；病在外者，可治；入里者，即死。

脉脱，与伤寒条中之脉伏不同。脉伏有二，一则阳明胃腑之热实太甚也，脉之营气生于胃，营气不能灌注，故热深厥深。而脉伏者，下之以通其胃气，则出矣；一则少厥二阴之肝肾，寒邪凝闭也，脉之至去，根于命门之鼓伏，成于脾阳之应动，是灵火之神机，以为不息之妙，寒邪直入肝肾，阴凌阳气，微火欲熄之象。故一时寒战厥逆而脉伏者，温之以回其脏阳，则出矣。本文之脉脱，既非寒极热极之伏，并与上文卒厥不涉，盖因入脏入腑之类而连及之耳，旧注大谬。脉之来去，如贯珠循环，自是不断。脉脱者，一时断而不续，如脱落之义，故曰脱。然仲景之意不指内因，是就不内不外因而言也。盖内因而至脉脱，百不一生，何得有入腑即愈之候耶？此言脉脱者，除腹痛、蛔厥等症外，是就跌、仆、笞、杖、种种重伤，一时昏迷脉绝者而言。入脏，则气血内并，脏中之神志自去，故死；入腑，则气行瘀散，故愈。此下文浸淫疮，亦只就皮肉伤损者而言，其不指内因可见矣。浸淫疮，俗注为今之黄水

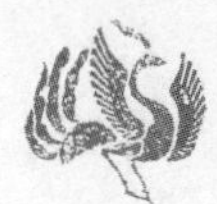

疮，非以黄水疮，并无入口不治之禁故也，大概湿热流烂，俗所谓白蛇缠之类是也。

十三　问曰：阳病十八，何谓也？师曰：头痛，项、腰、脊、臂、脚掣痛。阴病十八，何谓也？师曰：咳上气，喘，哕，咽，肠鸣，腹胀，心痛拘急。五脏病各有十八，合为九十病；人又有六微，微有十八病，合为一百八病。五劳、七伤、六极，妇人三十六病，不在其中，清邪居上，浊邪居下，大邪中表，小邪中里，槃饦[①]之邪，从口入者，宿食也。五邪中人，各有法度，风中于前，寒中于暮，湿伤于下，雾伤于上，风令脉浮，寒令脉急，雾伤皮腠，湿流关节，食伤脾胃，极寒伤经，极热伤络。

头为诸阳之首，项指后发际及肩而言，为太阳并督脉所经之部。腰指脊下中行之皮腠，非谓两肾之腰眼也。腰脊痛，亦即经络之板强酸痛而言，非两肾中及脊内刺痛之谓。盖腰脊内中刺痛，即后文劳伤等之阴病，而非阳病也。臂脚为阳气之充，掣痛，兼承项腰脊臂脚而言，臂脚掣痛，谓手足之外，阳经所行之处，牵引而痛也。夫头痛、项、腰、脊、臂、脚之掣痛，俱风寒等气中于经络之症，其病在表，故曰阳病也。咳为肺脏病，咳而上气，为肝肾之气虚而上浮，即前条胸中上气而咳者是也。喘，见吸促吸远下。哕，呃逆也。但有二因，经谓新旧食不相浃者，言乎人之哕也，今儿童饭后常有之，病人呃逆者，是命门直呼之气自虚，不能送呼满部，中道伏还之象。咽者，饮食噎塞，是脏中之津液枯槁，故胃脘中之润机涩滞

① 饦［tuō］，饼类也。

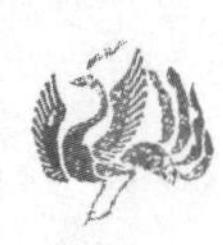

耳。脏腑之阳虚，而外气客之，则肠鸣。又脏腑之阳虚，而下阴乘之，则胀满。肝肾之贼阴，凌犯心位，则切痛而拘急。六者俱脏腑之病，脏腑视经络，则为里为阴，故曰阴病也。夫三焦之治，以火为用，内与五脏之元阳相通，外与十二经之表阳相会。阴阳六症，各从上中下为三变，三六则十八也。下文一百八病，又从阴阳各十八病而申之。盖五脏之元阳精汁，除自荣本脏外，其余绪亦旁出而与三焦交会，则阴病十八。各脏俱有之，合五脏而计之，总得九十病，此申言上气等之阴病十八也。六微者，六腑之气，外行本经经络之末，行远力微，故谓之微。但六微之气，亦与三焦相贯，腑各一微，微分三部，故亦有十八病，此申言头痛等之阳病十八也。李氏旧注，谓六微取之于合，引《内经》胃合于三里等穴，是以针而刺微之病，非六微之为病，且微各一穴，无十八之数矣，肤谬。五劳者，心劳神损，肺劳气损，脾劳食损，肝劳血损，肾劳精损；七伤者，大饱伤脾，大怒气逆伤肝，强力举重，久坐湿地伤肾，形寒饮冷伤肺，忧愁思虑伤心，风雨寒暑伤形，大怒恐惧伤志；六极者，肝伤筋极，心伤脉极，脾伤肉极，肺伤气极，肾伤骨极，脏腑气衰，视听已卸，为精极也。妇人三十六病，旧注谓《千金方》载十二症、九痛、七害、五伤、三痼，于理颇顺，未知是否，不在其中者，谓一百八病，为内因外因之正病。五劳、七伤、六极及妇人三十六病，以首条房室灾伤服食等按之。仲景俱为不内不外因之病，故不入正病之例。清浊大小，兼下文之风寒雾湿热，所谓五邪者，是也。风雾为清邪，天之阳气，动而为风，地之阳气，升而为雾，故其邪属阳。阳主

轻清，故曰清邪，凡动而升者，其性炎上，故清邪居人之上焦，以极于头面也。寒湿为浊邪，天之阴气，凝而为寒，地之阴气，结而为湿，故其邪属阴，阴主重浊，故曰浊邪。凡凝而结者，其性流下，故浊邪居人之下焦，以极于足胫也。大邪者，兼清浊邪之风寒而言，风为百病之长，寒为生阳之害，故曰大邪。然风寒之邪，善伤营卫，故曰中表；小邪者，兼清浊邪之雾湿，并下文之热邪亦在内。盖雾横于太虚，于人为胸中，湿流于坎泽，于人为骨节，以视风寒之伤营卫者，则为中里，故曰小邪中里。下文曰：热伤络，视经亦为里，故曰热邪亦在内。槃字无所考，未详。成无已作谷字，亦无所据。或曰，当是馨字之脱去其半也，然以象形会意按之，上半为古罄字，器之象也，禾为稻属，以器覆稻，其为饭类可知。饦，饼属也，五谷原以养生，冷热饥饱，经宿不行，则邪生矣。以上七句，为末段之纲领，盖谓除宿食外，不过风寒雾湿热之五邪为病耳。法度，非治病之法度，言五邪中人，如有规矩绳墨之义。前，日前也。风为木邪，木气王于寅卯日前之风邪自盛，故风中于前也。暮则人身之火气入墓，寒邪易入，故寒中于暮也。湿伤下，雾伤上，注已见。风令脉浮，寒令脉急，别详伤寒论注。雾者，土气也，人身以皮腠为土。湿者，水气也，人身以关节为泽，故各以其类应也。食伤脾胃，即宿食也。经血多而恶寒，寒则经血泣，故寒极伤经，络血少而恶热。热则络血燥，故热极伤络。自五邪中人十三句，或言其时，或言其处，或言其脉，或言其害，错综反复，正所以言阴阳十八病之因，且开后文二十四篇之治法也。

十四　问曰：病有急当救里、救表者，何谓也？师曰：病，医下之，续得下利清谷不止，身体疼痛者，急当救里；后身体疼痛，清便自调者，急当救表也。

此条与伤寒之文相似。入此，则迥别矣。盖伤寒三阳传变，重在急救其表，故治法宜先表后里者，恐阳邪外盛，而阴津内伤也。此为治内因之法，当重看前半条，救表，是杂症中之带说耳。下利清谷，因医下之者，尚宜急救，则未经误下者，更可知矣。夫卫气根于胃中之精悍，下利清谷者，则卫气衰薄，而六淫易犯，虽亦有身体疼痛之表症，必俟救里后议及者，恐早则更伤表气，而为上下两脱之候也。注详伤寒本条下。

十五　夫病痼疾，加以卒病，当先治其卒病，后乃治其痼疾。

痼疾者，坚固之义，经久之宿病；卒病者，猝然之病，如风寒之类。凡新感者皆是，不特痼疾之根深，法当缓取，猝病之气锐，势必蔓延，且譬之积薪，后来者居上，而易于搬运，故当知先后之治也。

十六　师曰：五脏病，各有得者愈；五脏病，各有所恶，各随所不喜者为病。病者素不应食而反暴思之，必发热也。

各有得，心病得肝气，肝病得肾气，肾病得肺气，肺病得脾气，脾病得心气者，一也；五脏各乘其王时，二也；心肝脾肺肾之各有所喜者，三也。此单指得其所喜者而言，得其所喜者而愈。《伤寒论》谓渴欲饮水者，少少与之，令胃气和则愈，是其义也。所恶，谓心恶热，肺恶寒，肝恶风，脾恶湿，肾恶燥，并各脏之所不胜者皆是。不喜，即

所恶，谓心恶热，热乘之，则心病；心不胜肾，肾乘之，则病且危矣。余脏仿此。不应食，指五味而言，人于五味中，素有所偏恶者，所不胜之脏气虚也，忽反暴思之，则是此脏因邪气实之，故知其必发热也。首言得五脏之性，则病者愈；次言失五脏之性，则不病者致病；末言变其素不喜，为暴喜，则可以占病，然则变其所素喜者，为暴不喜，大非细故也。

十七　夫诸病在脏，欲攻之，当随其所得而攻之，如渴者与猪苓汤，余皆仿此。

所得，即五脏之各有得，详上条。随所得而攻之者，因所喜之气味，而各寓以攻病之药，则直走其脏，所谓将欲取之，必姑与之之道也。古法古方中，猪苓汤之治渴，特其一耳，故曰余皆仿此。汤义，别见伤寒注，本汤下。

痉湿暍病脉证第二

痉，室也，拘也，有室塞拘牵之义。前人俱谓痉字之讹，以《内经》但有痓而无痉，且痓与痉颇似，故后人传写致误耳。鄙见以为不然，尝按古人名病，或挟其病由，或肖其病状，不必尽仍从前之旧，即如仲景伤寒之名，并其症之传变，原从热病论来，而现易其名为伤寒，然则以仲景伤寒等字，为热病之讹也得乎？当曰痉病，即《内经》痓病为合，不必抹却痉字，但其病由，殊多疑窦，几令后人不知所守，如《内经》以痉为湿因矣，《尔雅》注痉为

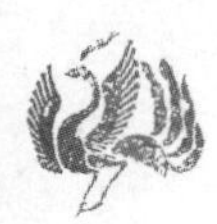

风强病，则又为风因矣，及按本文诸条，并伤寒内所问及者，则又皆燥因也，反复思维，神明告我，始知《内经》言湿，《尔雅》言风，俱言外来之因，而尚有所未备。仲景言燥，是言本身之因，而实总痉病之全也。盖人身以阴阳相得，则柔和通畅，即或中邪，尚赖阴阳滋息，以为捍御，若津液素短，一遇风寒暑湿之邪中之，则邪从太阳阳经之性而化热，阳热相抟，津液不足以供其残暴，则窒塞拘牵而痉矣，甚至反张抽掣者。风火燥，万物之变动也。或曰：子以古人为湿因、风因，是矣。仲景并不言燥，而子以为燥者，敢问何说也？答曰：以因致痉之变病，遂以知痉家之本病，且有本方三道可据也。夫本篇四条曰：发汗太多因致痉，是因汗多而液燥也；五条曰：风家下之则致痉，是痉因误下而液燥也；六条曰：疮家汗之则致痉，是痉因冒汗下而津燥也。其余除一条、二条、三条、七条为正痉，不列方外，十条泄营卫之邪热以救津液，十一条泄分肉之邪热以救津液，十二条泻胃腑之邪热以救津液，则病痉之因，治痉之用，不昭然可想见乎？

一　太阳病，发热，无汗，反恶寒者，名曰刚痉。

太阳病，指头项强痛而言，太阳为寒邪所伤，邪从阳经之性而化热，故发热。寒邪凝闭，则毛窍实，故无汗。恶寒者，太阳被邪之本症也，曰反恶寒者，正就痉病而言。痉病因津液短少，而阳热在经之症，理宜不该恶寒，故曰反也。发热无汗，其经络之拘强，更甚于有汗者，故曰刚痉也。此条之症，全是伤寒，却曰刚痉者，当合后文伏坚之脉而言，盖痉与伤寒之外症颇同，惟伏坚与浮紧之脉为辨耳，此寒邪化热之痉，痉之正病也。

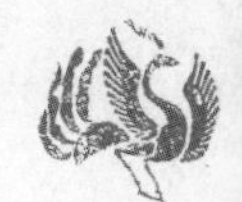

二　太阳病，发热，汗出，不恶寒者，名曰柔痉。

太阳病同上，太阳为风邪所伤，风为阳热，故发热。风性疏洞，故汗出。不恶寒者，阳热在经，而无阴气在上在外故也，名柔痉者。以汗出而经气之劲直少逊于寒邪也。此条全是太阳伤风，略并阳明之候，而曰柔痉者，当合后条沉迟之脉而言。盖痉与伤风之外症颇同，惟沉迟与浮缓之脉为辨耳，此风邪阳热之痉，亦痉之正病也。

三　太阳病，发热，脉沉而细者，名曰痉，为难治。

太阳病，发热，见上条，不言有汗无汗者，兼上二条之风寒而言，言太阳见发热之表症，其脉多浮者，以阴阳之气两出，而与邪抟故也。若见表症，而脉又沉，是里阴短少，不出而附其阳，而经络独得干热之应，故痉。然治经表干热之邪，非发表不能散其势，若沉而更见细，细为无阳之诊，发表以去邪热，刚柔之阳痉或解。而厥逆泻利之阴痉将复作矣，故曰难治。阴痉即俗所谓慢惊风者是，详见后注，并有方治拟补，此亦痉之正病也。

四　太阳病，发汗太多，因致痉。

此及下文三条，俱非痉病，因误治以伤阴，遂亦成痉者也。发汗太多，不特火熨等治，令其大汗，凡表药过剂，及发汗后更发汗者皆是。汗虽阳液，而经隧络脉，实赖以为和软，因致痉者，木出津而劲，土去水而板之象。

五　夫风病下之则痉，复发汗，必拘急。

风家不特原燥，且疏泄而多自汗，其液已伤，下之，则津液更伤，亦上条因致痉之义也。复发汗，当承风病而言，非下后成痉，而复发汗也。盖谓风家津液已伤，下之因痉，不下而复汗之，亦必拘急。拘急者，痉之渐也。

六　疮家虽身疼痛，不可发汗，汗出则痉。

疮家素多脓血，脓血者，津液之所化也。夫身疼痛者，为邪在经络，法当发表，然其津液素伤于脓血，若再令汗出，则其经血益枯，亦上文因致痉之义也。

七　病者身热足寒，颈项强急，恶寒，时头热，面赤，目赤，独头动摇，卒口噤，背反张者，痉病也。若发其汗者，寒湿相得，其表益虚，即恶寒甚；发其汗已，其脉如蛇，暴腹胀大者，为欲解；脉如故，反伏弦者痉。

此症须先详太阳隧道，则丝丝入扣，否则极力强解，终属隔靴挠痒。夫太阳者，从目内眦上头角，复下经牙车，上绕脑后，历颈项，循背部之夹脊，而下走足外臁之后侧者也。此条系太阳经血不足之人，寒湿浊邪，两中于下，于是郁寒郁湿而两化为热，化热循太阳而上冲，太阳之经血不足以御之，故见种种干热之症而痉也。身热足寒者，本寒标热之应，玩下文寒湿相得，则言寒而湿在其中，故曰寒湿之浊邪，两中于下也。颈项、头、面、目与牙车下至背部，俱太阳之所经，故颈项强急，头热，面目时赤，独头动摇，牙关卒噤，并背反张者，俱经血不足，而干热逼之之应，故知为痉也。恶寒为太阳之本症，时头热，时字与口之卒噤相应。盖化热之邪，终不若风热之盛实，故但时热、时赤、时动摇、卒噤[①]、卒反张也。以鄙见拟其方，或当主桂枝倍芍药汤，外加花粉术附为合。盖桂枝本汤以解标热，加花粉以滋其经血之干，术附以逐其本寒本湿，倍芍药者，使之直走足胫以上散也。若以为太阳表热，不顾寒湿之本病，但发其

① 噤（jìn）：咬紧牙关或牙齿打战。

汗，则寒湿之本气，以汗空而相得于表。表阳之虚气，以汗疏而益虚于上。寒湿与虚阳，相薄于在上在表，故恶寒益甚也，此发汗而病不服之变动如此。其脉如蛇，谓伏而坚直之脉，已如如有外出之势，暴腹胀大，是寒湿之邪，入腑为即愈，其愈于自下利乎？夫痉之为病，如盛夏之时，阳热酷于上，逼阴气于下，而不得上升之象。若阳光少薄，则地气自腾矣，发汗以散其在上在表之热，则下之阴液，有上滋之势，故脉起如阴蛇之外出，腹胀如岚雾之上浮，殆阴阳交泰之渐乎。人气与天地之道相同，其欲解也宜矣。此发汗而病状之变动又如此，脉如故，即下文之伏脉也，犹言脉伏如故，而反加弦之谓。夫弦为紧滑之合脉，紧为寒，滑为湿，寒湿伏于下，则阳热之不解于上可知。故曰痉者，言痉病之已成也。此发汗而病不理之变动又如此，全条总言寒湿病之常变，亦痉之正病也。

八　痉病有灸疮，难治。

灸疮之人，先受外火，次伤脓血，津液愈热愈干，故难治也。

九　脉经曰：痉病，其脉伏坚，直上下行。

伏者，潜伏在下；坚者，凝敛之象；上下，指尺寸而言；直上下行，谓潜伏凝敛。单从傍骨而直行尺寸，并无浮起之意。盖痉之为病，虽在经络之阳热，而其所以为病，却在阴不与阳俱，而自沉伏也。若阴起而应阳，则入风寒暑湿之正例，而非痉矣。大概痉病象盛夏，责在外无阴也。痉脉象隆冬，责在里无阳也。其天地之不交，火水之未济耶？若阳中有阴，则阳随阴精而下降；阴中有阳，则阴随阳气而上升。左右者，阴阳之道路，故痉病之死，多死于

左肝右肺之不能升降也。此总言痓病之脉，盖就痓之正病，及因致痓之兼症，而两言之也。

十 太阳病，其证备，身体强，几几然，脉反沉迟，此为痓，栝蒌桂枝汤主之。

栝蒌桂枝汤

栝蒌根二两　桂枝三两　芍药三两　甘草二两　生姜三两　大枣十二枚

上六味，以水九升，煮取三升，分温三服，取微汗，汗不出，食顷，啜热粥发。

细玩汤意，三升以下少“去滓”二字，发下少一“汗”字。

太阳病，其证备者，如头项强痛而恶风发热之谓，非指上文之痓症备也。身体强三句，始入痓病，身体指后发际，及夹脊而言，几几，惊禽伸颈之象，伤寒之阳明病，亦以此为状，但阳明之经脉在前，人迎以下邪盛，故颈项支于前而几几然；太阳之经脉在后，风池以下邪盛，故颈项强于后而几几然也。见如此太阳症，脉若见浮，则脉症相对，而为太阳中风正病，乃反见沉迟，沉为在里，迟为无阳，里无阳气，则不能领津液以上滋，而此太阳诸症，为干热可知，故曰为痓。主栝蒌桂枝汤者，以桂枝本汤，能解营分之热邪，使不至热枯阳液，一也；且太阳之阳热，从汗涣散，使在下之阴津吸起，二也；栝蒌蔓生，性走经络，而气清滋润，且根善上行，是从里阴而引其精汁于太阳之经脉者也，以之治有汗之柔痓，宜矣。

十一 太阳病，无汗，而小便反少，气上冲胸，口噤

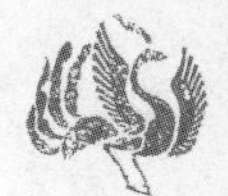

不能语，欲作刚痓，葛根汤主之。

葛根汤

葛根四两　麻黄三两，去节　桂枝二两，去皮　芍药二两　甘草二两，炙　生姜三两　大枣十二枚

上七味，㕮咀，以水一斗，先煮麻黄、葛根减二升，去沫，内诸药，煮取三升，去滓。温服一升，覆取微似汗，不须啜粥，余如桂枝汤法将息及禁忌。

太阳病，同上条。无汗者，寒邪伤营而凝闭其卫气也。小便反少者，正照痓病而言，盖谓伤寒化热之痓病，热邪盛于表分，逼阴气于下，理宜小便清利，而今反少也。气上冲胸者，人之毛窍，随呼吸而暗为开辟，今毛窍为寒邪所闭，气机塞于旁引，但争胸分出入之路故也。口噤者，太阳经道，循牙车，寒邪能令筋惕，故口噤而不得语也。以上俱太阳伤寒之症，而曰欲作刚痓，必其脉不浮紧，而见沉伏，或且紧直可知矣。但以全症而论，似当主麻黄汤以发表，加茯苓以利小便，加半夏以降逆气矣。即合沉伏之痓脉而论，宜于麻黄汤中，加升阴之品，如胶、麦、归、地，重以升麻等类矣。况痓之为病，原系化热之邪在经，而津液不供之症，葛根轻浮渗泄，最为燥家所忌，乃竟主葛根汤而无所顾忌者，神哉，仲景，几令人不可思议矣。不知当日，一眼看定小便反少，气上冲胸二症，随便用此借水行舟，因粮杀贼之妙而已。盖痓之所以为病，所虑者，天地不交，水火未济耳。今小便反少，气上冲胸，其里阴之机，尚在向表，主葛根汤以发汗，则泄其上者，下气必从，疏其表者，里阴自动，将津液之气可

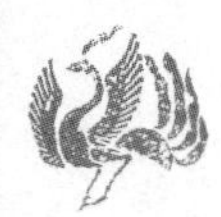

升，而沉伏之脉自起矣。且攻邪之法，自有层次，伤寒营分，为太阳之第二层，二门之象也；则太阳卫气，为第一层之大门；阳明分肉，为第三层之堂陛；与其就第二层即贼以驱贼，不如从三层堂陛之间，振臂一呼，而贼易去耳，此不用麻黄汤而用葛根汤之深意也。至于直任葛根而不畏其疏泄者，以有无汗，并小便反少二症故也，无汗而小便少，胃中必有积饮，借积饮以为汗，既不虞其损伤津液，且内饮去而表热解，故以借水行舟，因粮杀敌之妙也。详伤寒论太阳与阳明合病条下，参看自悉。

十二　痓为病，胸满，口噤，卧不着席，脚挛急，必龂齿，可与大承气汤。

此太阳病痓，从胸中移热于胃腑而热实，凡太阳之表症俱罢者也。胃腑热实，故与大承气以下之。表症俱罢，故不曰太阳病，而但曰痓为病耳。胸满者，胃实而实气上浮之应；口噤者，胃系络唇口并齿中，实气上浮，则胃系急，故口噤也；卧不着席者，反侧不宁之貌，胃实而神气不能归伏土中也。下焦足胫之气，尝休养于大肠之空处，胃实而大肠亦实，肠实则足下之气血不容转舒，故挛急也；龂齿[①]者，即口噤之义；与大承以下之，则热实去，而上下和通矣。或问曰：此条之症，子何以知其不属传经，而为胸中移热，且云太阳表症俱罢者也？答曰：若系太阳传经，则阳明必有经络表病，何得单见胃腑内实？故曰此胸中移热也。若有头痛、发热、恶寒等表症，必不径情攻下，致犯下早结胸之戒，故曰太阳表症俱罢者也。附

---

① 龂齿（xiè chǐ）：《说文》：“龂，齿相切也。”又有齿龂、嘎齿等名。为痓病常见之咬牙症状，多由胃热炽盛、风邪袭于人体经脉所致。

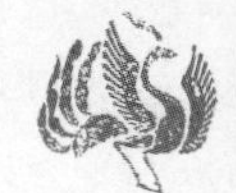

录仲景具菩萨之慈，泄神仙之秘，著此痉病方论，以垂万世。后人不知为金科玉律之文，置之覆瓿[1]，及遇此症，妄立惊风名色，除一切香燥药外，惟是蜈蚣、全蝎之大毒，朱砂、金箔之重坠，巴豆、牵牛之猛悍，麝香、冰片之犀利而已，讹以传讹，杀人无算。呜呼！痉病一证，千年尘土，谁复知有净瓶甘露，玉液还丹也？夫痉之为病，小儿十居其九，产妇十居其一者。以小儿纯阳之体，津液未充；产妇亡血之余，津液未复。一遇风寒等邪，犯其太阳，则化热伤经，筋脉因干热而短缩，反弓抽掣，所自来也。其犹能胜此香燥，并一切大毒等药乎？余尝按仲景痉病方法，以治俗名急惊、慢惊之症，无不应剂而起，揭明篇后，盖欲同志者共遵之，则所活无穷矣。但刚柔二痉，即今人所谓急惊者，皆阳痉也，其病脉症治，已详本篇。另有阴痉一症，即世所谓慢惊者，本篇不具论条方药，或以散见于伤寒论故耶。今不揣鄙陋，窃伤寒之旨，拟论五条，移方四道，皆屡试屡验，高明者万勿以僭妄而漠视之也。

十三　痉病，寒热往来，寒则泻痢厥逆，热则呕咳烦惊者，柴胡加龙骨牡蛎汤主之；无太阳症，乳食如故，但呕吐，面色微黄，或泻青绿者，将作阴痉也。

小儿素灵慧，忽目迟而神机阻滞者，痉病人身不热，时反弓，或抽掣而厥，卒口噤，不得出声者，当归四逆汤主之；惊者加龙骨、牡蛎，乳食急不到口者，膻中干热而烦悸故也，当归四逆合黄连阿胶汤主之（以上方，俱见伤寒论）。痉病，小便色白，厥不止者，死。

---

① 覆瓿（fù bù）：喻著作毫无价值或不被人重视。

湿

一　太阳病，关节疼痛而烦，脉沉而细者，此名湿痹。湿痹之候，小便不利，大便反快，但当利其小便。

太阳病，详已见。二经交通之处为关，两骨相续之处为节。关节者，人之坎泽也，故湿气多入于此。湿气入关节，则气血滞而不利，故疼痛；烦者，郁湿化热之应也，沉为在里，细为阳虚，人身惟阳气充足，则湿不能伤，今在里之阳虚，则关节烦疼，明系湿邪滞其气血；而太阳之头痛、发热等症，又明系湿邪化热，上冲经表之候，故知为湿痹也。痹者，卑也，湿着关节，有不能举动之义，故曰湿痹；里阳既虚，则不能分布水气，故小便不利；关节之湿气，内淫肠胃，故大便反快也；利其小便，则湿去，而关节疼痛等症自止矣。

二　湿家之为病，一身尽疼，发热，身色如熏黄也。

凡言家者，俱指夙病，如酒家、风家、亡血家之类。上条是初病湿，此系湿久而成家者，故曰湿家也。湿流关节，故初病则关节烦疼；湿久化热，而热充经表，故一身尽疼而发热也；黄为土色，身色如熏黄者，湿热伤脾，在上之汗孔不疏，在下之小便不利，故蒸其湿土之色于外也。

三　湿家，其人但头汗出，背强，欲得被覆向火，若下之早，则哕，或胸满，小便不利，舌上如胎者，以丹田有热，胸上有寒，渴欲得水而不能饮，则口燥烦也。

湿家，已见头汗出者，湿热上冲，而蒸其气血于上之义；背强者，湿持经表而不得汗也；欲覆被且欲向火者，太阳被伤之本症也。湿家俱阳气不足，故不能以汗送湿，

若更以寒药下之，则元阳更虚，而真呼于中道自伏，故哕；胸为阳气之署，阳气以寒下而虚馁，则下阴上乘阳位，故胸满也；小便不利者，气机夺于后阴之下故也；舌胎，当指白胎而滑者，丹田以湿化之热在下，胸中以攻药之寒在上，下热，故渴欲得水而口烦燥；上寒，故不能饮也；此条言湿家误下之小逆如此，条中下早，早字，疑是衍文，以湿家前后禁下故也。

四 湿家下之，额上汗出，微喘，小便利者死，若下利不止者，亦死。

湿家化热上冲，症见头汗微喘者，常也。但在下之之后，则逆矣。盖下之则里空，而在上之阳液阳气，理当下陷，今阳液反上而额上汗出，阳气反上而微喘，故逆也；小便利，亦湿家去湿之一路，特见于误下而额汗微喘之后，则逆甚矣。盖下后则液夺于后阴，小便之不当利者，一也；额汗微喘，气机已经上浮，而不应下送，此小便之不当利者，二也；兼见，则上脱下绝之势已成，而中无所蕴，故主死也。下利不止，当承微喘以上等句，盖谓下后而前症具，从小便不利。若大便下利不止者，亦死，言与小便利者，同为下绝也。此条言湿家误下之大逆，又如此。

五 风湿相抟，一身尽疼痛，法当汗出而解，值天阴雨不止，医云：此可发汗，汗之病不愈者，何也？盖发其汗，汗大出者，但风气去，湿气在，是故不愈也。若治风湿者，发其汗，但微微似欲汗出者，风湿俱去也。

风湿，即后文第八条，所谓汗出当风者是也。盖津液已离经络，化而为汗，即如天地氤氲之气，已化成雨之象，雨着地而为水，与汗伏皮而为湿，同一义也。汗出当风，

汗之将出未出者，即便伏住，加之汗出而毛窍已开，风邪袭其玄府，则风与不出之汗湿相抟矣，不必中风而复中湿之谓也。久伤取冷，亦能落汗，汗客为湿，湿生热，热生风，此虽湿风，亦可名为风湿，故八条并及之，凡后言风湿者俱仿此。无着处而烦热者曰疼，是为风因；有着处而沉滞者曰痛，是为湿因；若单湿化热以生风，则疼痛亦有时，而互见者。一身，指手足太阳之部而言，湿从当风而汗不出，故其法仍宜出汗以解湿，并解其风也。阴雨不止，是天地湿胜之时，乘此而以汗去湿，是胜一内湿之空，而仍为外湿入之之地也。况汗大而不得其法乎？其不能尽解宜也。盖风性轻浮，理或可以骤泄；湿性凝滞，势必燥于熏蒸，此汗大而愈风不愈湿之道也。故治风湿者，乘晴明之日，已应天地之燥化，又微微似汗，则得熏蒸之法，而湿自去。湿去而风亦与之俱去者，湿本而风标故也。意者主桂枝加术汤乎？抑即八条之麻杏薏甘，或九条之防芪加桂汤耶？

六　湿家，病身疼，发热，面黄而喘，头痛，鼻塞而烦，其脉大，自能饮食，腹中和，无病，病在头中寒湿，故鼻塞，纳药鼻中，则愈。

此条当是裹湿枕湿，而湿中于头之症。故无事于发汗，及利小便，但纳药鼻中，使湿从嚏涕而出也。身，指太阳之夹脊而言，身疼痛者，湿中于头，湿性将下流，而太阳之经气阻滞也。发热者，湿虽在头，然已阻滞其经气，皮毛为经气之合，郁湿化热，故发热也。面黄者，阳气不充之应，若面色红而不黄，则阳气力能蒸湿外解，而身疼发热，便不得谓之湿因矣。喘者，湿滞太阳之皮毛，皮毛内

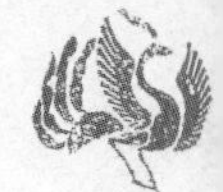

合肺窍，而不能通畅也。头痛者，太阳之经，上聚于头，今为湿所把持而闷冒也。鼻塞者，湿滞气机，即上文喘症之义，烦亦单指鼻塞而言，盖谓鼻因塞而烦热也。脉大者，湿持其上，太阳之经气，欲浮不得而闷为旁鼓之象。自能饮食六句，谓湿在头而腹中无病。若发汗及利小便，则徒伤中下二焦之气，是反招头上之湿，使之下流也。岂如纳药鼻中，因涕以去其湿，得“高者越之”之旨乎？不列方者，或失之耶，王氏谓宜瓜蒂散为细末，如大豆许，缩入，则出黄水。夫瓜蒂入鼻以出黄水，未验，且云忌吹，当令缩入，似与本文纳字之旨有碍。

附录鼻渊一方，凡头痛鼻塞，而稠黄浊涕不止者，用鹅不食草一味，干为细末，纳鼻中少许，令嚏出秽物，数次则愈。虽非汉时古方，而鼻渊一症，颇似久湿在头，而化为风热之候，用此甚神，故并记之，以资同志者之会悟云。

七　湿家，身烦痛，可与麻黄加术汤，发其汗为宜，慎不可以火攻之。

麻黄加术汤

麻黄二两，去节　桂枝二两，去皮　杏仁七十个，去皮尖　白术四两　甘草一两，炙

上五味，以水九升，先煮麻黄减二升，去上沫，内诸药，煮取二升半，去滓，温服八合，覆取微似汗。

天地当五六月时，地气上浮，阶潮础[1]润，不得天气泄而为雨，则燥蒸郁冒[2]者，湿之象也。天地之燥蒸郁冒解于

① 础：指垫在柱下的石礅。
② 郁冒：昏冒神志不清。

雨，与人身之烦疼解于汗，其理同也。外火攻之，则经络关节之湿，因火逼而内入于脏腑矣。此晒物之湿聚于下，蒸物之气浮于上之义也。主麻黄加术汤者，湿气能塞毛窍，故湿家每皆无汗，用麻黄者，所以疏卫表之云翳也。桂枝善行营气，得东方风木之正，所谓风以燥之也。五脏惟肺最恶湿，且其脏与皮毛相合，故皮毛受湿，肺管先为之不利。加杏仁者，所以通肺窍也。白术性温，与甘草同用，则善理脾胃土气，土得甘温，则蒸湿于上而为汗，此治外湿之正药也。

八　病者，一身尽疼，发热，日晡所剧者，名风湿。此病伤于汗出当风，或久伤取冷所致也，可与麻黄杏仁薏苡甘草汤。

麻黄杏仁薏苡甘草汤

麻黄半两，去节汤泡　杏仁十个，去皮尖，炒　薏苡仁半两　甘草一两，炙

上剉麻豆大，每服四钱匕，水一盏，煮八分，去滓，温服，有微汗，避风。

病者，即湿病也，一身尽疼，发热，详已见。日晡[①]为阳明经气之旺时，有自振以推湿出表之势，而湿邪不受其驱逐，遂相持于太阳阳明之界，故剧也。风湿三句，见本篇五条注。主麻杏薏甘汤者，甘草属土，为内主脾胃，外主肌肉之药，以之为君，盖欲其由脾胃以达肌肉之意；薏苡甘温，善燥中土，且趁甘草浮缓之性，则能从下从里，

① 日晡（rì bū）：指申时，即下午三点至五点。

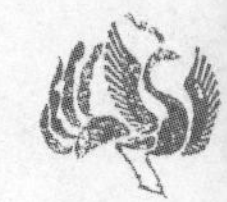

而熏蒸其湿于在上在表也；杏仁通利肺窍，以引其机，为薏甘熏蒸之接应；麻黄发越毛孔，以开滞郁之障，譬之驱贼，薏甘为内室之传呼，杏仁为中途之援引，麻黄直开大门以放其去路耳。与前条麻黄加术汤同意，特其制之大小略殊，并少桂枝一层症候而已。上条曰“湿家”，则为病既久，非小剂可愈者，故大其制，此条曰“病者”，则其湿尚浅，故不必用大剂，以过伤其气，且麻黄加泡杏仁加炒，止用其轻清之气，而已足矣。又本条较前条，多“日晡而剧”一症，日晡而剧，为肌肉当旺时，而有自振湿之气，则营分尚未受湿，故不必用桂枝也。

九　风湿，脉浮身重，汗出恶风者，防己黄芪汤主之。

防己黄芪汤

防己一两　黄芪一两一分，去芦　白术七钱半　甘草一两

上剉麻豆大，每抄五钱匕，生姜四片，大枣一枚，水盏半，煎八分，去滓，温服，良久再服。喘者，加麻黄半两；胃中不和者，加芍药三分；气上冲者，加桂枝三分；下有陈寒者，加细辛三分。服后当如虫行皮中，从腰下如冰，后坐被上，又以一被绕腰以下，温令微汗，瘥。

此条，病则双名风湿，症则颇似单风，汤意却又全治单湿，仲景心细如发，学者透得此关，则入木三分矣。盖汗出当风，是汗郁于风而成湿，如上条所云，故曰“风湿”，则风湿之病，湿为本而风为标矣。夫郁湿化热，湿热与虚阳相并于外，故脉见浮；虚阳外并，则阴无健主，而坤呈地象，故身重；脉浮身重，系虚阳为湿热熏蒸，故汗出；汗出，则毛窍疏洞，故恶风也。湿家必由汗解，汗出

而湿自去者，常也。今脉浮，身重，恶寒如故，则知汗出，为虚阳自越，而湿邪自在也。湿邪自在，故以防术甘草以燥之；虚阳自越，故君黄芪以敛之耳。双言风湿者，兼及其标也；脉症颇似单风者，得标之病也，单治湿邪者，专责其本也。按，四分为一两，一分当是二钱半，方中黄芪一两一分，为一两二钱五分也，方后加减之三分，即正方白术之七钱半，以铢数计之，一分得六铢，古人以二十四铢为一两也，后仿此，五钱匕，谓以一钱之匕首，五抄其药也。喘为湿邪伤肺，而肺窍不利之应，故加麻黄以发之；胃不和者，湿气滞脾，能使胃中膜胀，或雷鸣溏泄之类，芍药酸敛，下行入脏，能引防术温燥之性，下入脾中，使之温中以燥土，故加之；气上冲者，胸中阳气虚馁，而下气乘上之应，桂枝甘温，能填胸分之阳，故加之；细辛辛温而香细，善达下焦气分，寒能召湿，陈寒者必积湿，加此者，亦犹加芍药之义也；如虫行，言上身如冰，言下身坐被绕被，总以温暖为熏蒸去湿之法耳；微汗瘥，当兼小便言，盖腰上之湿解于汗，腰下之湿解于小便利故也。

十　伤寒八九日，风湿相抟，身体烦痛，不能自转侧，不呕，不渴，脉浮虚而涩者，桂枝附子汤主之。若（《伤寒论》多“其人”二字）大便坚，小便自利者，去桂（《伤寒论》多“枝”字）加白术汤主之。

桂枝附子汤

桂枝四两，去皮　甘草二两，炙　生姜三两，切　大枣十二枚，擘　附子三枚，炮，去皮切八片

上五味，以温水三升，煮取一升，去滓，分温三服（伤寒作水六升，煮二升，以后方诸药减半之水数计之，则此方之三升一升，恐为错误，当从伤寒为是）。

白术附子汤

白术二两　附子一枚半，炮，去皮　甘草一两，炙　生姜一两半，切　大枣六枚

上五味，以水三升，煮取一升，去滓，分温三服，一服觉身痹，半日许再服，三服都尽。其人如冒状，勿怪，即是术附并走皮中，逐水气未得除故耳。

此条头一症，系风寒兼湿，第二症，系单寒兼湿，然俱在太阳经表，而不干腑脏者也。身体指躯壳而言，烦痛为热因，以风为阳热，寒湿二邪俱能化热故也。阳主健用，湿主沉滞，阳虚而湿邪中之，沉滞而失其健用，故不能转侧也。不呕者，内无寒也；不渴者，里无热也。盖谓伤寒至八九日，已过六七日自愈之期，即宜见表邪入里之候，乃外不见解，里不见传，加之脉浮为在表，浮而且虚，则虚从浮断，是为表无阳气，更兼涩脉，涩为湿诊，明系表阳虚微，不能送邪出表，以致湿与风寒相抟，故曰久不解而亦不传也，是则表阳虚微，为病之本，风寒与湿，为病之标。故君附子至三枚者，一以温阳，一以散寒，一以驱湿也，加于桂枝汤中者；桂枝行营卫之气，风从汗解，而寒湿亦与之俱去矣；独去芍药者，以湿病在经表，不欲其酸敛也。下文三句，紧顶伤寒八九日六句，犹言前症具而脉既如此之人，若大便坚硬又为寒燥津液，如水冻冰之象，平脉所谓阴结者是也。小便自利，为肺与小

肠，气微而不能提守之应，桂枝行津泄气，故去之；白术苦温，能滋脾胃肌肉之阳液，以消客湿，故加之。冒者，躯壳浮虚散大之貌，详伤寒注。减诸药于前方之半者，前方注意在汗，犹之以风雨解潮湿，利于疏爽，故大其制；此方注意在湿，犹之以旭日解寒湿，义取熏蒸，故半其制耳。

十一　风湿相抟，骨节烦痛，掣痛不得屈伸。近之则痛剧，汗出短气，小便不利，恶风，不欲去衣，或身微肿者，甘草附子汤主之。

甘草附子汤

甘草二两，炙　附子二枚，泡，去皮　白术二两　桂枝四两，去皮

上四味，以水六升，煮取三升，去滓，温服一升，日三服，初服将微汗，则（一本有“解能食汗出”五字）复烦者，服五合，恐一升多者，宜服六七合为妙。

此条当重看风字，症则以汗出恶风为主。盖以风为本，而湿为标者也。故方意君桂枝者，一则取其行营卫之汗，以解风随，便令其领术附以解湿也。湿流关节而能化热，风又为阳热之邪，两热相持于骨节，故烦痛也。风火之性，以动而张，故掣痛；风湿鼓满于骨节之上下，故不得屈伸，并不可近也；风邪疏卫表，故汗出；湿邪滞肺窍，故短气；小便不利者，风湿以热相得，而气机浮壅也；恶风者，汗出表疏，畏风所袭也；表疏恶风，故不欲去衣；微肿者，风湿阻其经气之应，此风因为重，故于甘草术附，温脾燥湿之外，不得不尊桂枝以解其风湿耳。

暍

一　太阳中暍者，发热恶寒，身重而疼痛，其脉弦细芤迟，小便已，洒洒然毛耸，手足逆冷。小有劳，身即热，口开，前板齿燥。若发其汗，则恶寒甚，加温针，则发热甚，数下之，则淋甚。

暍即下条所云“中热”是也。人身之阳气，托根于命门，分光于脏腑，各从其本经，而熏蒸于在上在外，乃于皮腠之间，与太阳之气，汇成一片，而包裹于躯壳之表，是为卫气。卫气周密，不特以阳拒阴，寒邪不能入，即热邪亦不能入者，里气充而外气不敢犯故也。今西洋人尝于酷暑时设一火盆于房门外，而室自凉，盖以火气而格流热于外之理也。此条是脏腑之阳虚，而卫气衰薄，故暍邪得以热伤其表气也。热伤其表气，故发热；卫气衰薄而受伤，故恶寒也；阳主轻清，阳虚而且见伤，故身重；疼痛者，热邪逼其经气，而不得上浮外鼓之应。夫太阳之脉宜浮，夏月之脉宜洪，今见弦细芤迟，弦细为减，减者瘦削之义，是阳气之不能充其脉体也；迟为在脏，是脏阳气微，故不能健应于脉至也；芤者，无阴之诊，阳生于阴，明系阴精短少，而暍热之邪充之，故以芤见；阳气因之而弱，故以弦细与迟同见也；太阳外主皮毛，内通小便，小便已，则膀胱气空，而皮毛之气争赴空处，故洒洒然毛耸也；手足为阳气之充，阳虚且病，故不能贯于四末，而逆冷也。劳则神浮，神者火也，火浮，故身热；口开者，虚阳为暍[1]邪所逼，有下陷而不能收

① 暍（yē）：中暑，热。

摄其唇口之象；板齿为督脉之所入处，督脉两界于太阳，而与之为合，太阳伤暍，故督脉热于所入而燥也。发汗，则阳益虚，故恶寒甚；温针，则外火与暍邪相衬，故热甚；数下之，则气机夺于后阴，而膀胱之治化不能传送，且暍热因虚下沉，故淋甚者也。本经不列方，以鄙意拟之，炙甘草汤，滋阴以实其芤，合四逆汤，扶阳以益其弦细与迟之脉，阴阳充畅，暍邪或解于自汗乎。

二　太阳中热者，暍是也。汗出恶寒，身热而渴也，白虎加人参汤主之。

白虎加人参汤

石膏一斤，碎　知母二两　甘草二两　人参三两　粳米六合

上五味，以水一斗，煮米熟，汤成，去滓，温服一升，日三服。

大热在内，故蒸其液出而为汗，又逼其阴出而恶寒也。身热者，暍热外蒸皮腠之应；渴者，暍热内燥阴津之应。此系太阴阴精短少，而大热伤其津液之症，故主白虎，以救大热，白虎加参，以救大热所伤之津液耳，汤意见伤寒本汤下。

三　太阳中暍，身热，疼重，而脉微弱，此以夏月伤冷水，水行皮中所致也，一物瓜蒂汤主之。

一物瓜蒂汤

瓜蒂二十个，剉

以水一升，煮五合，去滓，顿服。

此亦阳虚，而暍热伤气之症也。身热，为太阳中暍之本症；疼重，即下文水行皮中之候，盖疼为热因，重为湿因，

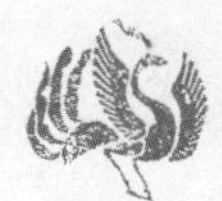

湿热相抟，故疼重也；微弱为阳虚之诊，若阳气充足，暍邪不能相犯，即或犯之，便于渴饮凉水中，送为汗解矣，岂有身热疼重之症乎？今以脉微弱审之，则知身热疼重，始以阳虚而受暍热于前，复以阳虚而不能运凉水于后之应，故直断之曰夏月伤冷水，水行皮中所致也。至瓜蒂汤者，瓜蒂苦寒，苦则能令胃系急而不下，寒则能拒暍热之邪内侵，且此药善涌，涌则开提阳气，能使微弱之脉自振，将水气运为自汗，而身热疼重，俱可尽解。是去暍行水之权，只用一涌以提其阳气而已足矣。其言一物者，不欲以余药牵制其性耳。

百合狐惑阴阳毒病脉证治第三

一　论曰：百合病者，百脉一宗，悉致其病也，意欲食，复不能食，常默默，欲卧不能卧，欲行不能行，欲饮食，或有羡时，或有不用，闻食臭时，如寒无寒，如热无热，口苦，小便赤，诸药不能治。得药则剧吐利，如有神灵者，身形如和，其脉微数，每溺时头疼者，六十日乃愈；若溺时头不疼，淅然者，四十日愈；若溺快然，但头眩者，三十日愈。其病或未病而预见，或病四五日而出，或病至二十日，或一月后见者，各随症治之。

百合病[1]者，宗气血脉，百不合之病也，以百不合之

---

① 百合病：以神志恍惚、精神不定为主要表现的情志病，因其治疗以百合为主药，故名百合病。或谓百脉一宗，其病举身皆痛，无复经络传次，而名百合。起于伤寒大病之后，余热未解，或平素情志不遂，而遇外界精神刺激所致。

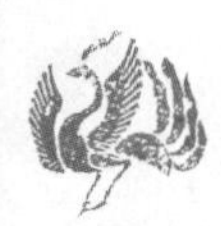

病，而合之以百合。以药名病，犹云柴胡症、桂枝症之义，故曰百合病也。百脉者，百骸之血脉。就上中下三焦而言，一宗者，一身之宗气；就心肺间之夹空而言，然气主乎血，血抱乎气，常有夫妇唱随，君臣令供之妙。若阴血一伤，则其气自为涣散，而气血失合一之用，故悉致其病也，是则气原无病，所病者，惟是血不足以副之，故见夫若无家，君几失国之象。下文欲食、欲卧、欲行、欲饮食或有羡时，及无寒无热，一半俱阳气未病之候；而不能食、不能卧、不能行或饮食有不用，而且食闻臭，及如热等，一半症候，俱阴不能为阳以赘厥成耳。默默，神机以失依而有消阻之状；口苦者，阳浮于上也；小便赤者，阳陷于下也。药不对症，故不能治。盖行诸药者，以脾胃之阴阳相得，然后能使之内走脏腑，外达经表耳。今阳有余而弛，阴不足而纵，阳弛，故得阳药则吐剧；阴纵，故得阴药则剧利也。如有神灵指预知暗识之类，盖阴不能宅阳，而魂离神荡，往往有在家而预知行人之至，静卧而潜通窃议之言者是也。此条神机不守，为百合病之最重者，俗解顶上文之得药吐利为言，则谬甚矣。身形如和者，阳气无病之应，脉微数者，阴血干热之应，阴短阳长之人，每当溺时，则膀胱一空，而阴气下流，其阳热愈浮于上故，头痛六十日，为六气转换之候，五行之鬼气，满则必移，而平气接之，是为子制其鬼也，故期其愈。若头不痛但淅然，及溺快而但头眩者，其阴虚阳浮之候，遁减而愈期亦各较速也。其症，统指欲食至头眩等症而言，未病而见，谓不因他病而成百合病者，即下文第五条百合地黄汤症是也。病四五日三项，谓不论新旧，先因他病而致虚阴气以成此病，即下文二条

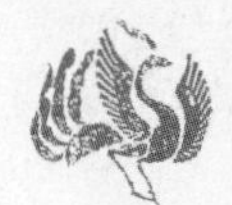

之百合知母汤，三条之百合滑石代赭汤，四条之百合鸡子黄汤等症是也。或有问余者曰：子何以知此症之阳气无病，但病阴虚而阳自涣散也耶？答曰：以本篇方意知之，诸方中用药，俱就上、中、下而峻补其阴，至于气分，但用百合一味以招来收摄之而已矣，见诸方下，客首肯而去。

二　百合病发汗后者，百合知母汤主之。

百合知母汤

百合七枚，擘　知母三两，切

上先以水洗百合，渍一宿，当白沫出，去其水，更以泉水二升，煮取一升，去滓，别以泉水二升，煎知母，取一升，去滓，后合和，煎取一升五合，分温再服。

百合病发汗后者，犹言发汗之后，因而成百合病也。发汗，则心肺之阴液大伤，而上焦神气有懒散不完之象，故见首条诸症。知母滋阴清热，善走肝肾，肝为心之母，肾为肺之子，合子母而两补心肺之阴精；然后以形象心肺，瓣瓣朝宗之百合，收摄其神气而抱拢之。则知母滋阴以调百脉，百合敛阳以归一宗，针锋逼对矣。先必别煎者，各完其性也，然后合和者，相与有成也。煎取泉水者，取其上泛而流长，盖上泛之性归宗，流长之性贯脉也。

三　百合病，下之后者，滑石代赭汤主之。

滑石代赭汤

百合七枚，擘　滑石三两，碎，绵裹　代赭石如弹丸大一枚，碎，绵裹

上先以水洗百合，渍一宿，当白沫出，去其水，更以

泉水二升，煮取一升，去滓。别以泉水二升，煎滑石、代赭，取一升，去滓，后合和，重煎，取一升五合，分温服。

百合病下之后者，犹言因下后而成百合病也。下后，则脾与肝肾之津液大伤，而下焦神气有懒散不完之象，故见首条种种等症也。滑石甘寒镇重，甘能聚气，寒能养阴，镇重，则能令招摄神气之百合，下敛三阴散亡之气，分别水谷，又其治下后之余事也。下后，必多阴气上逆，故加代赭以镇之耳。

四　百合病见于吐之后者，百合鸡子黄汤主之。

百合鸡子黄汤

百合七枚，擘　鸡子黄一枚

上先以水洗百合，渍一宿，当白沫出，去其水，更以泉水二升，煎取一升，去滓，纳鸡子黄，搅匀，煎五六沸，分温服。

百合病吐之后者，犹言因吐后而成百合病也。吐后，则脾胃之阴液大伤，而中焦神气有懒散不完之象，故见首条种种诸症也。鸡子黄，血液浑全，且色黄而居中，为大补土液之圣药，能使百合收摄中宫之气，聚为一宗，故主之。

五　百合病不经吐下发汗，病形如初者，百合地黄汤主之。

百合地黄汤

百合七枚，擘　生地黄汁一升

上以水洗百合，渍一宿，当白沫出，去其水，更以泉

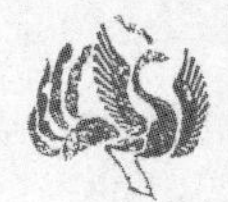

水二升，煎取一升，去滓，内地黄汁，煎取一升五合，分温再服，中病勿更服，大便当如漆。

百合病不经吐下发汗者，犹言不因吐下发汗而成百合症也。病形如初具首节全症之谓，不因汗吐下之误治，而自成其症，则其人之上、中、下三焦，阴液皆虚，阳气以无偶而参错故也。生地黄，体直味重，气厚液全，通补三焦十二经之血脉，用汁一升，以为之主，而令完神聚气之百合为佐，是补百脉，而通其气，以辅一宗也。中病勿更服，恐地黄甘寒之性，过伤阳气也。大便如漆，所以验中病之法，盖液短者，则地黄之汁，渗走百脉，故大便无所见，大便如漆，则百脉不受地黄而自下，故知中病也，时解谓瘀血行下，未是。

六　百合病一月不解，变成渴者，百合洗方主之。

百合洗方

百合一升

上一味，以水一斗，渍一宿，洗身，洗已，食煮饼，勿以盐豉也。

百合病为宗气涣散之症，气散，则阴液与之俱散而为汗者，理也。况一月不解之久，其变成渴也宜矣。以百合之收摄真气者，渍水以洗之，则外散之气内抱，而阴液得全，渴将自止矣。麦形象心，为少阴之谷，性能聚液，故可作煮饼为食也。盐能令器津泄，非洗毛窍以收津气者之所宜，故戒食盐也。豉为养阴之味，盐豉且戒，况其他乎？

七　百合病渴不瘥者，栝蒌牡蛎散主之。

栝蒌牡蛎散

栝蒌　牡蛎熬，等分

上为细末，米饮服方寸匕，日三服。

不瘥，承上文而言，用百合洗方，而渴仍不解之谓。洗之而渴不瘥，是中焦之营阴涣散，不能上供喉舌，而阳独亢之应。牡蛎静藏水底，有收摄真壬之象，栝蒌滋阴清热，且根性上蔓，是又升其清润于廉泉舌本者，加之服以米饮，则引入胃中，而胃液立起，其主之也，不亦宜乎？

八　百合病变成热者，百合滑石散主之。

百合滑石散

百合一两　滑石三两

上为散，饮服方寸匕，日三服，当微利者止服，热则除。

膀胱之化机不运，则阳热由小肠而上浮胸膈，故上条见渴症。又从胸膈而外浮于表分，故此条见热症也。滑石分理阴阳，为中下二焦清利之品，配百合以收摄其气，则水道下泄，而阳热自除矣。微利即止服，阴虚不得过以分消伤津液也。

首条言本症曰欲饮食，或有羡时，或有不用，是百合病原无渴症；又曰如热无热，是百合病原无热症，则前条之渴，此条之热，俱因一月不解变出，故两日变成也。

九　百合病见于阴者，以阳法救之；见于阳者，以阴法救之；见阳攻阴，复发其汗，此为逆；见阴攻阳，乃复下之，此亦为逆。

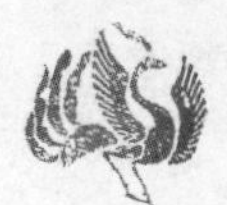

见于阴，谓百合病之成于下后者。盖下后，则真阴损伤，而真阳涣散，阳法救之，即滑石代赭及百合洗方之类。其意在敛气归宗，故曰阳法也。见于阳，谓百合病之成于汗吐后者，盖汗吐后，则阳液损伤，而阴气涣散，阴法救之，即百合知母及栝蒌牡蛎之类。其意在添精润脉，故曰阴法也。反此则逆，总见百合病之始终不可汗下，况用吐乎？

李氏旧注，以阳亢阴盛，解见阴见阳，大谬。盖阳亢之谓，犹于变渴变热二条，影射得去，至阴盛一边，试问本篇诸条治法，将何所指乎？皆以不知百合一病，尽因伤损阴阳二液，以致或阴或阳为之，懒散浮荡故也。

狐惑

一　狐惑之为病，状如伤寒，默默欲眠，目不得闭，起卧不安，蚀于喉为惑，蚀于阴为狐，不欲饮食，恶闻食臭，其面目乍赤乍黑乍白，蚀于上部则声喝，甘草泻心汤主之。

甘草泻心汤

甘草四两　人参三两　半夏半升　黄芩三两　黄连一两　干姜三两　大枣十二枚

上七味，以水一斗，煮取六升，去滓，再煎，温服一升，日三服（以日三服计之，则再煎下，当有取三升三字）。

此虚邪阴火，逼伤胃中真阳，而为上浮下陷之症也。狐性善疑，惑，炫惑也，言或眠或起，或上或下，或前或后，令病者自疑，医者炫惑之义。状如伤寒，指头疼发热而言；默默欲眠者，胃中真阳，为虚邪阴火所伤，不能自振，而有遁伏少阴之象；故下文不欲饮食、恶闻食臭二症，

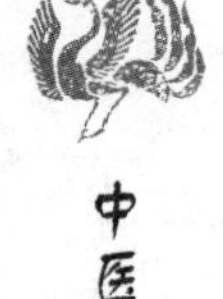

同一根蒂也。目不得闭、卧起不安者，虚热上冲，而阳气又有虽疲而不能自伏之势也。蚀者，非真有虫食之义，谓阴热败物，有湿朽霉烂之象，如虫之蚀物者然也。盖虚邪阴火之气，由中焦而上冲，则历胃脘及肺，而喉嗓为结聚之处，下陷则历小肠至膀胱，或由大肠，而前后二阴为结聚之处，故皆为蚀也。面目为神气之所会，火升，则烘然而赤；阳伏，则黧然以黑；气陷，则夭然以白。邪热有升降，气机有起伏故也。喝者，声出自闭，如吆喝之状，盖所以自禁其上冲之气耳，上部，凡喉舌牙花皆是。主甘草泻心汤者，甘草甘能守中，重用之以为君，则干姜之温，在胃阳，人参之补在中气，半夏降上逆，芩连清标热，则中焦之真阳复，而虚邪阴火自熄矣。或曰：阳与火似为同类，今曰虚邪阴火，逼伤真阳，敢问其所以异？且既曰火，而复用辛热之干姜，何也？答曰：真阳者，体温用醇，不焦不杀，三春太和之气也。虚邪阴火者，不特与真阳不同，亦与实邪阳火有辨，阳火有根有焰，生于木而死于水，故天地之酷热，可以风散，可以雨解；阴火无起无止，生于水而伏于金，故雷电之火光，阴雨则见，晴明则藏。干姜辛温，辛为金之味，辛温，又为晴之象，此古圣人本先天庚金伏丙火之理，以定方也，于干姜又何疑焉？

二　蚀于下部，则咽干，苦参汤洗之。

苦参汤

苦参一斤

上以水一斗，煎取七升，去滓，熏洗，日三。

下部，凡前阴及腿缝皆是。阴火毒于下，则阳液干于

上，以少阴上系咽喉故也，夫阴热朽烂，皆属气血弛纵所致。苦参，味苦气寒，苦以坚之，寒以敛之耳。

三　蚀于肛者，雄黄散熏之。

雄黄散

雄黄一两

上一味，为末，筒瓦二枚，合之，烧向肛熏之。

雄黄气重，能排邪而引正，加之火烧烟性，又能驱秽燥湿故也。二条俱承首节诸症，及面目之或赤或黑或白而言。

四　病者脉数无热，微烦，默默但欲卧，汗出，初得之三四日，目赤如鸠眼，七八日，目四眦黑，若能食者，脓已成也，赤豆当归汤主之（汤字当作散字）。

赤豆当归散

赤小豆三升，浸，令芽出，曝干　当归十两

上二味，杵为散，浆水服方寸匕，日三服。

此阴火之结于下焦血分者。营行脉中，血热而短，故脉数；气不病，故无热也；胸中液短者必烦，然因无表热，故虽烦而亦微也；默默欲卧，少阴受热之应，下焦阴血中结热，故移其热于少阴耳；汗出者，血得热而蒸其液于外，犹之地得热而潮其湿于上也。肝之为脏，开窍于目，肝统血，故血热者，目赤如鸠，赤为火之色，黑为烬之气。初得之为初炎之火，故赤；七八日四眦黑者，火亢甚，而呈烟煤之象也。下焦血热而短，血热甚，则上移其热于胃，血短甚，又借资津液于胃，故善饥杀谷而能食也。夫以血

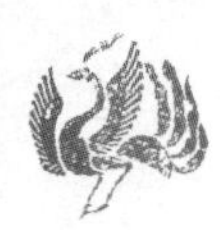

热血短之故，以致善能杀谷而食，岂非气壅血败而成脓，何以见此抽吸胃精之症耶？故知之。赤小豆味甘，脐黑而色正红，甘则解毒，脐黑则走下焦阴分，色正红则其入血可知，加之浸令芽出，芽性上锐而走气分，与补血之当归相配，明系欲其真走下焦之血分，既补其血，并解其毒，且使之上锐而行，提其血中之结气。服以浆水者，浆水味酸性寒，酸则取其入肝，寒则取其解热也。下卷十六篇下血而在大肠之近处者，亦主此汤，则其从下焦而补之、升之、清之、散之之义，可并见矣。

五　阳毒之为病，面赤，斑斑如锦纹，咽喉痛，吐脓血，五日可治，七日不可治，升麻鳖甲汤主之。

升麻鳖甲汤

升麻二两　鳖甲手指大一片，炙　当归一两　甘草二两　雄黄半两，研　蜀椒炒，去汗，一两

上六味，以水四升，煮取一升，顿服之，老小再服，取汗。

此阴火之郁于上焦气分，而残暴其血中之清阳者。气分属阳而受毒，故曰阳毒[①]，与俗称阳火亢热之毒不涉。阳气受阴火之毒，不能载血流行，面为诸阳之合，故独赤，斑斑如锦纹，气病而不与血相入之象也。咽喉为清气上出之道，气从阴火之化，故痛。气伤则脓，气伤而血亦与之俱伤者，故吐脓亦吐血也。五日可治，五日以内尚可治；

① 阳毒：为感受疫毒，内蕴咽喉，侵入血分的病症，阳毒因热壅於上，以面赤斑斑如锦纹、咽喉痛、吐脓血为主要症状。另有一种为阴毒，乃邪阻经脉，以面目青、身痛如被杖、咽喉痛为主要症状，病情均属危重。

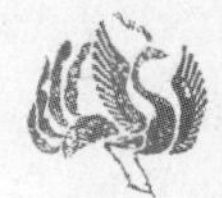

七日不可治，谓七日以外则不可治矣；见急宜治之，迟则必死，警惕之词也。盖此及下文二条，系邪火销烁真水之症，五日以内，为五行之生数，生而未成，则邪火尚易扑灭，故可治。七为火之成数，燎原之势，便不可向迩[①]矣，况七日以外乎？故不可治也。所谓五日可治，而主升麻鳖甲汤者，妙哉！仲景，直是梵天帝主，高视九天九地之下，而秋毫不遗者也。夫此症原为阴邪之火，郁于上焦气分，而残暴其血中之清阳，故用鳖甲为主，以鳖为水族介虫，得金水之正，后天之水能制火，先天之丙伏于庚，合先后天而两治阴邪之火，焉有不服者哉？且鳖性属阴，而其甲属天象，是为阴中之阳，与补血之当归相合，则峻补残暴之阴，而尤能行血中之气矣。雄黄、蜀椒，俱属味辛气重之品，味辛则能制伏阴火，气重则又能专引鳖甲、当归，而入于气分矣，且雄黄之气重于散，而不使阴火之毒，内郁于气机；蜀椒之气重于敛，而不使阴火之毒，上炎于喉咽。然后以甘缓守中之甘草，兜托诸药之性，高理于上焦。以轻浮疏泄之升麻，薄引阴火之邪，分散于玄窍。顿服者，取其力并也，老小再服，非老人小儿另行作服，盖一升分作再服之义，旧注谬甚。

六　阴毒之为病，面目青，身痛如被杖，咽喉痛，五日可治，七日不可治，升麻鳖甲汤去雄黄蜀椒主之。

以阴火之郁于上焦营分，而残暴其血中之清阳者，营血属阴而受毒，故曰阴毒，与伤寒阴邪中脏之毒不涉。营血受阴火之毒，色不上华，故面青；又肝藏血，而开窍于

① 迩（ěr）：距离近。

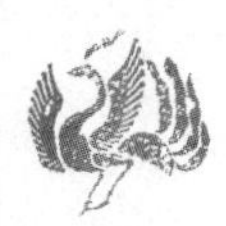

目，营血伤于阴热，而肝气外应，故目亦青也；营行脉中，营血热而脉络之气不舒，故身痛如被杖也；膻中为阳腑而多热，其别络，则内通心主之血，而外络咽喉，阴火逼营阴，而膻中更热，故上逆于咽喉而刺痛也；五日以内可治，七日以外不可治，以阴火之毒如宦官宫妾，其阴狠忍酷，不问中气中血，俱不得因循养祸以待毙也。即主本汤而独去雄黄蜀椒者，以阴火热邪，其中伤血分而耗血，与中伤气分而耗血颇同，故只消去其气分之使药，而已足矣。旧注牵扯疫热阴寒，以释阴阳二毒，略无是处。

疟病脉症治第四

一　师曰：疟脉自弦，弦数者多热，弦迟者多寒。弦小紧者，下之差；弦迟者，可温之；弦紧者，可发汗、针灸也；浮大者，可吐之。弦数者，风发也，以饮食消息止之。

李氏旧注曰：疟者，虐也。寒热暴侵，有虐政之象，或曰疟、谑也。寒去热休，与平人无殊，其病有如戏谑之状故名疟。考之《内经》，皆由风寒暑湿之邪，客于太阳背部及督脉诸穴中，而发此为病者也。其症先寒后热者居多，盖因阳气逐邪，而内并于阴，则阳分外虚，而阴内盛，阳虚阴盛，其寒栗也宜矣。至于阳窘而极，则怒将奋发，此剥极必复之道[1]，且以卫外虚而吸之，则阳气引阴，而复并

① 剥极必复之道：剥，即山地剥卦，复，即地雷复卦，此言阴阳盛衰往复的规律。

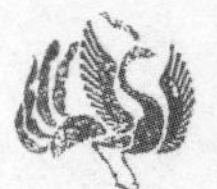

于外。阴虚阳实，阳实故热，阴虚故渴也。阳者，正气也，正起则邪伏，故热反而疟渐解矣。此先寒后热，及热而后解之理也，疟邪尝格阳而顺阴，人身阳气，日则行为卫而在外，夜则伏于脏而在内，太阳背部，及督脉诸穴者，阳气出入之所经也。阳与邪抟，邪胜则寒，阳胜则热，热则阳已过邪所据之地，而热遂解。然气机之流行有常度，而疟邪之占据无挪移，故明日至此则又作，而时刻不爽者，此也。若邪气已离背部及督脉，而其头则内薄五脏，尾尚横连募原[①]，募原者，内为五脏通卫气之冲，而外为背部督脉行阳之驿。夫诸脏属阴而行迟，且道远气深，故其微阳，尝以两周而始，得从募原以与卫气相值，是卫气如天行之速，一日一周，脏气如月与日之行迟，而以月会岁会之道也。然脏气既出而与卫会，则邪亦随之而与卫阳相抟矣，故间日又作，凡此皆疟之大概也。阳气削弱，其脉则弦，又少阳之主脉亦弦，病疟之人，受邪而不能推出，阳气既已削弱，况少阳系三阳之枢，为卫气起伏升降之路，是卫与邪相角于少阳之部，而寒热渴呕之诸症见焉，故疟脉自弦也。热势躁急，故弦数之脉多热，寒气委顿，故弦迟之脉多寒，二句是主，以下文十一句，俱从此而抽出言之也。小即细脉，有敛束之象；紧即弦脉之急者，言弦而细且急之脉，是敛束其饮食而至有急切之状，如脾约里急之义，此足阳明太阴饮食积于中焦，悍气不能充周则寒，精气不

---

① 募原：又称“膜原”，泛指膈膜或肠胃之外的脂膜。《素问·疟论》：“由邪气内薄于五脏，横连募原也。”王冰注“膜，谓膈间之膜；原，谓鬲肓之原”。吴又可《温疫论》指出：“邪自口鼻而入，则其所客，内不在脏腑，外不在经络，舍于伏膂之内，去表不远，附近于胃，乃表里之分界，是为半表半里。……凡邪在经为表，在胃为里，今邪在募原着，正当经、胃交关之所，故为半表半里。”

能滋息则热，下之则积滞去而精悍贯通，故瘥也。此承“弦数多热”句来，犹云弦数而小紧之谓，盖弦而不数，虽小紧不可下故也。弦为脉体不充，迟为动机不续，俱阳虚之应。阳虚，则气内并而寒，外并而热，或但寒而无热，如五条之症者，温之而阳气自满，使有升降之冲和，而无起伏之偏弊，故可愈。此足少阴及三焦之疟，温之而大气一转，其病乃散也。二句承“弦迟多寒”，本文自明弦紧四句，凡两段，又双顶弦数、弦迟而兼言之也，盖谓弦数而紧者，紧为寒诊，数为热应，是本因感寒而标则化热，故寒热迭见，而且先寒后热者，从标本之性也。夫祛寒固宜发汗，祛寒之化热者，尤宜发汗，故曰“可发汗”。如邪在太阳阳明之经，日久不传，针之既夺其传路，复泻其余邪，如伤寒三阳经之例，故并亦可针也。至若弦迟而紧者，紧为寒邪凝敛，迟为真阳衰息，弦又为卫气削弱之诊，是三阳部竭，而寒邪中之，不能依脏腑经络之阳以化热，即经所谓牝疟①、寒疟之类。灸之者，以外火暖其真阳，如伤寒三阴经之例，故曰可灸也。但言灸而不言药者，以上文有用温之法，故仅言灸以互之耳。脉浮，为邪欲上涌，脉浮而大，为邪欲外泄，弦数而浮大，以吐能散气，故可吐之以解其热；弦迟而浮大，以吐能提气，故可吐之以去其寒也。弦数为热，热则风生，故不曰中风，而曰风发者，盖指风从内热而生之谓，风邪发乎肝胆，而其

① 牝疟：病名。疟疾之多寒者，因阳虚阴盛，多感阴湿所致。”《三因极一病证方论·疟叙论》：“病者寒多，不热，但惨戚振栗，病以时作，此以阳虚阴盛，多感阴湿，阳不能制阴，名曰牝疟。”《四圣心源》曰：“其寒多而热少者，是谓牝疟。以其阴盛阳虚，卫郁不能透发，故寒多热少。”

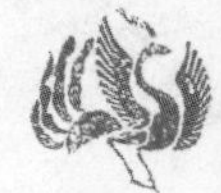

气善逆，故寒热交作而疟矣。饮食消息，如积饮而为湿热者，其消息必渴，可去其热饮以止之，积食而为湿热者，其消息必能食而不大便，可去其实热以止之也。

二 病疟，以月一日发，当以十五日愈，设不瘥，当月尽解，如其不瘥，当云何？师曰：此结为癥瘕，名曰疟母，急治之，宜鳖甲煎丸。

鳖甲煎丸

鳖甲一十分，炙　柴胡六分　人参一分　半夏一分　黄芩三分　桂枝三分　芍药五分　干姜三分　阿胶三分，炙　丹皮五分，去心　桃仁二分　厚朴三分　赤硝十五分　葶苈一分，熬　瞿麦二分　大黄二分　乌扇三分，烧　蜣螂六分，熬　蜂窠四分，炙　紫葳三分　鼠妇三分，熬　䗪虫五分，熬　石韦三分，去毛

鼠妇色如莺背白足，俗呼为湿屎虫，北地坑席下长有之，盖亦走隙缝之阴类也，䗪虫北方未见，浙江阴湿灰土中最多，大者径寸，栗壳色，形如壁虱而大，亦缝络中之阴虫类也。

上二十三味，为末，取煅灶下灰一斗，清酒一斛五斗，浸灰，俟酒尽一半，着鳖甲于中，煮令泛烂如胶漆，绞取汁，纳诸药，煎为丸，如梧子大，空心服七丸，日三服。

清酒一斛五斗，犹云以五斗斛一斛之谓。

此谓疟邪之在下焦血分者也。病疟之人，假如以月之初一日发，月之初一，为逐渐生明之候，是其邪在阳分也，至十五则将生魄而属阴矣，阳分之病气，满而将移，则阴分之平气，更而用事，此二十四气中之一气为病，气尽则邪无所凭。而所承之治气，又格而驱之，故当愈。设此期

不瘥，则又以疟为阴邪，月属阴象，故疟邪尝依月之明晦，以为聚散，且十二经与月，各有所属，此月既尽，则次经之治气代之，故当月尽解，是十五日愈者，则云一经中之气分为病，月尽解者，则云一经中之阴阳俱病。如其再不瘥，当云此邪在何地乎？癥者，征也，如往迹未化，而可征验之象；瘕者，瑕也，如美玉未纯，而有瑕疵之象。夫疟邪中人，不离气血，气血胜，则流行无滞，譬诸风之飘叶，水之流花，终归乌有，而风与水无着也；若其人气血不胜，则疟邪沉于下焦阴分，寒热交煎，则大肠之络血，及肠外肝肾所管之孙络血，有为邪所结，而无流行之妙，比之大化中有未化之迹，纯粹中有未纯之疵，故曰结为癥瘕。疟之所以自愈者，以血气流行，而能托邪外出。故曰，今血与邪相结而为癥瘕，不特不能外托，而且有卵翼之义，故曰疟母。是疟母者，本身下焦孙络中之死血为之也，夫疟为外邪，外邪内薄，以气血为之关隘，故阳疟不逾阴分，经疟不传他经，而有十五月尽自愈之例。疟之母为内邪，内邪外薄，则本身败血之气，与疟并行为祟，复何气候经络之限乎？故虽月尽不瘥也。治之或缓，则死血老而坚不可破，疟将与死俱休矣，故宜急治之，但细按鳖甲煎丸，连灶灰清酒，凡二十五味，为《伤寒》、《金匮》中第一大方，品类既繁，冷热复夥，致使庸陋者望而畏却，间或有以知味自居，称赏诠释，亦止大口嚼江瑶柱，而于仲景制方之精意，无有是处也。不知其妙想入微，以为血结癥瘕一症，合男妇凡三处，而攻去癥瘕诸法，合前后凡两路。其间攻血者，非理气则偏，故辅之以辛温。攻血者，非补血则弊，故佐之以滋润。然后兼以治疟之例，则疟之母去，

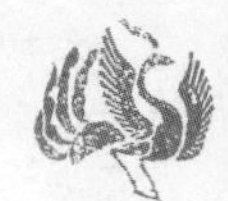

而疟自无所容矣。至其用药，纵横错杂中，却条分缕析，而眼光处处不离下焦血分，真如鸿门剑色，人第惊其掣电翻虹，而不知其微芒注意俱在沛公也。何谓血结癥瘕合男妇凡三处乎？一则大肠之络血是也，大肠为多血之腑，疟邪烧之，则干热下结，干则从络而吸血，热则从络而伤血，吸而伤之，其结在络，故以性喜推粪，而善走大肠之蜣螂为主，而以咸寒破血结之赤硝佐之，则其用意在大肠之旁络可见矣。一则肝肾孙络中之幽隐血是也，肝肾属阴脏，孙络为细窍，幽隐之血在隙缝中，疟邪以寒热结之，则其血先泣而终败，故以湿土中善藏善穴之阴类，而又能续筋活血之䗪虫（䗪虫一名灰鳖，一名土鳖，儿童戏断其腹，能复完合，拳棍家以为跌扑秘药）为主，而以形则扁生，功则消瘀之乌扇（乌扇即蝴蝶花叶，以其形似故名，其叶从中扁开，故有扁竹花之名。仲景用之以走缝络宜矣），根行石缝，性复通利之石韦佐之，则其用意在阴窍及扁缝中，又可见矣。此二者，男子与妇人之所同也，其一则妇人之子宫及血室之血是也。子宫清窈，非受胎则血室之血不注，而但有朝会之候，疟邪乘之，则血得邪热而滞结，故以多管多子而形似子宫血室之蜂窠为主，而以聂聂潜行，性能动血之鼠妇佐之，则其用意在系胞等处，更可见矣。何谓攻去癥瘕，合前后凡两路乎？除桃仁动血破血，为两路公药之外，其用逐瘀之大黄者，则直从肠中而下血于后阴，此一路也。其用利窍之瞿麦，佐以削坚瘦结之葶苈者，则旁从血管而下血于前阴，此又一路也（血管细小，恐结血成块而不能下，故佐葶苈以瘦削之，妙甚细甚。下血结于前阴，惟女子则可，以男子之前阴无血路故也。读此则知

从来女子之因癥瘕而死于血枯经闭者，良可惜也。或问：既云肝肾孙络中之血，男妇相同，又云男子前阴无血路，则其血当从何道去之？答曰：仍从大便去。伤寒少厥二阴之结血，俱主桃核承气，其例不可类推乎）。然后以下走之芍药，监行阳之桂枝、丹皮，而并入阴分，所谓理气以攻血，领养阴之阿胶、紫葳，而深滋其津液，所谓补血以治结者是也。至于攻击下焦之药，其性阴翳，反而上乘，必生䐜胀[1]，济之以开痞之干姜、厚朴，又所以防其渐而已。以上六队，凡十八味，俱治疟之母，而未及于疟，疟之寒热呕渴，必由少阳，故但以少阳之例，用小柴轻轻引之，则疟邪自散矣。小柴汤论见伤寒注。独去甘草者，以邪在下焦，欲其从下以升发，故于甘浮者无取焉。鳖甲滋阴，配以咸温之灶灰，盖取咸能润下，温能破结之义，煮以清酒者，既用其善行，复用其滋润也，以鳖甲煎包裹诸药而为丸。运穷工极巧之迹，降为甘露和风，其潜滋默化之妙，能令穷泉之枯槁，乘春而复动矣。所结之癥瘕，宁有不散者哉？

三　师曰：阴气孤绝，阳气独发，则热而少气烦冤，手足热而欲呕，名曰瘅疟。若但热不寒者，邪气内藏于心，外舍分肉之间，令人销烁肌肉。

凡五邪中人，阳气御其寒，阴气御其热者，常也。若阳不足以御寒，而阴外乘之，则恶寒。阴不足以御热，而阳下从之，则发热。然恶寒，则阳气作势而热胜寒，发热，则阴得主令而正胜热，是阴阳相抱之妙也。若其人平

① 䐜胀（chēn zhàng）：胸膈胀满。

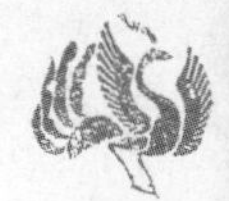

素阴气原自孤绝，及疟邪中之，阳气与邪独发，而无阴以济之，则一发便热，且胸中正气，为亢热所伤，比之三伏晴干，田禾之生意，有垂头卷叶之象，故不足以息而少气也。心有所亏，气有屈者，冤之义也。今阳伸阴缩，火长水短，皆内亏里屈之象，故殊觉干烦而如有所冤抑矣。手足，指手心足心而言，盖劳宫、涌泉，为手足少阴之经穴，热则阴气孤绝之征。欲呕者，火性上炎，阳气独发之症也，名曰瘅疟①。瘅者，单也，热也，阳气单病而独热之谓。与《内经》之所谓瘅疟同义，但其症不因邪而因人。人身阴液一虚，不论风寒暑湿之邪中之，俱能从其有余之气而化热，热邪相抟，而阴气不足以济之，则瘅疟成矣。然就下文若但热不寒观之，则瘅疟多先热而后寒者，盖阳气自盛，既不逐邪而内并，且无阴气出而夹呈于阳分，故不先寒而先热。至于气盛则满，满则必衰，此盈虚自然之道，故热后生寒者，病瘅疟者所必至之势也。况《内经》所论温疟，以为阴虚而阳盛，阳盛则热，热衰则气复返入而寒。夫瘅疟之名，就人身之阴虚言之，温疟之名，就天时之化气言之，其实则一也。不寒，指热之前后而言，承上文阴气孤绝，阳气独发，而见种种等候之瘅疟。若是既不先寒而热，复不热后生寒，是但热不寒矣。夫瘅疟与温疟复有辨，以五脏各能藏邪，肝肾固多逆寒，

---

① 瘅疟：疟疾之一，临床以但热不寒为主症，又名温疟、暑疟、瘅热、阳明瘅热。《素问·疟论》：“但热而不寒者，阴气先绝，阳气独发，则少气烦冤，手足热而欲呕，名曰瘅疟。”又：“瘅疟者，肺素有热，气盛于身，厥逆上冲，中气实而不外泄，因有所用力，腠理开，风寒舍于皮肤之内、分肉之间而发，发则阳气盛，阳气盛而不衰则病矣；其气不及于阴，故但热而不寒，气内藏于心，而外舍于分肉之间，令人消烁肌肉，故命曰瘅疟。”

而脾肺主气，气起则热，而伏则寒，惟心为阳脏而属火，热后不寒，是火熄尚有余热之象，故知邪气之内藏于心也。又疟之作也，不外乎出三阳之舍，太阳则寒热并见，少阳则寒热往来，惟阳明不恶寒而恶热，分肉为阳明之部，故知邪气之舍于阳明分肉间也。津液不足御邪热，而以肌肉当之，则其如销烁也宜矣。

四　温疟者，其脉如平，身无寒，但热，骨节疼烦，时呕，白虎加桂枝汤主之。

白虎加桂枝汤方

石膏一斤　知母六两　甘草二两，炙　粳米六合　桂枝三两，去皮

上五味，以水一斗，煮米熟，汤成，去滓，温服一升，日三服。

此申言上文但热不寒之病脉症治也，温疟，上条所谓瘅疟，而先热后寒者即是。阴虚阳盛之人，冬中风寒诸邪，深藏骨髓，至春，则其气感而化温；至夏，则其气感而化热。此盖铜山外崩，钟声遥应，木华于春，栗芽于室之理。因时序之变，而邪亦随之，故有牡疟、温疟等名，其实皆阴虚阳盛之瘅疟也。温疟之热邪，在阳气中两火不相照曜，且比之大暑大热之天象，其暑热之气，在太虚而不可见，非若清冷阴寒之化，有云物风雾之可凭也。故其脉，除当发时数大之外，未发及发后之脉，如平人也。身无寒，但热者，亦兼热之前后而言，骨节为人身之坎泽，阴液之所注也，邪热客而鼓之，故疼。津液供之不给，故疼而且烦也。阳无阴以自伏，而时时有上炎上冲之势，故呕。主白

虎加桂枝汤者，前条不曰舍于分肉之间乎？分肉属阳明，故以辛凉而走胃之石膏为主，使浮缓之甘草以托之，佐以甘温而善补胃液之粳米，以滋胃中之阴，然后凭润肺之知母，徐徐上引之，则白虎本汤，是凉雨如酥而润槁，加桂枝，是秋风扫热以除烦，至其所谓邪气内藏于心一半，则合下条蜀漆散以治之。另有奥义，仲景之心法，真于渊微莫测之中，却又一丝不紊者矣。

五　疟多寒者，名曰牝疟，蜀漆散主之。

蜀漆散

蜀漆洗，去腥　云母烧二日夜　龙骨各等分

上三味，杵为散，未发时，以浆水服半钱匕，温疟加蜀漆半分，临发时，服一钱匕。

寒时长而热时短，寒多于热，故曰多寒，非但寒不热之谓也。按《内经》寒疟论，夏伤于暑，汗出而腠理开发，因遇凄怆之小寒，藏于腠理皮肤之中，秋伤于风，而益其寒，则病成矣。夫寒者，阴邪也，风者，阳邪也，先伤于寒，而后伤于风，故先寒后热。愚谓寒里风表，是寒主而风客，故且寒多于热矣。《金匮》之名牝疟，即经所谓寒疟者是也，俗解硬将多寒多字抹杀，而以但寒无热为牝疟，谬矣！盖疟邪未有不见热者，特有热多热少之异耳。况牝牡雌雄，禽兽之阴阳，犹人之曰男女也，诚如所言，因牝疟之名，便谓有寒无热，则将谓女人身中，全无阳气温热也，得乎？主蜀漆散者，其意以为心气出而御夏，肺气出而御秋，此五脏与四时，各以类应之道也。今夏伤于暑，是心阳为热邪所伤，秋伤于风，是肺气又为风邪所伤，心

阳肺气，两伤于上，故不能推散风寒，而致寒多热少之牝疟也。其治例只消将命门中之阳气，升而上之，使其气匀满于心肺之间，则大气一转，其邪乃散，故以云母、龙骨，体质沉重之石类，将蜀漆监至下焦，使之温温，上通下吸而已，足矣。盖云母之性，遇阴晦，则吐气生云而善升；遇晴明，则吸气归云而善摄。烧至二日夜，是以火力夺晴明之造化，讵不用其善吐而升阴晦之云，特取其善吸以摄风寒之气者乎。龙骨，前人俱误认为龙蛇之蜕，其实乃龙脉之石骨，所以通山川之灵道者，用以入药，为手少阴心主，敛神聚气之专品焉。蜀漆，东垣称其上补心气，有飞针走线之功，盖言其神速也。明明先以沉重石类，坠下蜀漆，然后俟龙骨、蜀漆本天亲上之性，从下焦升发其阳神以充心部，所以治其多寒之标也。俟云母本地亲下之性，从上焦吸取其阴邪以归于虚，所以治其牝疟之本也。各用等分者，使势均力敌，不相牵制，可以各行其性也。未发先服者，乘风寒之阴翳未起，而使阳光升满膈中，逼阴邪于下，俾云母之就近吸之者，尤易易也。至于温疟亦主此散，特加蜀漆半分，直是壶天胜境，恍惚间另是一番世界。吾不知仲景当日，从何得此妙用耶。盖温疟之邪气，内藏于心，服白虎加桂汤，以治其分肉之所舍，而未及其所藏也，故以飞走心经之蜀漆，用至折半而为君，龙骨之入手少阴，原属本性，又得蜀漆之兼力以趋之，则其入心，更与之同速矣。夫蜀漆、龙骨，同心合德，以奉心主，则云母亦因之而上浮，于是云母则倒吸阴精以上滋，龙骨则通提肾气以相济，而所谓阴气孤绝，阳气独发者，可得其平矣。然后蜀漆以飞走之性，散其所藏，则少气烦冤之诸症

亦解。一汤一散，合表里而两治之，则瘅疟中之但热不寒，而名温疟者，宁有不冰释者哉？临发时服，以发则所藏尽出，而去之无所留遗故也。

中风历节病脉证治第五

一　夫风之为病，当半身不遂，或但臂不遂者，此为痹，脉微而数，中风使然。

本经之中风，与伤寒论中之中风，其不同者有二：以《伤寒论》之所谓中风者，单是冬月之寒风，故其遗暑湿燥火，而独入伤寒者此也，寒风两袭经络，而交争于营卫，故立见发热等之表症；此则三时之风，以其不兼寒气故，但觉营血微烦，而卫气不密，因循时日，而不即发者，一也。又伤寒所言之风寒，单是外邪，故外邪一散，了无余事，本经所言者，又是三时之风，平素袭人，风气通于肝，因而外邪与肝脏之虚相结，及上焦之阳一虚，不拘经络腑脏，随其虚处，而肝以阴脏之气，变动生风，且挟外邪而暴中之，如二条之症矣。是比伤寒所言之风，多一肝脏之虚邪，二也。知此二者，则《伤寒》、《金匮》其中风之名同症异，并迟速微甚之机，俱洞彻矣。此阳虚之人，外风中入经络，而营卫痿顿，未经勾结脏邪，而为中风之轻症者也，盖谓人身肢体，惟是卫阳外密，营阴内主，故得乾健坤顺之用，而轻便灵动者此也。若阳气原虚，外风中入，则风邪持阳而耗阴，阳气受持，则失其健用而软弛，阴液

渐耗，则失其顺正而硬强，此不遂之所由致也。但风属阳邪而善走，不拘或左或右，中则从巅至末，而半边之身（半身谓半边非半截也）俱不遂者，势也。若或但见一臂不遂，则是痹着之病，另见痹门，不可误认为阳邪善走之风因矣。下文又言不遂之脉以证之。夫风性疏洞而善汗，且属阳热之邪，善汗，则汗泄而卫阳益虚，故脉微。阳热，则液伤而营阴自短，故脉微而且数也。言半身不遂之症，诊其脉又微数，则确为中风使然，而非痹病无疑矣。微数，就营阴卫阳而言，则知脉亦指寸口为是，与下文二条三条同一诊法。然则主桂枝汤以散风，加人参、附子，以补其微，加当归、阿胶，以滋其数，或不失仲景之意乎？

二　寸口脉浮而紧，紧则为寒，浮则为虚，寒虚相抟，邪在皮肤。浮者血虚，络脉空虚，贼邪不泻，或左或右，邪气反缓，正气即急，正气引邪，㖞僻不遂。邪在于络，肌肤不仁；邪在于经，即重不胜；邪入于腑，即不识人；邪入于脏，舌即难言，口吐涎。

此平时外风中入，而与肝脏之虚邪相结，于是皮肤经络腑脏，各随虚处，而外鼓上浮以暴中之者也。上条是未经勾结脏邪之风，故直曰风之为病，又曰中风使然。此则已经内通肝气，变动而出，故但曰邪而已矣。脉之寸口，在表，应皮肤经络；在上，应头目口鼻；在内，则腑应膻中，脏应心肺者也。今其脉举之得浮，按之而紧，紧则寒气凝敛之象，浮则阴血空虚之象，寒虚两相抟于寸口，以寸口之在表者断之，则先是皮肤之大血空虚而见浮，肝木之阴邪外鼓而见紧，故知邪在皮肤也。此时若主桂枝汤以

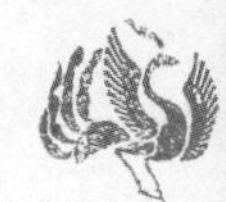

走皮肤，外加补血之当归，以平其浮，加祛寒之附子、麻黄，以缓其紧，则贼邪犹可泻也。夫浮者，分肉之大血虚也，大血既虚，则托于皮肤中之络脉，其营血之虚更可知，彼皮肤猝暴之邪，如同流贼，经久不泻，则乘虚而贯入络脉，于是从络而或左或右，各随所注而上头目。邪胜，则正不能束邪，故受病一边，反觉宽缓；正不胜，则邪反乘正，故不受邪一边，便觉紧急，邪满正亏，常相侵犯，如正气之引邪以自就者然。则口鼻反向不受病一边而㖞僻[①]，且莫能自主而不遂矣。邪在于络四句，又补言浮者血虚一段，以申明首条当半身不遂之意。盖谓血虚而络虚者，不特一㖞僻已也，或左则左俱病，或右则右俱病，小络少血，而以气通肌肉者，故受邪则捍格而气不通，此不仁所由见也。大经少气，而以血养筋骨者，故受邪则迟谩而血不周，此重而不胜所由见也。盖善行数变之风邪，病则半身不遂，有必至之势者，此耳。下文入腑入脏两段，又从浮紧之脉，推展而言其重症也。夫即寸口而诊其内，左手之腑属膻中，膻中如政府，为心君出入之灵道。浮则心气上虚，紧则寒敛而神明内闭，故邪入其腑，即不识人，右寸之脏属肺，肺金主声音，系灵机出纳之橐籥[②]。浮则肺气内虚，紧则寒切而管簧劲急，故邪入其脏，舌即难言，且此脏主游溢精汁之权，浮则有升无降，浮而紧，为寒液上泛之象，故口吐涎。左寸不言心而独言其腑者，以入心则死，无症可言

---

① 㖞僻：指口眼歪斜，肢体不能随意运动的症状。多由于风痰阻于经络所致，受邪的一侧，因络脉之气痹阻塞，呈松弛状态；健侧气血运行如常，肌张力较高。缓者为急者所牵引，故歪向健侧，类似颜面神经麻痹、中风后遗症一类疾患。

② 橐籥（tuó yuè）：古代鼓风吹火用的器具，此喻肺主气，司呼吸，调节气机的功能。

故也。门人问曰：中风为脏邪，各因虚处，而外鼓上浮以中之者，既闻其义矣？夫入脏入腑之症，并见皮肤经络等候，是从下焦而上入腑脏，因而由腑脏之胸分，溢出于经络皮肤之表，其理可以神会。每见皮肤经络之症，识人能言，则腑脏之未病，凿凿可据，若谓上从太阳之胸分而外出者，则膻中及肺，一脏一腑，皆丽胸中，邪既从此经过，则腑脏安得不病，而独皮肤经络乎？既不从胸分而外出，敢问何由而中于表，竟与腑脏不涉耶？答曰：太阳管皮肤经络，固矣，其阳明等五经之气，各另开门而自出其经络，以附于太阳之表，此盖由本脏之经，而出之太阳者也。

三　寸口脉迟而缓，迟则为寒，缓则为虚。营缓则为亡血，卫缓则为中风。邪气中经，则身痒而瘾疹；心气不足，邪气入中，则胸满而短气。

迟，就至数之不及四五至而言（阳盛以五为平，阳不盛以四为平故合四五至而概论耳）；缓，就体状之懈弛松宽而言。阳气微，而鼓动之机不能贯珠连续则迟，故曰迟则为寒。精悍衰，而不能充满脉体则缓，故曰缓则为虚也。夫寸口之外应者，则主营卫经络，今其部位见缓，若系中取之而在营分，则精血衰而不能充于脉中，故为松宽不急之象，则知缓为亡血所致矣，此句是客。若系浮取之而在卫分，则是悍气衰而不能令于脉外，故为懈弛不挺之象，则知缓为中风所致矣，此句是主。以下文，单言气而不言血故也，营卫属经表，是邪已中其经矣。于是经气自虚之因，则经大气小，而串动如虫行皮中，故身痒。中风之因，风为阳邪而善化热，则伤其络血，而发为忽起忽

落，半含半露之瘾疹[1]矣。又寸口之上应者，则主心肺胸膈，今其部见缓，则是心肺夹空之气不足，以致风邪入于其中，胸中为真气氤氲之位，邪气乘之，则相犯而不容，故满。又胸中为息道游溢之乡，邪气实之，则机滞而艰涩，故短气也，此承首节。而言阳虚之人，外风中入经络，而为未经勾结脏邪之症也。但细按本篇前后，共论九条，计方二道，除下文等六条，俱论历节外，而论中风者，止此三条。又除第一条及第三条，言单中外风之外，其言兼中脏邪者，仅有第二一条，且后文两方，俱确系历节治例，而中风一门，并无方药，残缺无疑，嗟乎！照妖之宝镜失圆，垂世之鼎彝[2]折足，真令人饮恨无穷也。海内藏仲景全书之古本，或原文具在，或论条方治，有坊本所遗失而未经载刻者，倘能赐教示知，以广鄙陋，是有望于博雅之君子焉。

四　寸口脉沉而弱，沉即主骨，弱即主筋，沉即为肾，弱即为肝。汗出入水中，如水伤心。历节黄汗出，故曰历节。

寸口，当指左心右肺而言，右寸之脉属肺，肺主气而配天，天者，高远之象也，故其脉常浮，今反浮为沉，是肺气下郁之应。又肺肾为子母，肾藏精而主骨，肺脉下沉，是肺以金母之气，而下伏于肾子之骨间矣，故曰沉即主骨，沉即为肾也；左寸之脉属心，心主血而应夏，夏

---

① 瘾疹：是以异常瘙痒、皮肤出现成块、成片状风团为主症的疾病，因其时隐时起，遇风易发，故名“瘾疹”，又称为“风疹块”“荨麻疹”。本病急性者短期发作后多可痊愈，慢性者常反复发作，缠绵难愈。

② 鼎彝：古代祭器，上面多刻着表彰有功人物的文字。

者，开张之象也，故其脉常来盛去衰。今反盛为弱，是心血内滞之应，又心肝为子母，心脉内弱，是心以火子之液，而内结于木母之筋脉矣，故曰弱即主筋，弱即为肝也。夫诸筋皆属于节，节者，神气游行出入之所。又阳气者，柔则养筋，今神气内郁下伏，不能游行出入以养筋，其故何也？惟是夏月及用力而汗出，则心肺之气血，正在发扬，若乘此入水，则水寒之气，束肺抑心而下结，内伏于筋骨之节缝，故历节①黄汗②出者，郁水寒而成湿，郁气血而生热，湿热交并于历节之外故也，此言历节之成于寒湿者。

五　趺阳脉浮而滑，滑则谷气实，浮则汗自出。

此即汗自出之脉，而概言受病之因。不提历节者，以汗自出之人，有成中风，如本篇之一条三条症者，有成风湿，如湿门之五条八条症者，不止一历节，而历节亦在其中，故但言其脉症，以为受病之地而已，盖谓汗出入水，其病历节。固如上条所云矣，但凡汗多之脉，便宜自防，不但不得入水，并亦不可被风也。倘若趺阳之胃脉，浮而且滑，滑为津液完聚之象，滑见于胃，则胃中水谷所化之气自实可知，浮为在表，滑从浮断，则其津液不输他脏别腑，而上蒸外泄以为表汗，又可知也。夫胃中之津液自实而不输脏腑，则筋骨内失所养，加之汗出，则卫气必衰，

---

① 历节：以关节红肿、剧烈疼痛、不能屈伸为特点，多由肝肾不足而感受风寒湿邪，入侵关节，积久化热，气血郁滞所致。因其主要病变为关节剧痛，发展很快，又称为“白虎历节”。如因寒湿偏胜，则以关节剧痛不可屈伸为主证，类于急性风湿性关节炎、类风湿性关节炎、痛风等疾患。

② 黄汗：因汗出入水，水热互郁于肌表，所致身肿、发热、汗出色黄如柏汁的病症。

而风邪易犯，此与劳汗当风，及汗出入水，同具受病之地，虽中风、风湿、历节等候，未辨所成，然皆不可不防微杜渐者也。按李氏旧注云：前节汗出，则腠理开而受风，入水则寒气胜而透骨，故湿流关节。历节而痛，是外因也；此节趺阳脉浮滑，胃中水谷湿热之气，蒸发于外，以致汗出受风，亦历节而痛，是内因也。汗即是湿，汗出受风，是亦风湿相抟之症，全注中如此等议论，不可多得。但按本经第一篇，仲景以从内出外者为外因，从外入内者为内因，李君倒置言之，未免从俗而失本经之旨，当分别观之。

六　少阴脉浮而弱，弱则血不足，浮则为风，风血相抟，即疼痛如掣。

少阴，指尺部而言，谓足少阴肾经也。浮脉，即瞥瞥[①]如羹上肥之谓，盖少阴浮而有力，则当浮出表分，不合见筋骨之历节痛故也。弱，如弱水不能载羽之象。掣痛，即掣肘之义，谓痛如把持而不得屈伸也。足少阴肾脏，其所主在骨，其经脉则由本脏出脊，下行足内臁之后侧，而终于涌泉，且是经气尝不足，而血尝有余者也。其脉，如石投水中，泛泛而悠扬下沉者为正，今其脉如羹汤上之油珠，瞥瞥然而上浮，及少按之，则如弱水之不能载羽而又见弱，夫脉之所以不弱者，以气能载脉，而血能载气故也。则气不足以载脉而弱，谓非血不足以载气之所致乎？且弱从浮见，则知弱非脏中之精不足，而为本脏经脉中之血不足无疑矣。风为阳邪，尝欲入洞，故浮，且浮从

① 瞥瞥：形容闪烁不定，飘忽浮动。

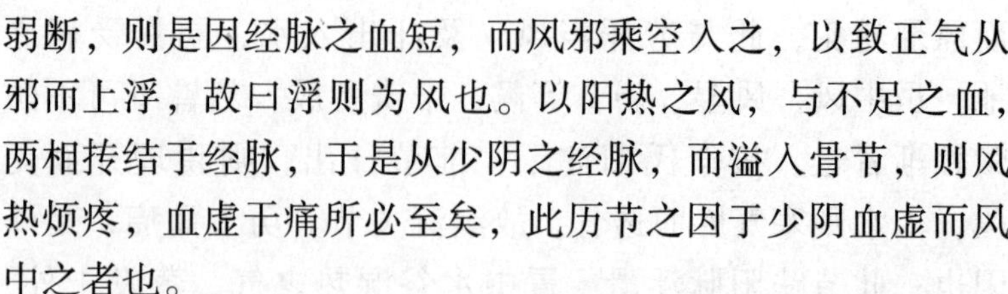
弱断，则是因经脉之血短，而风邪乘空入之，以致正气从邪而上浮，故曰浮则为风也。以阳热之风，与不足之血，两相抟结于经脉，于是从少阴之经脉，而溢入骨节，则风热烦疼，血虚干痛所必至矣，此历节之因于少阴血虚而风中之者也。

七　盛人脉涩小，短气，自汗出，历节疼，不可屈伸，此皆饮酒汗出当风所致。

盛人，兼肢体魁梧，肌肉丰厚而言。盛人，当阴阳两足为合，乃其脉涩小，涩则血虚，小则气弱，是脉不充形矣。且验其外症，呼吸孱而短气，则与脉小之气弱相应，自汗出而液伤，则与脉涩之血虚相应，合之历节疼而不可屈伸，则因疑可以生悟矣。夫现是盛人，则脉症不该虚弱，现病虚弱，则其人不合尚盛，是知为饮酒汗出当风所致之暴病矣。盖盛人原是烦热，加以浮热之酒性，两热相灼，则蒸出脾胃心肺之液而汗出，汗出则血伤，故脉乍涩，又汗出则气泄，故脉乍小，且汗出而气血两虚，故当风而风得以袭之，而成历节耳。暴病于盛人尚无所损，盛人非饮酒安能暴病。仲景之诊法，何细密至此哉！

八　诸肢节疼痛，身体尪羸，脚肿如脱，头眩，短气，温温欲吐，桂枝芍药知母汤主之。

桂枝芍药知母汤

桂枝四两　芍药三两　知母四两　防风四两　麻黄二两　附子二两，炮　白术五两　甘草二两　生姜五两

上九味，以水七升，煮取二升，温服七合，日三服。

此总承上文四五六七诸条，而言其症治，故不曰历

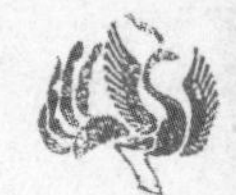

节，而曰诸肢节疼者，犹云寒湿、风湿、中风，诸样肢节疼痛之谓。尪羸[①]，肌肉瘦削也。六经之用，经络外走，骨节内通，然后使水中之壬上升，火中之丁下降。骨节病风湿，则阳液不升，故身体尪羸；阳气不降，故脚肿如脱也。风淫巅疾，故头眩；湿淫气滞，故短气。温温欲吐者，风湿交持，而阳明中土，有化雾上腾之象。主桂枝芍药知母汤者，真功极穷泉，用周天表者之所经营而得者也。夫四条之汗出入水，是水寒抑其汗而成湿，以入骨节者，五条之胃实自汗，虽不言湿，而于言外见自汗者为风所袭，必将郁其汗而成种种之症者。七条之酒汗当风，是风邪蔽其汗而成湿，以入骨节者，则历节之候，除六条血虚而单中风之外，余皆湿因。以肾为水脏而主骨与湿相招，故直入其所主之骨节，则治例当注意在肾家矣。但肾中阴阳自足，则虽中风湿，势必外推于自汗，下推于小便，而令其邪自去，何得安然遗于骨节，而成历节等候乎？则肾气之衰弱，已凿凿可据，虚则补其母，离桂枝芍药知母汤，将谁任乎？知母色白，而味淡气薄，色白应西金，气味淡薄，则轻清应在天之象，故为肺家第一专药，此救肺之白虎汤用知母，补肺之百合知母汤用知母，又其确证也。以辛温之桂枝，与之平配，则桂枝因知母而直入肺家，是以桂枝之辛，挑动肺气，而以其温通和肺神也。又恐辛甘之性，从上发汗，而不下入肾经之骨缝，故又佐以酸敛之芍药，少少下引之，而使辛咸温热之附子，一直接入肾脏，然后君以燥湿之白术，散湿之生姜，臣以甘缓

① 尪羸（wāng léi）：瘦弱，亦指瘦弱之人。

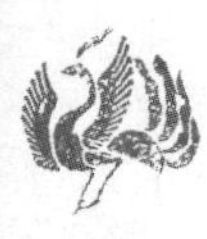

之甘草，使培骨节之土气，总交于发越之麻黄，又从筋骨间，而徐徐透为微汗也。殿之以防风者，防风能密卫气，恐风湿去，而复为风所袭耳。然则以附子为入肾之向导，以白术、生姜、甘草为除湿之中军，以麻黄为班师之首领，以防风为留镇之善后，以桂枝、芍药、知母，原为后军之督率，而不意便中，却收去风之奇捷矣，神哉，方也！六条之少阴血虚，单中风而成历节者，虽无郁汗之湿，其肾气之虚，与中风之宜从汗解俱同。以鄙意拟之，于本方去除湿之白术、生姜，换补肝血之当归，补肾血之生地，则易一主将，而全军俱变矣。故其曰主之者，是以此方为主，原与人以神明进退之用，而与他处之曰宜某汤者，其文例不同也。

九　味酸则伤筋，筋伤则缓，名曰泄；咸则伤骨，骨伤则痿，名曰枯；枯泄相抟，名曰断泄。营气不通，卫不独行，营卫俱微，三焦无所御，四属断绝，身体羸瘦，独足肿大，黄汗出，胫冷。假令发热，便为历节也。病历节，不可屈伸，疼痛，乌头汤主之。

乌头汤

川乌五枚，㕮咀，以蜜二升，煎取一升，即出乌头　麻黄三两　黄芪三两　芍药三两　甘草二两，炙

上五味，㕮咀四味，以水三升，煎取一升，去滓，内蜜煎中，更煎之，服七合。不知，尽服之。

五行各具阴阳，如甲乙壬癸等类，而其性情好恶，常相反而不相同者。以阳生则阴死，阴生则阳死故也。比如甲木生于亥，乙即死于亥；乙木生于午，甲即死于午；壬

水生于申，癸即死于申；癸水生于卯，壬即死于卯之类。夫肝为木脏，木中甲阳而乙阴，甲主阳神，外流其余气以应筋，故性喜调畅。而《内经》以辛补之，以酸泻之者是也，乙主阴象，内固其形脏以应肝，故性喜敛束，而《金匮》以酸补之者是也。然甲生则乙死，过辛而伤其形脏之肝；乙生则甲死，过酸而伤其余气之筋矣。盖酸则敛肝之阴血者，并敛其养筋之阳气，筋失阳健之用，故缓。名之曰泄者，肝血不与筋俱，而其气亦渐散泄也。肾为水脏，水中壬阳而癸阴，壬主阳神，外流其余气以应骨，故性喜镇静，而《内经》以甘补之，以咸泻之者是也。癸主阴象，内固其形脏以应肾，故性喜降润，而《金匮》以咸补之者是也。然壬生则癸死，过甘而伤其形脏之肾；癸生则壬死，过咸而伤其余气之骨矣。盖咸则抑肾之阴精者，并抑其强骨之阳气，骨失阳健之用，故痿。名之曰枯者，肾精不与骨俱，而其气亦渐枯槁也。骨之阳病而枯，筋之阳病而泄，两相抟结，则是肝肾断其所养。而筋骨之气渐泄，名曰断泄，不亦宜乎？以上言肝肾筋骨之自为病也。经络之营气，虽化于胃中之水谷，然实与肝肾之精血相贯通者也。肝肾病断泄，则营气以不通而渐微，其胃中所化之悍气，又乘营阴而出为外卫者，营气既微，则卫不能独行而自盛，故营卫俱微矣。此言肝肾病于内，因而营卫亦病于外也。御，如执御之义，上焦胸中之阳，中焦胃分之阳，下焦命门之阳，皆以精血为车，而御之以周行者也。肝肾之精血，内敛下伏，则三焦之气，无所乘驾，而渐冷之意，亦在言外矣。此言肝肾病于下，因而胸中胃分，亦病于上矣。四属，即指上下内外也，承上文而言酸收咸降，使精血内敛下伏，

以致肝肾之阳，内病下病，于是营卫外微，三焦上弱，而上下内外之四属，俱捍格而有断绝之势矣。经络之营卫俱微，故身体羸瘦，肝肾之精血，为酸咸之味所敛伏，故独足肿大，黄汗出也。阴气自伏，则阳气自微，故胫冷，即上文筋缓骨痿[①]之理也。假令发热，则是阳气不独行，而郁于筋骨之缝，其为历节无疑。此言历节之外症，以证其四属断绝之意。主乌头汤者，以通阳透节之乌头为主，而用蜜熬以为煎者，取其留连胃中，以为内通外达之地，然后以甘缓之甘草，破芍药之酸敛，而特令其引乌头之阳气，内入筋骨，以实表之黄芪监麻黄之发越，而特令其引乌头之阳气，外行营卫，将肝肾之伏阳一起，则蒸其精血，而与三焦营卫，复得交通矣。至其纯用辛甘之味，不特辛以破酸，甘以救咸，且病机发于补阴而贼阳，故方意专于升火以运水也。

血痹虚劳病脉证治第六

一　问曰：血痹从何得之？师曰：夫尊荣人，骨弱，肌肤盛，重困疲劳，汗出卧，不时动摇，加被微风，遂得之。但以脉自微涩，在寸口关上小紧，宜针引阳气，令脉和，紧去则愈。

---

① 骨痿：《素问·痿论》，属痿证之一，症见腰背酸软，难于直立，下肢痿弱无力，面色暗黑，牙齿干枯等。多由大热灼伤阴液，或长期过劳，肾精亏损，肾火亢盛等，使骨枯而髓减所致。

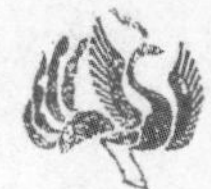

皮肤及经络中之血，凝而不流者为血痹[1]。痹者，卑也，着也。正气卑弱，而血液有沉着之象，故曰痹。仲景设为问答，而言尊贵荣显之人，养厚而欲多，欲多则精耗髓空，故其骨软弱。养厚，则气热薄浮，故肌肤丰盛。骨弱，则不能内强；肌肤盛，则不胜外任，皆不堪疲劳之应。若困于鞅掌[2]，及房室等事，疲其筋骨，劳其形体，则烦热而其气益浮，故汗出而倦卧也宜矣。然精虚气浮，因疲劳而致烦汗者，其虚阳未及安插，而诸节烦疼，不能安卧，故不时动摇者，常也。动摇则生微风，谓不乘汗出之空，而被之也得乎？夫所以行血者气也，今风邪所被之处，则其气遗血而内缩，血以不得气导而欲凝，遂得此血痹之病矣。以上言初得之因也。微者，阳衰气弱之应；涩者，血流迟缓之应。人身精悍之气，充满流行，则血液随之而轮转无滞，脉自微涩，则其阳气之鼓动，原自浅软，因而阴血之流行亦自迟慢也，此句言其脉之大概。风伤卫气，则脉以缓应，风伤营血则脉以紧应，以气得风而夺其流行之性故缓，血得风而燥其湿润之性故紧也。小紧，即弦脉之细而微急者，弦脉属木，于邪为风，又弦而细小，为阳衰之诊。夫寸应表而关应里，今从寸口至关之上，则不表不里而正应营分，于营分而得风贼阳微之脉，则其血之痹可必也。以上二句，犹云但看六部大概，本脉原自微而阳虚，因之涩而血慢之人，又加寸口至关以上，弦而小紧者，便是风贼阳微，而为初得血痹之候也。针法，以毫

---

① 血痹：邪入血分而成的痹症。由气血虚弱，当风睡卧，或因劳汗出，风邪乘虚侵入，使血气闭阻不通所致。

② 鞅掌：谓职事纷扰烦忙。

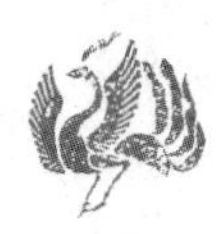

针作三刺入穴，候一二呼，或三四呼，则本经真阳之气以护穴而裹针，使针尖坚重而不可转，然后从紧处缓缓推运，则针之引阳，如袅丝卷线而至穴下，故曰针引阳气。然阳者正气也，正复，则风邪自散，而所痹之血，仍从气而俱行矣。故曰脉和紧去则愈。然则针之而脉未和，紧未去者，其亦下条黄芪桂枝加生姜去甘草互词耶。此言初得之治法，一则以所痹之血未老，故引本身之阳气，迎而导之，而其痹复通，且此条重寸口关上四字，以寸口关上，为在上在表之应。在上，应肩背肘臂，在表，应经络皮肤，其痹浅，故可用针以引其气耳，经穴不能备载，另详铜人图注。

二　血痹，阴阳俱微，寸口关上微，尺中小紧，外症身体不仁，如风痹状，黄芪桂枝五物汤主之。

黄芪桂枝五物汤

黄芪　桂枝　芍药各三两　生姜六两　大枣十二枚

上五味，以水六升，煮取二升，温服七合，日三服。

血痹二字，具上条尊荣人八句在内。盖谓痹症之已成者，故直谓之曰血痹。阴阳，指关之前后而言，微者，上文微涩之互词也，犹言六部之脉，大概俱是微涩，而寸口关上尤微，则其精悍之不充可见，独寸尺中，仍从微处，兼见小紧，小紧为痹脉，尺中小紧，则为在里在下，而其痹当应胸腹腿足矣。身体不仁，详别见。风痹与血痹，邪同而受伤则有辨，盖风邪伤气，气因辟邪，挟血而缩入者为风痹；风邪伤气，气因辟邪，遗血自缩者为血痹，是血痹之为病。委人民父老退避三舍而去之之象。风痹之为病，

让空邠[①]以与狄人[②]之义也，如风痹状。但指不仁一症而言，故外症十字当作一句读，以血痹较风痹多掣痛故也。主本汤者，盖因此症，原属气虚血谩，风邪被之，正气自卑，而血液凝着之所致。则补气为第一义，祛风为第二义，行血为第三义，故以补气之黄芪，加于祛风之桂枝汤内，而行阳活血，各得其妙矣，倍辛温之生姜者，所以行黄芪之性，而使虚阳收恢复之功也。桂枝汤内，独去甘草者，以小紧见尺中，痹在抱阴之胸腹，及下部之腿足，故不欲使甘缓者浮之中上也。不啜热粥，如桂枝汤之服法者，原以气虚血滞而致痹，恐因汗而反泄其气血故也。

三　夫男子平人，脉大为劳，极虚亦为劳。

平人，指无故者而言，如伤暑、酒后及疾行等类，俱能使一时之脉浮大，是其人不平，故脉亦以不平见也。若其人平平无故，而脉以大见者，则知其为劳也。盖肾为强力之官，所以藏精而化气者也。精满之人，用力，则精能鼓气于饱满而外施；不用力，则精又能摄气于虚无而内伏，故虽劳，而不觉其为劳也。若精衰气馁，勉强任劳，既不能鼓以充之，复不能摄以伏之，则神浮气张，而脉大矣，此句是就其脉之外面上面而言。极虚句，又推开脉大，另就脉之里面底面而言，犹云平人浮取而大，沉取而虚，固是劳脉。若平人浮之虽不见大，单是沉之而脉见极虚者，亦是劳脉。盖既为无故之平人，安得极虚至此？是必先因勉力任劳，将在里在下之微阳虚气，尽情外骛，而中无所

---

① 邠（bīn）：古代诸侯国名。周后稷的曾孙公刘由邰迁居于此，在今陕西省彬县。与狄人相对，意指有文采的人。

② 狄人：古时中国北方少数民族，中原诸夏对北方一些部落与国家的称呼。

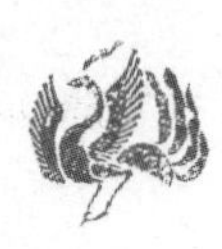

有之象故也。然同一劳，而其脉有浮大极虚之别者，因凡人表里之气，断不停匀，表气较密，则劳而无汗，故烦热之劳气郁冒在外，而脉见浮大，若表气更虚，则一劳便汗，里气有一往不停之势，故在表，不以浮大见，而在里，单见极虚矣。自此至后文十七条，俱从首条重困疲劳句，而言其变脉变症也。盖谓劳汗被风，则风邪滞血而为血痹，其不被微风而自成劳症，则又有种种之候云尔。

门人问曰：谨按《伤寒论》，惟经前经后，热入血室，另立妇人之条，余俱男妇同论，即《金匮》全经，除妊娠、产后、杂病三门，专论妇人外，余亦通论男女之条也，独虚劳卷中，自三条、四条、五条、及七条、十条，俱以男子冠之，夫冠以男子者，是与妇人女子无与之义也。且六条曰阴寒，精自出，八条曰阴头寒，九条曰失精，十三条曰亡血失精，十四条曰梦失精，则其无男子字样者，而所论者亦属男子也。虽九条曰女子梦交，十三条曰妇人则半产漏下，正惟提出女子妇人二症，而其余俱论男子益可见矣。将以谓劳，仅男子之病也，则今之妇人女子之病劳，而且死于劳者，何多耶？若谓同禀天地之阴阳，父母之精血而生之者，其病机当无所区别矣，仲景何独忍于妇人女子之劳且死而单论男子乎？答曰：渊乎哉，问也！此阴阳之奥府，轩岐之玄窍，仲景独于仰观俯察中得之。而著为金科玉律之文，后之君子，虽东垣、丹溪辈，犹未之或知，况其他乎？子姑坐而语汝，夫立极于阴，而其用在阳者，天之道也；立极于阳，而其用在阴者，地之道也。男子得天之化，故立极于肝肾，而以心肺为用，心肺者，神气之所托也。根蒂之阴，虚于下，而不能纵送，则神气之阳馁于上，强力而用之，凡曰支、曰持、

曰鼓、曰努者，皆气也。气不胜，则名为劳，是劳之为病，其机虽伏于肝肾，而病实成于上焦气分者也。妇人得地之化，故立极于心肺，而以肝肾为用。肝肾者，血液之所注也，根蒂之阳，空于上而不能提携，则血液之阴泻于下，不禁而用之，凡曰崩、曰带、曰漏、曰淋者，皆血也。血不继，则名为枯，是枯之为病，其机虽发于心肺，而病实成于下焦血分者也。然则劳为男子之气病，枯为女子之血病，其初症各不相蒙，故言劳而每冠以男子者此也。至于枯之为病，发于心肺之不能上提，而阴血下脱，久则又以阴脱之故，而阳气益虚，则下阴之浊质上乘，而见烦热上气，痰涎喘咳等候。始与男子之劳症颇同，劳之为病，发于肝肾之不能下固，而阳气上空，久则又以阳空之故，而阴精愈脱，则残阳之虚气下陷，而见亡血、失精、盗汗、清谷[1]等候，始与女子之枯症颇同（是女子以烦热上气、痰涎、喘咳之似劳者为死候，男子以亡血、失精、盗汗、清谷之似枯者为死候可见矣）。故论男子之劳，而兼曰女子梦交及妇人则半产漏下者此也。且子亦知妇人女子之所以无劳，并其病且死者，似劳而实非劳之故乎。夫劳以气言，妇人女子，本坤地之顺承，其气常主静而不用，故虽多欲而无房室之劳者，一也。不观青楼中人之有望者乎？日易一夫而无宁夜，经数十年而未闻有劳且死者，可证矣。又妇人女子无用气之任，如所谓支、持、鼓、努以伤其气者，二也。即山乡穷谷，亦有操井臼[2]之劳者，然其心思愚朴，肺气完固，则又不能为劳所病

---

① 清谷：即下利清谷，泻下的粪便如清水，伴有未消化的食物残渣，无粪臭味的症状。

② 井臼：汲水舂米，泛指操持家务。

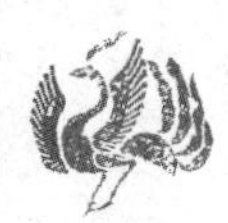

矣，此妇人女子所以无劳之道也。然则子之误认为劳而致成枯症者何因乎？推原其要，皆责之手少阴而分之，则有顺逆两境，逆境二因，曰灰悔、曰嗔怒；顺境二因，曰媿妮、曰不夫，二者，皆仓公所谓欲男子而不可得之类也。夫先富后贫，先贵后贱，以至事去莫追，此生难挽诸境，男子犹不能堪，况胸期逼窄之女子乎？于是神息则如火之渐灰，气卑则如心之抱悔，神气日削，而不能上提，则下泄之诸症见矣。若夫妇姑反唇，黄紫竞色，伯姊多乖，良人不德，齿上锋芒，眉头戈戟，情理外持，懊恼内积，伏嗔噎怒，木郁成火，马刀悬瘿[①]，腋下乳左，坚肿切痛，此犹外苦，怒鼓嗔横，气不中聚，阳上晕眩，阴下流注，阴阳决离，良工之所莫愈者也。至于顺境二因，其机皆发于男女，但淫火之由来，有内外之别。从内出者，并无见闻感触，因肾精充足而自奋，壬水之气上交，而心中丁火始有洋溢飞走之象，是阳道阴庭，先已动跳于下，而淫心后觉者，比之冬至之管灰吹动，而渐蒸为大地阳春之义也。从外入者，心肾本自空寂，因耳目见闻，入通心主，君火之爱慕热于上，则由心系之络肾者，如邮传马递，而交通命门。命门者，相火也，君相合德，则雷令风行而下颁，男之阳道，女之阴庭，以火气吹之，而动且跳矣。是所谓外入者，先自上而下者也。仙家以外入者，谓之种莳[②]药苗，内出者，谓之天然药苗，其逆则成丹。另有奥义不论外，而顺则成人之道。男女一交，则火

① 马刀悬瘿：瘰疬之又名也。其中有疮作核，如杏核，大小不一，结核生于腋下，形状如蛤蜊者，名马刀，生于颈旁者名侠（悬）瘿，二者常相联系，或称为瘰疬，相当于现代医学由结核杆菌所致的淋巴结核和非典型分枝杆菌所致的颈淋巴结炎。

② 莳（shì）：栽种、种植。

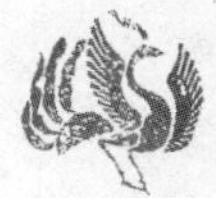

从水去，气逐精消，譬诸天地媾而云行雨施，则热烦湿燥之郁气顿解，而清宁各得其所矣。若夫白昼清虚，绿窗深窈，风流夫婿，撩鬓画眉，轻薄郎君，簪花勾面。甚至镜前搂抱，衣底扪摩，在男子以为一时之调笑，而不知受之者早心洋神荡，而飞驰外入之淫机矣。夫君相之火，交煽于两肾间而无所事，则其火既不能下泄，复不能上回，而横流于带脉，带脉得火气之吹嘘而作胀，故初症则两腰沉坠而疼痛，且如欲大小便之状而不得，继则化为白淫而下注者，真气推而送之也。然而一波未平，一波复起，初以心气乍动，而肾精乍泄，久则心气虚于上，而肾精之带下者成路矣。推而广之，同床御妾，明火焚妻，隔被调妻，暗刀刃妾，而于天命何尤哉？此媲妮之流毒如是也。若乃火胜血热，气薄精稀，其人好淫而易泄，好淫，则多无端而勾引其生春，易泄，则每有合而抛捐于中路，此致蕙死兰枯，较之媲妮者为尤速，谓之不夫，不亦宜乎！凡此二因，比之天气下施，地气上应，云稠阴重，雨脚正悬，尔乃天气忽收，地气不摄，淫光烛空，虹环青紫，燠[1]热塞气，潮湿欲流，民物躁扰，脏腑乌能堪此乎？况带淋之所注者，阴血之变相也，血泄则气衰，故月事不以时下，旧血不去，新血不生，其不成枯症而死也得乎？夫仓公所谓欲男子而不可得者，是言无夫而生内出之因，不知有夫无事之媲妮，及有夫有事之不夫者，其外入之因理同，而病机则一，故曰皆其类也。门人曰：妇人女子，无劳症而但有枯症，且其所以致枯之因。千古未闻，夫子发此精凿之奥，请记之注后，以与男子之劳症相为发明，

① 燠（yù）：热。

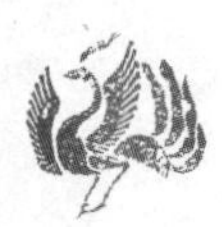

余不能违，故并附于此。

四　男子面色薄者，主渴及亡血，卒喘，悸，脉浮者，里虚也。

此言劳之根源，先由于阴虚之故，一句言色，二三四句言症，五六句言脉，皆一意也。盖谓面者，脏腑精华之所聚，而其色者，阴阳气血之所荣也，但气为外充，血为内衬，如以素缟而裹朱紫之状，殊觉蕴藏之无尽者，此气血深厚之善色也。若面色单薄者，在女子，因其血室有盈虚消长之妙，故不在例内。若男子，则自少至壮，俱以阴血为根蒂，而无所盛衰者，今面色单薄，是但有气而血不足以衬之之象也。夫色薄既为血虚，而血虚之不足以自润者，必借资于外水，故知其主渴也。男子之血不当虚，而面色以血虚见，故知其必从或吐或衄而亡血也，渴与亡血，是就色薄句推出。喘悸，又就亡血句推出，盖吐衄而亡血者，皆因心肺间之宗气虚馁，而下焦之气上冲，故血亦随冲气而出上窍耳。冲气上突，故知其卒喘，宗气上虚，故知其卒悸也。诊其脉，若以浮见，则确为里虚，而与色症相符矣。夫浮为浮出在外，而中无蕴藏之象，是先因上焦之气空，而致亡血。今又以亡血之故，而血虚于里也，若非上服桂枝龙牡及建中等汤，以填宗气，下服泻心汤，及肾气丸等方，以救阴血，其能免于成劳而死乎！细按此条病机之初起处，原发根于宗气上空，因而喘悸亡血，以致作渴而色薄，是当责在上焦之阳虚，而愚谓此言劳之根源，先由于阴虚者何也？盖仲景之意，以为宗上虚，原非重症，凡惊骇忧思，以及大吐，俱能使心肺间一时神损气削而病此，倘填以桂枝龙牡及建中等汤，则实上

以御下，复何冲气下发，而致吐衄以亡血乎？惟是血既亡去，则气无根蒂而气益虚，气虚而不胜任，此正劳之所由作也。是宗气上空为轻症，失治而致亡血为重症故也。色薄脉浮，两头是言诊法，中间三症，是从色脉之诊处，而逆推其病情，故曰主，主字，直贯三句，犹言主渴，主亡血，主喘悸之谓。

五　男子脉虚沉弦，无寒热，短气，里急，小便不利，面色白，时目瞑，兼衄，少腹满，此为劳使之然。

人身上下二焦，具有太极之象。上焦之阳气具白象，而心脏之血，阳中之阴极也，下焦之阴精具黑象，而肾脏之气，阴中之阳极也，黑白不相为用，而其所以牵引控制者，惟是两极互胎，而相为消长于其际耳。比如男子以肾精为根蒂，肾主水而色黑，肾精充足，则癸黑充腴，而其中壬白之阳极，积厚流光，由肝木之上升，而化为丙丁盛大之气，轻便健立，施应无穷，复何病劳之有？若精衰极涉，则心肺间之宗气，遂致短浅亏空，此树木之根株不植，而枝叶自萎之理也。将一身之肢体，犹或不能自支，而况被之以劳乎？此病劳之所由作也。但劳之为病，其症多端，而其道路，不外乎四者：盖劳则残阳馁气，反浮张于在上在外，而作烦热，以致咽干喉痛者，一也。劳则中气内虚，不能鼓努传送，因而大便艰难，小水不利，且两便下停，而逆气上乘胸中之空，遂致痰喘咳逆，吐血衄血等候者，二也。又劳则心气上虚，欲得肾气以自实者，势也。肾虚不能从肝而顺生，睡则由肺而逆责以吸之，夫心火之见肾水，为夫之象，心火之见肺金，为妻之象，因而梦接鬼交，

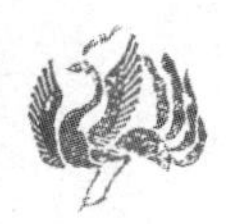

每致遗泄者，三也。且劳则上焦之天气，失包裹提挈[①]之权，而精汁虚脱，更因泄注下空，而上中二焦衰薄之气，乘机下陷，而为失气洞利者，四也。悉此四者，则自本条及后文十四条，其序症立方，针锋逼对之精意，昭如日月矣。脉虚就微按而言，上面犹有一浮字在，于下沉弦字，便可见矣。夫虚脉为阴精内耗，弦脉为阳气外削之诊，今浮虚，是上焦之阳气，空于无阴，沉弦，是下焦之阴精，馁于生阳，可知也。别以男子者，以妇人女子之浮虚沉弦，为行经及经后之脉，则血虚于上，而气削于下者。平脉，非病脉故也，但此浮虚、沉弦之脉，又与少阳受风邪而下逆，以致心下悸，而腹痛者相同，然系少阳，当往来寒热矣，而今又无此，则其非少阳之邪可必矣。然则其所以短气者，上虚逆动，而吸气不能深入也。里急，如有大便而不得，有小便而不利者，中气虚而不能鼓努传送也。面色白者，精血虚于内，而气薄于诸阳之会也。时目瞑者，气机之根蒂内疲，而神光时欲掩伏也。所以兼衄者，二便浮停而不下通，则冲气上逆，而逼经血于巅顶也。少腹满者，即里急小便不利之义，而知关元、气海之转运无权矣。谓非房劳而下伤元精，上伤宗气之所致乎，故曰劳使之然也。

六　劳之为病，其脉浮大，手足烦，春夏剧，秋冬瘥，阴寒，精自出，酸削不能行。

此前条注中，所谓因劳而残阳馁气，反浮张于在上在外而作烦热者也。浮为无底，大为无里，其脉浮大，皆阴虚而微阳浮越之诊也。手足，指手心足心而言，以手足之

① 提挈（tí qiè）：提携，牵扶。

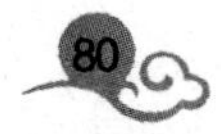

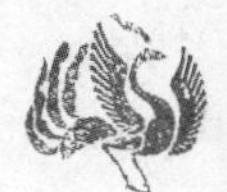

心，为心肾之内应故也，烦则阴精虚耗，不能胜劳热之自焚耳。春夏为天地生发之时，精竭者，根株不足应枝叶之分荣，故剧。秋冬为万物归藏之候，气劳者，力役今始沐余闲之暂息，故瘥也。阴者，指男子之前阴而言，前阴为宗筋，阳气之根蒂也，劳则阳浮而不下贯，故阴寒。又劳则气张而不下提，故无事而精脱自出矣。夫足胫为肾之府，而所以强立健行者，以精气充之之故也，今阴寒，则阳气不下通而削弱可知。精自出，则髓不内实而酸软又可知，既酸且削，其不能行也可必矣。

七　男子脉浮弱而涩，为无子，精气清冷。

夫人之所以有子者，分阴阳有余之化，而盛满流行以种之者也。浮，为阴不能固，弱，为阳不能充，加之以涩，涩脉体短神散而机滞，故为无子之诊。所以然者，因浮主阴虚，阴虚则精清而不厚，弱主阳虚，阳虚则气冷而不温，又涩，则射精过气，常不及子宫故也。此条因病房劳者，其精清而无醇厚之生气，故推广言之，而并及天生之精冷者，非论劳之正文也。盖病劳者竟能有子，但殇[①]于痘者十之七，殇于痞者十之三，有子与无子同耳，惟天生精冷之人，形如被宫刑而色青夭，脉果浮弱而涩，则真无子者也。余诊视三十年中，试之屡矣。冠以男子者，因妇人女子浮弱而涩，为行经后三四日之善脉，正宜子之诊故也。盖经后三四日，其少火生气之势，初还于上，故浮，旧血去，而新血未复，故弱而涩也。

八　夫失精家[②]，少腹弦急，阴头寒，目眩，发落，脉

① 殇（shāng）：与死亡、悲伤有关。
② 家：指夙病而言，犹风家、淋家、疮家、衄家之义。

极虚芤迟，为清谷、亡血、失精。

人身之阴阳，尝相须以为用，阴为阳之根蒂，阳为阴之主令，阴虚则阳失根蒂而上衰，阳虚则阴无主令而下脱。精血者阴也，亡血失精，则阴伤而气馁，气馁不胜则劳矣，故劳之为症虽多，而其大概不越乎四种，曰房室劳，曰想劳，曰动作劳，曰失血劳而已，房室劳者，用药御女，或腾挪勒马，经久不泄，宗气劳热，汗淋胸背，已而元精下丧，则上气又因下泄而益卑，是精与气之标本两伤矣。以妄为常而不知节，则精日损而气日削，此一节赶成，又名女劳色劳者，十居其半焉。想劳者，目有所见，心有所思，魂荡神飏，一往不返，甚至叫真真于画上，幻见容颜，拟燕燕于怀中，虚闻鬓发。初则心驰而气已，因而关开而精滑，及阴虚于下，而上气之不可复问者，亦十居其一也。动作劳者，大抵俱根于房劳，但精气虽虚，尚未至于枯竭耳。尊荣人以簿书[①]鞅掌等类，而伤其神气，卑贱者以支持鼓努等类，而伤其膈气，下焦逆动，而致痼痰久嗽者，亦十之三也。失血劳者，其人之精气，原无亏损，因一时之惊恐忧思，以至大呕大吐等类，损削其胸中之神气，则上焦以空虚而招下焦之来侮，于是风起水涌，血随冲气而上行，从肺管胃脘而直出浊道者，则见于吐，从两胁及经络而旁出清道者，则见于衄，或盆或碗，而不可遏者，以虚吸实张两就之势使之也。然精血俱为阴类，以养阳气者，亡血以泄气，与失精而泄气者相同，故其致劳亦同者，亦十之一也。前第四条，所谓亡血之劳也。下条所言，想劳

---

① 簿书（bù shū）：记录财物出纳的簿册，或指官署中的文书簿册，借指劳累、忙碌。

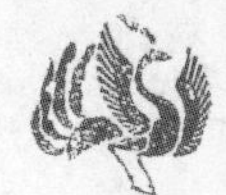

也，此特言房室之劳耳；失精家，凡多欲及梦遗滑脱者皆是，少腹应天地之黄泉，阳气虚于上，而肝肾之虚寒，凝敛于黄泉之下，不得阳气以自和，故殊觉切责而弦急也。阴头寒者，阳虚而不能下充外贯也，目为水火之双苗，故流动光明并见焉。眩者，水虚不能摄火，而微明几几有上脱之象也，发生于血而固于气，血短气脱，故落也。脉极虚，即指芤迟而言，芤为有表无里，血虚之应，迟为去不易来，气虚之应，芤而兼迟，血气两虚，故曰极虚也。清谷者，完谷不化之谓，亡血兼吐衄而言，此条原是专论失精之脉症，而并及清谷亡血者，以泄泻日久，胃中精汁消亡，而悍气日削，既与失精家之脉症相同，且精血之在人身，其象如天地之水，精为地轴中之暗泉，血为江河中之明脉，原有贯通依辅之妙，此亡血家之脉症，亦与失精家同，故推广言之耳。

九　脉得诸芤动微紧，男子失精，女子梦交，桂枝龙骨牡蛎汤主之。

桂枝龙骨牡蛎汤

桂枝　龙骨　牡蛎　芍药　生姜各三两　甘草二两　大枣十二枚

上七味，以水七升，煮取三升，分温三服。

此言两寸之脉也。水葱名芤，即今之野菩荠草也。浮沉两旁俱有脉，按之中空，如芤草之状，故曰芤。左寸见芤，是心中藏血虚短之诊。动者，以实乘虚而击撞之，则虚者自动。左寸见动，是心血短而心气上虚，下气逆乘而击撞之之象也。微者，阳气虚馁，不能鼓满之应。右寸见

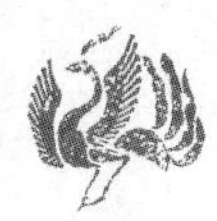

微，是肺中真气衰颓之诊，紧即弦紧，其脏应肝，其气应木。右寸见紧，是胸中之阳，不足以御下，而肝木以阴寒之气上侵阳位也。夫心藏神，肺藏魄者也，脉得芤而心血虚，则神不安于其宅，脉得微而肺气虚，则魄不宁于其居，又得动紧之下气凑之，凡五脏之气，相见于魂梦，除虚劳者无生我我生之顺境（肝生心，心生脾，为生我我生，虚劳则血短而肝不能生心，故心亦不能生脾也），其所胜所不胜，以及比和者，皆夫妻子女之象也。况因种妄情，缘生幻境，如影随形，此男子失精，女子梦交之道也。主本汤者，以号召阳精阳气之桂枝汤，填心肺之空，所以责其芤脉微脉也，加龙骨者，取其镇重而通山龙之灵脉，所以宁其心神肺魄也。加牡蛎者，以动脉、紧脉，为下阴上乘之诊，故以沉潜招摄之性，敛伏其冲气耳。不啜热粥如桂枝汤之服法者，恐汗泄上焦之阳精阳气故也。七味药中，凡鬼交梦接，而致下泄下脱者，九转还丹，不足以拟其神妙，真圣人之奇制，而其如千百年之不识何哉！

十　男子平人，脉虚弱细微者，善盗汗也。

平人，注见前。脉虚，为阴血不充，脉弱，为卫阳不实，气削于外，则细，阳衰于里，则微。夫既为无故之平人，而见此虚弱细微之脉，则其命门之火，既虚于里，而其卫外之阳，复衰于表，合之无故血虚，岂非气不能外固，因而汗越之所致乎？故知善盗汗。盖阳气者，昼行于表，夜行于里，醒则衰阳犹有竖立把持之势，睡则尽情内伏，而护卫之气益空，且阳气内伏，又蒸其虚阴于外，故汗出如盗矣。

十一　人年五六十，其病脉大者，痹侠背行，苦肠鸣，马刀侠瘿者，皆为劳得之。

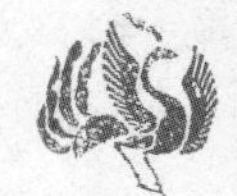

脉大，即前第三条脉大者为劳之义。女以七七为期，男以八八为期，人年五六十，是天癸已衰之候，其脉渐当微小为顺，若病脉大，则与年五六十不相符矣，此必精血竭于里，而虚阳以无辅而外鼓之所致也。痹病，注见胸痹血痹，皆阳虚之候；背行者，除中行督脉外，其左右凡四行，俱太阳之经也。夫阳胎于阴，气根于血，里虚则表气亦虚，今虽以无辅而虚阳外鼓，然其卫气，终不能匀满，太阳者，卫气之所会，故知其背行必有痹处也。凡人饮食，必得呼吸之气以压之，而后能下于喉嗓，中气充足者，饮食既下，托住客气，而还为饱嗳者常也。今气虚于胸分，不能上送客气，而与饮食同入于胃，而下历于肠，客气走注于空虚之腑，故苦肠鸣也。马刀者，尖长而形似之，故名。侠与挟同，言挟于腋下也。瘿者，如槐柳楷木，舒发之性不畅，而凝结为繁丝乱绺之瘿瘤也。言尖长如马刀之瘿瘤，挟于腋下之谓。盖气劳则生虚热，而肝胆之逆气，无阳神以冲和化导之，则结为顽核，久而破溃，不可完合矣。皆字，指痹及肠鸣，并侠瘿而言，三者皆气虚之症，故曰皆为劳得之。此及上文盗汗一条，言虚劳之先见，而为轻症外症者。

十二　脉沉小迟，名脱气，其人疾行则喘喝，手足逆寒，腹满，甚则溏泄，食不消化也。

气微于里，则脉沉，气削于外，则脉小，气衰于伏，而不能续鼓，则脉迟，脱气，非与里阴离脱之谓，如水干脱岸、果干脱壳之义。盖气在人身，充周遍满，如粘连于四塞者，常也，今其脉里微外削，而几几有不易连续之势者，则其气短浅，而不及于躯壳之四塞，如水脱岸、果脱

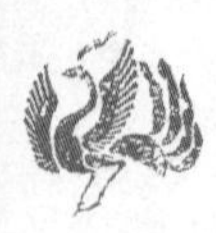

壳之象，故名脱气①。夫疾行之所用者，宗气也，气脱于胸中，而不及上接，故疾行则喘声如喝矣，此就脉沉者之不能上充而言。手足为阳气之充，气脱于四末而不及外贯，故逆寒也，此就脉小者之不能旁鼓而言。脾气虚而疲于运化分布，故腹满，失分布之甚者，则水谷不别而溏泄，失运化之甚者，则食不消化而清谷矣，此就脉迟者之不能健运而言。仲景之言脉症相对处，其细密每如此。

十三　脉弦而大，弦则为减，大则为芤，减则为寒，芤则为虚，虚寒相抟，此名为革，妇人则半产漏下，男子则亡血失精。

注见血门，此条凡三见，入血门者重亡血，入此者重失精，入妇人门者重半产漏下，其义则一也。

十四　虚劳，里急，悸衄，腹中痛，梦失精，四肢酸疼，手足烦热，咽干，口燥，小建中汤主之。

小建中汤

桂枝三两，去皮　芍药六两　甘草三两炙　大枣十二枚　生姜三两　胶饴一升

上六味，以水七升，煮取三升，去滓，内胶饴，更上微火，消解，温服一升，日三服。

精血虚于里与下，则阳气馁于上与外，气不能胜劳，此病劳之因也。自第一条骨弱，肌肤盛，重困疲劳三句，言劳之由来，除却一条二条，被微风而言血痹之外，其三条言劳之脉，四条言失血以致劳之色，五六两条，又兼言劳脉劳

① 脱气：泛指正气耗散或虚脱的证候，即虚劳病出现行动则气喘、手足冰冷、食不消化、腹胀、大便溏泄、脉沉小而迟等阳气虚弱的证候。

症，七八两条，又推言所以骨弱而致劳之故，九条言失精之治例，十条、十一条，言劳之外症，十二条，言劳之里症，十三条，又广言男女上虚下脱之脉。自此条至后文十五、十六、十七、十八共五条，杂言三焦因虚成劳之症，并其治例，故俱直序之曰虚劳也。里急者，呼吸喘急于里之谓，盖上虚而逆气乘之，故使吸气不得深入而喘急也。悸，详惊悸下衄，注见血门，并本篇四条面色薄注，皆上虚下实之候也。腹中痛者，上中二焦之阳气虚微，不能冲和化导，故致急迫之痛也。梦失精者，详九条注，以上四句，凡五症，就阳分气分之标，着劳字一边而言，四肢酸疼者，阴气暴虚，阳失所辅而不能独行，停阻于四肢骨节之缝，故生虚热而酸疼。手足烦热，亦指手足心而言，以劳宫、涌泉，为手足少阴之应，虚阴不足济膏火之自焚也，咽干口燥者，真阴大亏，脾肺无游溢之化也。以上三症，就阴分血分之本，着虚字一边而言。小建中汤义，虽见伤寒门桂枝汤，及本汤下，但其方意微妙，后人不得整片神理，徒将逐味药性，刻舟求剑，致使寿世金丹，活人甘露，如同泥沙袜线，毫无粘连控制，因令弃而不用，良可悲悼，故不避饶舌，重复剖之，所祈同志仁人，细认虚劳一症。初则起于阴虚而阳馁，继则成于上空而下脱，再将此方原属填上气以控下阴，蒸阳精以滋阴液之意，大声疾呼，俾千万人知而用之，得天下后世之病此而鲜夭折者，是仆之所深愿也。夫人身宗气，比之碧落真阳，其盛满流行之用，所以中主寰区，包裹宇宙，提挈地轴，镇压黄泉者也。此气以六万年为虚劫，先则阳虚于上，阴乘于下，以致妖水突泛，载土上浮，渐则地阖天位，气迫而散，则水土下脱，大地陷绝而不可计数，此天人病死之大象也。故宗气于人，为有生之至宝，空虚则为善饥，为心跳，及动摇，为忙乱无奈者，皆所谓悸也。上空而下气乘之，轻则为晕眩，为胃脘膨闷，为两胁膜胀，为二便不干而难，不癃而短，为耳聋、目赤而齿痛损落，重则为善惊，为上气喘促，为吐衄亡血，凡此皆不足以御下之候也。其或为泄利，为泄泻而完谷不化，为便血尿血，为失精，妇人为崩、淋、带、漏，为小月，此又不能以气上提之变也。仲景穷理格物，深知木中之桂，辛甘而温，得天地东方生气之正，而其嫩枝尤具尖颖锐发之势，而为少火生气，温暖轻灵之妙药也，取以填补胸中之阳，允为至品，但以辛甘而温，其性飘忽，走不而守，故倍加酸敛而内行下走之芍药，监而制之，使不得任性发越，而留之在中矣，然芍药之力，既藉之以内行，又恐乘之而下走，则失胸中阳位之部，故佐甘草之甘以守中者，犹为未足，复重加胶饴之甜，托住其下走，则确在中焦以上，而无可挪动，然后佐以辛温而通神明之生姜者，所以扩充桂枝之量，而使匀满心肺之夹空也。佐以甘温而多津液之大枣者，所以补救桂枝之偏，而使滋润胸中之阳液也。夫气充则能送形质之便溺于下行，尤能提神气之精汁而下固，津生，则能游溢其精气而上作甘泉，尤能远被其恩膏而外通手足。六味药中，彼此串插，如鱼鳞之相错，如云锦之互旋，岂逐味散解者所能尽其奥耶？本方之建中气，犹为易见，以所用多阳药故也，至其并主四肢酸疼、手足烦热、咽干口燥三症，皆系阴虚之候。夫以阳药而治阴虚，大是奇创，不知大枣甘黏难燥，胶饴为米麦之真液，得姜桂辛温之性，以呵嘘蒸发之，则其阴津以阳液之化导，而流行鼓动矣。

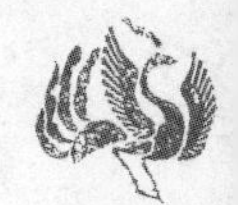

十五　虚劳，里急，诸不足，黄芪建中汤主之。

黄芪建中汤

桂枝三两，去皮　芍药六两　甘草三两，炙　大枣十二枚　生姜三两　胶饴一升　黄芪一两半

上七味，以水七升，先煮六味，取三升，去滓，内胶饴，更上微火消解，温服一升，日三服。气短胸满者，加生姜，腹满者，去枣，加茯苓一两半，及疗肺虚损不足，补气，加半夏三两。

里急有三候，皆阳气亏空之故：一则宗气上虚而下阴乘之，以致吸气不能深入，而喘急也；一则腹中为阴位，不得阳气以温和化导之，而殊觉弦急也；一则上气不能传送，因而大便不畅，尝若有坠急之象也。诸不足者，俱就阳气而言，盖指胃分之悍气，胸分之宗气，及表分之卫气，诸样不足之谓。主本汤者，建中之义已见，加黄芪者，以黄芪之走气分，其功用有三：住气一也，提气二也，固气三也。以建中之全力，得黄芪为主，而温胃蒸胸以及走表而固密之，不特本条里急等之三症，并诸气虚馁者，俱可愈于温和匀满之治，且前条所云马刀侠瘿及盗汗者，亦可化导而提摄之矣。仲景以末后一方，总补诸条之有脉症而无方治者，其变幻之文例每如此，气短胸满者，胸中之气虚，而下气冲之，故胸满，胸满故吸气艰于下引而短也，生姜能填宗气而安下逆，故加之，枣性浮腻，而实中气，故腹满者去之，然腹满者多系脾湿，故加渗湿之茯苓也，疗肺虚损不足，用此汤以补气者，加半夏，非以半夏功能补气之谓也，盖肺虚不足，下气必乘虚而上逆，不加降逆之半夏，则药气与所冲之客气，互

争胸分，而䐜胀喘促之候见矣。

十六　虚劳，腰痛，少腹拘急，小便不利者，八味肾气丸主之。

肾气丸

熟地黄八两　山茱萸四两　桂枝一两　附子一两，炮　薯蓣四两　白茯苓三两　泽泻三两　丹皮三两

上八味，末之，炼蜜和丸如梧桐子大，酒下十五丸，加至二十五丸，日再服。

腰为肾之府，肾精竭而肾气虚，不能自强，故痛也。少腹拘急，小便不利，俱有二义，盖少腹为阴位，肾气虚而无阳和以化被之，则阴气凝切而拘急，膀胱为肾之府，肾气虚，而主令传化之机自滞，故不利也。又胸中宗气，其先天受之于肾，其后天养之于胃，肾精短而气自馁，既不能授气于胸，胃无命门之底火，而其腐熟水谷之化，又不能生悍气以上供之，则胸中之阳光衰薄，不能温照九地，故少腹拘急，不能分布黄泉，故小便不利也。细按方意，始知其名虽肾气，实所以补气源而上引之，以填心肺之夹空者也。仲景之意，盖谓诸气之虚，由于命门之火衰薄，而命门之虚，又因精血枯竭之所致，故用熟地黄为君以补肾精，山茱萸为佐以补肝血，续用炮附、桂枝于精血药内者，先则取其从阴而下行，终则资其蒸水以化气也。佐薯蓣[1]者，尤有妙义，盖峻补下焦之精血，而并益其气，苟不培中焦之土以镇之，则肝肾之贼阴冲起，而喘咳等候必见。

---

① 薯蓣（shǔ yù）：即山药。

譬诸天地，上气下水，其间惟大地为之中隔，故癸水安于黄泉之下，而癸中之壬，方能化气以与太虚之清阳，氤氲充塞之理也。至于茯苓、泽泻，又所以佐薯蓣之功，而渗泄癸水之渣质耳。牡丹，花当谷雨，故名谷雨花，得从厥阴而透达少阳之正性，其皮更为行津走气之路，用以为使，是欲其领桂附之阳神阳液，而上嘘心肺之空也。丸则取其下行，酒服欲其升发，与建中汤为一上一下，一男一女，一标一本，相济相成之妙方也。

十七　虚劳，诸不足，风气百疾，薯蓣丸主之。

薯蓣丸

薯蓣三十分　人参十分　茯苓五分　白术六分　甘草二十八分　干地黄　当归各十八分　川芎六分　芍药六分　阿胶七分　麦冬六分　杏仁六分　桔梗五分　柴胡五分　桂枝十八分　防风六分　干姜三分　白蔹二分　豆黄卷　神曲各十八分　大枣百枚为膏

上二十一味，末之，炼蜜和丸如弹子大，空腹酒服一丸，一百丸为剂。

诸不足，与上文不同，上文就三焦及经络之阳气而言，此则兼上中二焦之阴津阳气而两言之也。细按方意自见，风气有二因，脾胃之精悍中虚，则胸中之阳气上馁，而在表之卫气，亦因之而外虚矣。故外风容易袭入者，一也；脾胃之土衰，不能生肺金清肃之气，则肝木横肆，而内生虚风者，二也。风气百疾，凡眩冒、麻木、疼痛皆是，主本方者，又与上条肾气丸相为体用者也。盖胸中之阳，其先天受气于下焦之肝肾，其后天资养于中焦之脾胃，先天之气下削，而不能上蒸者，既立肾气一丸，以资其化源，后天之气中虚，而

不能上育者，故又立薯蓣一丸，以大其培养耳。夫阳生于阴，气藏于血，脾胃之阳气，所以中虚者，以脾胃之阴精，先经枯竭也，故用甘温之薯蓣为君，甘浮之甘草为臣者，所以定脾胃之大车巨舰也，以培土之白术，投其所喜，以渗湿之茯苓，去其所恶以为佐，则又大车之骡马，巨舰之绳缆也，然后先装地黄当归阿胶以为主，芎䓖[①]、芍药麦冬以为佐，则其所以补阴补血者，确在脾胃中之阴血可必矣。次装生气之豆黄卷，行气之曲以为主，提气之人参，温气之干姜以为佐，则其所以补阳补气者，又确在脾胃中之阳气可必矣。于是以甘浮之大枣上托之，利气之杏仁疏导之，开提之桔梗上透之，辛散之白蔹外引之，则其所补之阴阳，从中焦而氤氲蒸被，贮之胸中，而充行经络矣。此治诸不足之精意也，至其以辛温而散邪之桂枝为主，芬芳而清膈之柴胡为佐，又殿之以密表之防风者，所以祛内外之风气百疾，而尤防其复袭也，肾气以小丸吞服，欲其难化而下至于肾。本方以大丸嚼服，欲其易发而中尽于胃也，空腹，则胃有余力而易化，酒服，则药有助气而速行也。此于《金匮》中，除鳖甲煎丸外，为第二大方，计药二十一味，用意凡十一层，真旋转造化之奇制也。豆黄卷，大豆色黄象中土，浸令蘖[②]生，干而卷之，则其芽性具锐发生气之势，与赤小豆卷异用而同义。曲即酒曲，其性温暖，具沤发之用，不特取其行药，且使腐化谷食以生精悍也。白蔹辛甘而生蔓，辛甘走气，蔓则经络之象，是行气于经络之品也。余药别见，方论中详略不同者此也。

---

① 芎䓖：川芎。

② 蘖（niè）：被砍去或倒下的树木再生的枝芽。

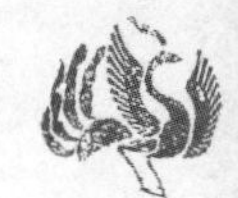

十八　虚劳，虚烦不得眠，酸枣仁汤主之。

酸枣仁汤

酸枣仁二升　茯苓　知母　芎䓖各二两　甘草一两

上五味，以水八升，煮酸枣仁得六升，内诸药，煮取三升，分温三服。

人之所以得眠者，以阳伏于阴，气藏于血，而得覆庇之妙也。阴血虚于里于下，则阳气艰于伏藏，而浮扬于上，且上焦之津液又虚，不足胜阳气非时之扰，故烦而不得眠也，是其治例，不外乎润而降之之理。但润药皆阴，降药趋下，苟非抬高下引，则失神气浮扬之位而无益也。夫枣性最高，为胸分之药，酸能敛气归根，仁能伏神守宅，故重用而先煮之以为主，然后以川芎滋心血，以知母润肺气，以甘草浮缓之，而使徐徐下行，且以解虚烦之躁急也。以茯苓降渗之，而使少少下引，正以领枣仁之敛伏也，譬之亢旱之天，大地干燥，太阳既没，红尘高扬，黄埃飞布，太虚役役，不得瞑合，若非露下天清，乌能夜凉气润而静伏乎？此仲景之方药，与造化相为贯通也。

十九　五劳虚极羸瘦，腹满不能饮食。食伤、忧伤、饮伤、房室伤、饥伤、劳伤、经络营卫气伤，内有干血，肌肤甲错，两目黯黑。缓中补虚，大黄䗪虫丸主之。

大黄䗪虫丸

大黄十分，蒸　黄芩二两　桃仁　杏仁各一升　干地黄十两　芍药四两　甘草三两　干漆一两　虻虫一升　水蛭百枚　蛴螬一升　䗪虫半升

上十二味，末之，炼蜜和丸小豆大，酒饮服五丸，日三服。

此条为虚劳之变症，与上文诸条之候不同。上文诸症，大概精血虚于下，则神气馁于上，而成虚劳者，此则阴虚而阳火独长，阳煏[①]残阴，因而血干于内者。五劳，注见首卷。虚极，当指阴血枯竭而言，非兼气言也。阴血枯竭，故属阴之分肉，损削而羸瘦，且方中纯用血药，而不略带气药者可证也。又阴血枯竭，则肠胃干涩而多结滞，故腹满。宿垢占据手足阳明之腑，故不能饮食也。伤于食，则气滞；伤于忧，则气结；伤于饮，则气浮；伤于房室，则气孤；伤于饥，则气焰；伤于劳，则气张；伤于经络营卫，则气阻。俱能生烦热，而为膏火自煎之候。夫气以火动而见有余，血以气热而受炮炙，则内有烙干之血，各因所伤而凝于其部矣。人身惟气调血畅，则气血融和，浑成无迹，今其肌肤中之可共见者，隐隐如鳞甲之相错，此非里有干血，而败气不相入之一证乎？又气调血畅，则水火交光，精明有神，今其两目中之所自见者，蒙蒙如黯黑之旋转，此非下有干血，而神境上悬之一证乎？夫阴阳之道，相宜于配偶，而相残于偏弊者也。阳长阴短，则阳气常弓弯于外，而阴血常弦急于中矣。攻其干血而补其新血，是续阴以缓阳，故曰缓中补虚。主本汤者，诸症由于血虚，补血固为要着，然干血不去，则生气尝以恶鬼而消阻，是逐瘀更于补血为先着矣。故以性喜吸血之虻虫、水蛭为主者，取其直入血分也，漆为木液，其象犹血，干则具干血之状，

---

① 煏（bì）：烘干。

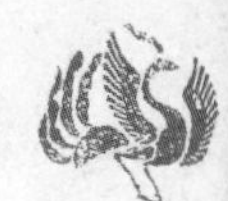

以之为使，又令其引入干血之所也。然后以行瘀之桃仁，破而动之，以利气之杏仁，疏而泄之，总交于缓攻慢取之熟大黄，徐徐击散，而收平贼之功矣。地黄色黑而滋肝肾，蛴螬浆多而补津液，䗪虫活血而续损伤，以养肝之芍药，养脾之甘草为之使，盖又以肝脾二脏，操藏血行血之大权故也。但血之所以内干者，原因阳火独长之所致，苟非带用凉血之品，诚恐干血既去，而新血不虞其复干乎。故又于诸血药中，加黄芩一味，则攻击者为救燹[①]之兵，而润泽者为清和之露矣。蜜丸加润，酒饮善行，五丸三服，劳伤羸瘦者，攻补俱不能骤胜也。

肺痿肺痈咳嗽上气病脉证治第七

一　问曰：热在上焦者，因咳为肺痿。肺痿之病，从何得之？师曰：或从汗出，或从呕吐，或从消渴，小便利数，或从便难，又被快药下利，重亡津液，故得之。曰：寸口脉数，其人咳，口中反有浊唾涎沫者何？师曰：为肺痿之病。若口中辟辟燥，咳即胸中隐隐痛，脉反滑数，此为肺痈，咳吐脓血。

热在上焦二句，当是古医经之文，仲景特借为问答以发其奥耳。从何得之，谓是何因而得此热在上焦，咳而肺痿也。下文七句，凡四症，正答问词，盖谓或从汗出，则

① 燹（xiǎn）：野火，多指兵乱中纵火焚烧。

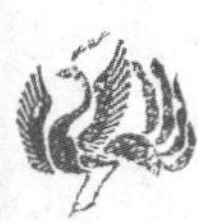

阴伤于外泄，而阳火独亢，一也；或从呕吐，则阴伤于上涌，而并提其虚热于上，二也；或从消渴，则阳热在上，而逼真阴于下趋，且下焦又以无阳，而不能上蒸滋润，以供燔炙，三也；或从便难，则太阴脾家既干，而上吸手太阴之肺液，若又以便难之故，而用快药下利之，则真阴又大伤于后阴之泄泻，而阳热独亢于上，四也。凡此，皆重亡津液，而孤阳不得与阴为倚附，则浮动于清虚之府，而肺管作痒，故咳。且咳多，则津液愈伤，而肺金有叶垂花卷之象，故得此肺痿之病也。寸口脉数三句，因上文言肺痿，得之重亡津液，则肺干者不宜有浊唾涎沫矣，故举此脉症以辨之耳。殊不知寸口为肺之部位，数为阳热躁疾之应，又脉至来去之空属阴，数者空窄，亡阴之象，合而断之，此正肺家阴虚阳亢之脉也。阳不得阴为偶，则其气常动，动则火扰清虚，而肺管作痒，故咳。肺中阴阳自和，则下降清华以应甘露，火气独盛，则炎上而挟其残膏以共升，故口中反有浊唾涎沫，此又肺家阴虚阳亢之症也。故曰，此脉此症，即为肺痿之病云。口中辟辟[①]五句，及下条二句，又就肺痿而辨肺痈之脉症，以痿与痈之辨甚微，而其治悬绝故也。辟辟，闭塞坚实之声，燥咳对肺痿之浊唾涎沫而言，胸中隐隐痛者，即第四条血为之凝滞，而肺痈之渐也。脉，亦指寸口而言，滑为气聚血结之诊，滑而且数，则气聚血结，由于邪热燔炙所致，谓非肺痈而何？故咳唾脓血可必也。

二　脉数虚者为肺痿，数实者为肺痈。

---

① 辟辟：如手指弹石之声。

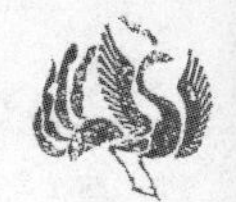

脉，亦就寸口而言，数虚数实，指寸口之浮沉也。真阴不能养阳，故阳自数而阴虚者，为肺痿[1]之脉；邪热内凌血液，故阳既数而阴实者，为肺痈[2]之脉也。

三　肺痿吐涎沫而不咳者，其人不渴，必遗尿，小便数，所以然者，以上虚不能制下故也，此为肺中冷，必眩，多涎唾，甘草干姜汤以温之。若服汤已，渴者，属消渴。

甘草干姜汤

甘草四两，炙　干姜二两，炮

上㕮咀，以水三升，煮取一升五合，去滓，分温再服。

此与前条之痿不同，前条为重亡津液，阳气独胜，故热在上焦，而为肺火自刑之热痿，此则先因肺虚，虚则气削而生阴翳，譬之花痿春寒，叶垂秋冷之象，而为金寒水冷之痿也。吐涎沫者，肺无呵嘘下润之权，且不能收摄其津液而上泛也，无邪火以扰其肺管，故不咳，而亦不烦渴也。肺为水之源，且其气象天，尝有提挈黄泉，传送浊道之妙，肺虚不能提挈，故遗尿。肺寒不能传送，故小便又数也，此非上虚不能制下之故乎？肺中虚冷，天失阳健之德，地必起而上犯清虚，肝以木气上乘，故眩，肾以水气倒注，故多涎沫，虚则补其母，非温脾胃之中土以温肺金，无他法也。重用甘以守中之甘草，使之径趋脾胃，佐以辛温之干姜，是直从中土，升其生金之化，且辛为脾肺所喜之味，温为脾肺所宜之气，明明土息泥香，乘春蒸发，而东风动荡，却化为太空晴

---

① 肺痿：指肺叶枯萎所致的病证。

② 肺痈：指由于热毒瘀结于肺，以致肺叶生疮，肉败血腐，形成脓疡，以发热，咳嗽，胸痛，咯吐腥臭浊痰，甚则咯吐脓血痰为主要临床表现的一种病证。

热矣。至于辛则平肝而降眩，甘则制肾而镇涎，又其余事，两味药中，斡旋造化，烘染阴阳，其妙用乃如是也。若服汤已而忽然作渴，是肺中素有伏热未发，故见种种不摄不传之症，得辛甘以挑动之，则伏热顿起而作渴，此属另门之消渴，而非上虚不能制下之肺痿矣。

四　问曰：病咳逆，脉之，何以知此为肺痈？当有脓血，吐之则死，其脉何类？师曰：寸口脉微而数，微则为风，数则为热；微则汗出，数则恶寒。风中于卫，呼气不入；热过于荣，吸而不出。风伤皮毛，热伤血脉。风舍于肺，其人则咳，口干喘满，咽燥不渴，多唾浊沫，时时振寒。热之所过，血为之凝滞，蓄结痈脓，吐如米粥，始萌可救，脓成则死。

条端、旧本作师曰，当是问曰之讹，今以首条，及他卷之例改正之。首条因辨肺痿而分别肺痈之症，二条因辨肺痿而分别肺痈之脉，三条又言肺痿之变症，此及下文共四条，才是辨肺痈之脉症治例也。肺痈有脓血，吐之则死，当是古医经之文，仲景借为问答以申其义，曰：咳嗽逆气，同一肺病，切脉之下，何以知此独为肺痈？当有脓血，吐之则死，必其脉有确据，方可谨守此禁，其脉是何类乎？师曰：右手寸口，所以候肺，其脉浮之则体微，沉之则至数，风邪能令真阳飘忽，故微则知其为风，热邪能令真阴消烁，故数则知其为热，真阳外微，而卫气不摄于皮毛，故微则汗出。数脉内燔，而营阴逼呈于阳分，故数则恶寒。呼吸，指营卫之阖辟[1]而言，即上文汗出恶寒之义，非口鼻

① 阖辟：闭合与开启。

之呼吸也。盖谓疏洞之风邪，中伤卫分，则毛窍张而汗尝出，譬之有呼出之气而不返入，燔炙之热邪，传过营分，则血液驰而脉道空，譬之有吸入之势而不推出，风伤皮毛于外，热伤血络于内。夫皮毛血络，为手太阴肺部之所荣，由表而入里，风热之内舍于肺者可禁乎？肺热，则火邪熏扰其清虚，故痒而作咳，肺热，则甘泉不升于灵道，故口干而且咽燥也。肺管半贮痰涎，呼吸之游溢肺中者，不能深入，故满，满故喘也。渴根于胃，胃不病，故但咽燥而不渴也。肺热，则自剥其津液以送邪外出，且肺热，又不能收摄其津液以分布四旁，故多吐浊沫也。时时振寒，即上文数则恶寒之义。夫皮毛之风热，过于肺中而舍之，则肺叶之血，因热而凝滞，久久蓄结，则痈而脓矣。色从金化，故稠白如粳米所作之粥，始萌则真气未伤，而风热之邪，可散可泻，故可救。延至脓成，则肺叶烂而气管已漏，呼吸之游溢者，不能并入气源，故喘满而死矣。

五　肺痈，喘不得卧，葶苈大枣泻肺汤主之。

葶苈大枣泻肺汤

葶苈熬令色黄，捣丸如弹子大　大枣十二枚

上先以水三升，煮枣取二升，去枣，内葶苈，煮取一升，顿服。

喘，即上条热舍肺中，血壅气滞，而肺管为之肿塞之候。不得卧，谓不能卧倒，以卧则肺叶横施，而息道更艰更曲故也。主本汤者，以葶苈味苦气寒，且孟夏凋谢，其性主降阳分之气，而尤能驱水逐湿。夫喘则肺满，苦以坚之，喘则肺热，寒以敛之，又喘则肺气上浮而痰涎阻塞，

则降浮祛沫，又所必需矣。然则舍葶苈其谁属哉！但苦寒降散之性，其势易于趋下，恐失肺家部位，故以甘浮黏缓之大枣，先作汤液，而纳丸其中，其意欲抬高葶苈，而使徐徐坚收下散耳，又岂止以甘缓之性，监制其刻削而已乎！葶苈熬黄捣研，则香同芝麻，投肺之所好也。纳药枣汤，合煮而连渣顿服，使胃中药满，而易输于肺也。仲景之精意何如哉！此言肺痈始萌，可救之正治也。

六　咳而胸满，振寒，脉数，咽干不渴，时出浊唾腥臭，久久吐脓如米粥者为肺痈，桔梗汤主之。

桔梗汤

桔梗一两　甘草二两

上二味，以水三升，煮取一升，分温再服，则吐脓血也。

肺在胸中，痈则肺叶肿而肺气满，故但觉胸满耳。振寒、脉数、咽干不渴、浊唾腥臭、脓如米粥等候，注见本篇首条。及三四条下，桔梗色白，味则苦辛而甘，其性微寒而善开提，色白，故为肺金专药。苦则泄热，辛则散热，甘则缓热，微寒而善开提，则能解散其热闭之邪，而使之上疏也。然后倍用浮缓之甘草，不特高抬上载，使桔梗留恋肺中，而得效其熏蒸宣发之用，且得甘草之甘能泻热，缓能舒紧之性，以为后助，则清风荡漾，积热潜开。王政和平，奸谋自败，其所滞之脓血，不徐徐渐出而自愈者乎？此言脓成则死之救法也。或谓本篇四条：一曰吐之则死，又曰脓成则死，夫脓成者既死矣，又何必立桔梗汤之治例，且汤后明缀曰分温再服，则吐脓血，何以自犯其吐之则死

之禁乎？答曰：脓血既成，包藏败浊，溃烂日甚，管漏气泄，息无关锁，呼吸洞直，一往而散，是脓成曰死者，着意在脓字。盖死于包藏其脓血，而使墙垣有尽坏之势也。若夫苦寒窘胃，咸寒涌泄，肺气已伤，何堪再责！且吐则耗上焦之气，上空而下阴逆凑，则喘促莫支，吐则亡胸中之阴，阴伤而阳毒更炎，则烦乱欲绝，是吐之曰死者，着意在吐字。盖死于逼劫其脓血，而致阴阳有立尽之势也。知此，则本汤之熏蒸开托，既非因循养祸之计，而又与瓜蒂散，及盐矾诸汤之有心责吐，以速顷危者，自不同矣。

七　肺痈，胸胀满，一身面目浮肿，鼻塞，清涕出，不闻香臭酸辛，咳逆，上气，喘鸣迫塞，葶苈大枣泻肺汤主之。

此就前条喘不得卧，而申言肺痈之全症也。胸胀满已见，肺主周身之气，肺肿而治节不行，故一身及面目浮肿矣。鼻塞，指息道而言，谓肺肿而息道不能从鼻呼吸之义，肺中之阳金属庚，其气常外出，而主提挈运行之用，清涕出者，失提挈之权也。肺中之阴金属辛，其神常内守，而主感通气味之妙，不闻香臭者，失感通之应也。酸为肺金之所胜，辛为肺金之所喜，且五味中惟二者之气为触鼻，并此而亦不闻者，甚言之也。声深而连续者曰嗽，声浮而单见者曰咳。咳者，肺之遁声，逆者，肺之窘气，肺窘而遁，则逆且咳矣。上气与吐衄血门不同，彼处之言上气，因上焦虚馁，肝肾之下气，乘之而直上，以致阳位逼窄，而眩闷喘急，气上而血亦随之，是实实有气上冲者。此处之言上气，谓肺叶肿重，肺管不能纳气以下运，如有气上塞之象，犹云气高气浮之谓，故葶苈大枣泻肺之外，无余

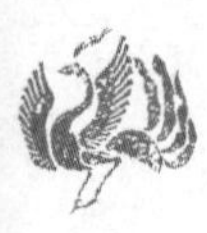

药余义及于中下二焦者此也。况后文八条，推开肺痈，单就上气二字而广言其变症变治，故不可不细认者也。气阻则喘，痰壅则鸣，气道狭则迫，肺管肿则塞，全症如此。葶苈大枣汤之泻肺，可缓乎哉？

八　上气，面浮肿，肩息，其脉浮大，不治。又加利，尤甚。

此下，又就上文之上气而推广言之。盖谓上气一症，其候多端，生死悬绝，肺痈固在其中，然不特肺痈为然也，但凡上气而面浮肿，肩息，脉浮大者，皆不治。盖面者，五脏六腑诸阳之会，阳气最充，浮则气虚，肿则气滞，是阳气最充之地，而虚且滞矣，脏腑可知也。气促而息道艰，以肩之上下迎导之，则少顺，是肩息者，气机浮浅，而不能以气海、关元为根蒂矣。加之脉浮，则底无根，脉大，则里无神，皆有出无入，有散无收之象，故皆不治。又加下利，则阴阳之离绝者更速，故尤甚。此言中下二焦，脱帮脱底而上浮，为上气之最重者，然必三者全具，方为死候，否则下文三条之脉浮，主小青龙汤；七条之脉浮，主厚朴麻黄汤；四条之脉兼浮大，主越婢半夏汤者，何为又治之耶？岂非以面无浮肿之故乎（可见无端而面独浮肿便是危候）。

九　上气，喘而躁者，属肺胀，欲作风水，发汗则愈。

肺不能纳气以归元，故喘，肾将欲蒸湿以为汗，故躁，上气而喘躁并见，是肾欲输水气于肺，将作汗而上蒸，肺已自受风邪，不能为肾分布以外泄，则肺肾以子母相持，而风水合为一片。肺之胀也宜矣，欲作风水，与《内经》“水热穴论”，及“热病论”之言风水者不同，盖指肾以水

脏之气上熏，肺以风邪盖之，风水相抟，于是肺不运水，肾不纳水，聚湿成饮，久而溢出经络，致成胕肿[①]腹大等候。发汗，则肺之风邪，肾之水气，可两解矣，故愈。此言肺肾两相排挤，中间无所发越之上气也。

十　肺胀，咳而上气，烦躁而喘，脉浮者，心下有水气，小青龙加石膏汤主之。

小青龙加石膏汤

麻黄　桂枝　芍药　甘草　干姜　细辛各三两　五味子　半夏各半斤　石膏二两

上九味，以水一斗，先煮麻黄，去上沫，内诸药，煮取三升，强人服一升，羸者减之，日三服，小儿服四合。

此承上文欲作风水之肺胀[②]，而详其症治，故直接之曰肺胀也。咳而上气，烦躁而喘，为风水之全症，但此五症中，除却躁之一症，为肾中水寒之气上腾之应，其余四症，俱系肺受风邪，为肾湿所闭，于是不能分布水饮，肺气欲下而不得下，肾气欲上而不得上，两相挤靠之应也。夫聚水之脉宜沉，今验其脉又反浮，浮为心肺之应，心下有水气无疑矣。譬诸天地，地气已上而成雨，特悬于太空而未下耳，所以咳者，殷雷也；上气者，云蒸雾涌也；烦者，郁热也；躁者，础润阶潮也；喘者，气湿风滞，而不能鼓撼万物也。小青龙之轻风疏雨以泄之，有不云开气爽，而

① 胕肿：“胕”与“肤”通，全身肌肤浮肿。

② 肺胀：常继发于肺咳、哮病等之后，因肺气长期壅滞，肺叶恒久膨胀、不能敛降，而胀廓充胸，以胸中胀闷、咳嗽咳痰、气短而喘为主要表现的肺系疾病，可见于肺炎、急性支气管炎、支气管哮喘、肺气肿合并感染等疾患。

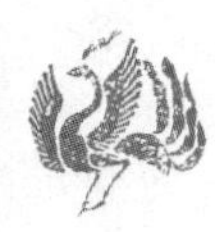

天地复还其高远乎哉！但本汤之主风水肺胀，比《伤寒论》中之治水，另是一番世界。盖桂芍甘草，透微汗以去风，已见伤寒注，加石膏者，因症中之带烦也。余皆肾家治水之药，其意以为肾中不寒，阴水之气，断不上升，故用干姜、细辛之辛温者温之，所以燥之也。然后以半夏降逆阴之上冲，五味敛黄泉之倒涌，其悬于肺肾之夹空，而已成雨形者，使麻黄一泄而旁散矣。肺胀而发汗则愈者，此其一也。

十一　咳而上气，此为肺胀，其人喘，目如脱状，脉浮大者，越婢加半夏汤主之。

越婢加半夏汤

麻黄六两　石膏半斤　甘草二两　生姜三两　大枣十五枚　半夏半升

上六味，以水六升，先煮麻黄，去上沫，内诸药，煮取三升，分温三服。

此承上文风水之肺胀，而言肺胀一症，又有不因肺风肾水，但以阳明胃气太过，近从中焦上冲肺管，肺受热闭，又不得从皮毛发越，而肺实胀满者，此但看其咳而上气，无上条之躁症者即是，此为肺胀，犹云此亦名为肺胀也。肺既无外发之路，胃又以太过之气乘之，两相鼓吹，胃土以母气乘肺子，与肾水以子气乘金母同义，故亦喘也。手阳明之经，终于鼻旁之迎香穴，足阳明之经，溜于目下之承泣穴，俱与目近，经腑之气交盛，故其目之外胀，有如欲脱之状也。主越婢加半夏汤者，越婢，名义见《伤寒论》本汤注，君麻黄而加石膏三分之一，其义有三：肺盛，不

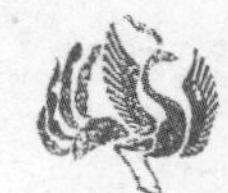

得不以麻黄泄之，恐其发越太过，而以重坠之石膏镇之，制麻黄发扬之性，使其和缓柔顺，却如婢女羞涩之状，一也；肺实由于胃实，则肺热可知，石膏气味辛凉，凉则解热，辛则利气，二也；且其镇坠之余力，犹能衰阳明上冲之热，三也。以守中之甘草为使，尤有妙义，盖取托住二者之性，令麻黄得石膏留镇之气，而利肺者优柔；石膏合麻黄疏泄之功，而平胃者松泛。然后以辛温之生姜，挑肺胃之真阳，以甘黏之大枣，滋两家之津液，似乎无弊矣。不知越婢一汤，终是发肺家之汗，假令上焦一空，中焦之气，乘虚袭之，遂同解斗者捆甲之臂而令乙殴矣。故加降逆之半夏而重用之者，使协同石膏，压下麻黄之余性，以疏散胃气，俾不得上干，盖即惊悸条中，半夏麻黄丸之义也。夫中黄数寸之地，肺胃交争，而咳喘等之诸症杂见，主越婢本汤，则肺家因外泄而内让，加半夏，则胃家因下退而上让，其文王虞芮①之化耶，方药云乎哉！

十二　咳而上气，喉中水鸡声，射干麻黄汤主之。

射干麻黄汤

射干三两　麻黄四两　半夏半升，洗　细辛　款冬花　紫菀各三两　五味子半斤　生姜四两　大枣七枚

上九味，以水一斗二升，先煮麻黄两沸，去上沫，内诸药，煮取三升，分温三服。

---

① 虞芮（yú ruì）：西周初期二地名，相传两国有人曾因争地兴讼，到周求西伯姬昌平断。《史记·周本纪》："于是虞芮之人有狱不能决，乃如周。入界，耕者皆让畔，民俗皆让长。虞芮之人未见西伯，皆惭，相谓曰：'吾所争，周人所耻，何往为，只取辱耳。'遂还，俱让而去。"后因以"虞芮"指能谦让息讼者。

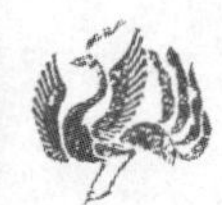

此即前二条小青龙并越婢之兼症也。小青龙一条，为肾中水寒之气上泛；越婢一条，为胃中燥热之气上蒸，此条却因手太阴之阴阳两虚，合子母而两吸之，遂致肾之浊阴，胃之浊阳，双起而乘肺，水土之邪，交并于清虚，而成稠黏黄滞之痰，云合于肺胃会通之息道，而呼吸激之，则有声矣。此咳而上气，喉中水鸡声之应也。咳而上气，当包前条肺胀句在内，与下文咳逆上气条同义，以上气而咳，未有不肺胀者。但有水胀[①]气胀[②]之异，故省文言之耳，至其主本汤之义，则又另有壶天广大，游览不尽之妙。盖因手太阴之阴阳两虚，故以凌冬努芽，从大寒中具生阳之气之款冬花，挑动其阳神，以润软柔宛而善于补血之紫菀，深滋其津液。因肾家之贼阴上泛，故以细辛、五味，温敛其下焦之逆阴，因胃家之热气上侵，故以半夏、麻黄，降散其中焦之动气，射干多节，形同肺管，叶则扁生横开，而其性尤专于祛湿，用以名汤，是取其走肺，而令两旁开拓其痰气之意明矣。再加辛甘发散之姜枣为佐，则肾胃之逆下消，肺中之满外泄，其咳而上气，及喉中之水鸡声，有不贴然自静者乎？此比前小青龙条无躁症，故去干姜，无风因，故去桂芍及石膏耳。肺胀而发汗则愈者，又其一也。

十三　咳逆上气，时时唾浊，但坐，不得眠，皂荚丸主之。

---

① 水胀：胀病之一，胀满而兼见面目四肢俱肿，或怔忡喘息。《灵枢·五癃津液别》：“邪气内逆，则气为之闭塞而不行，不行则为水胀。”

② 气胀：即膜胀，因气滞导致的腹部胀满。

皂荚丸

皂荚八两，刮去皮，用酥炙

上一味，末之，蜜丸梧子大，以枣膏和汤，服三丸，日三服，夜一服。

此条又借咳逆上气，而广言肺痈之治例也。本门第四条曰多唾浊沫，第五条曰喘不得卧，俱肺痈之症，已见前注。盖谓咳逆上气之人，时唾浊沫，但可靠坐而不能卧倒者，无论痈与未痈，皆属肺叶外肿，肺管内塞之候，邪气过实，便宜皂荚丸主之。以皂荚之性，外能软坚削形以消肿，内能搜风利窍以通气，蜜丸而兼枣膏和服，取甘缓者，升浮其性于肺中也。

门人问曰：本条皂荚丸，与五条葶苈泻肺汤症颇相同，且俱作丸子，俱用大枣托起，而取定喘下气之效，敢问二药之同异？并其所以分主之症，一也；又首条言肺痿之症，亦曰口中反有浊唾涎沫，今于皂荚丸下，夫子但引四条之文，而谓独广肺痈之治例，何以知其不兼肺痿而言？二也。答曰：葶苈苦寒降散，盖取降以止逆，散以舒气而已。若夫皂荚，其味辛咸，其性犀利，辛咸，则外收内散，故能削形泄气以消肿，犀利，则裁阳攘[①]阴，故能斩关突入而夺壅。是葶苈之性稍平，而皂荚之性较峻矣。观方后葶苈服至弹子大一丸，皂荚仅服梧子大三粒，且彼曰顿服，此曰日三夜一服，则当日仲景之意，不昭然如见乎！大概葶苈泻肺，是主初起之痈，皂荚一丸，是主将脓之候者也。至

---

① 攘（rǎng）：扰乱、排斥。

于浊唾涎沫，痈痿虽同，独不思痈鼓风邪，痿惟夺液，治痈如驱盗，纵使破财盗去，而余资犹得半全，治痿如救荒，假令纵籴[①]尽粮，而残喘何能苟活？皂荚削气剥津，惟痈为富家之被盗者，任之可以无虞，彼痿为穷邑之遭荒，当之岂能无弊乎？我故谓广肺痈之治例，而不兼言肺痿者，非漏也。单是咳逆上气，犹有风水之别症，若又兼浊唾、不得眠二症，则邪实气盛，而为肺痈最急最重之候。故葶苈泻肺，不胜其任也。

十四　咳而脉浮者，厚朴麻黄汤主之。脉沉者，泽漆汤主之。

厚朴麻黄汤

厚朴五两　麻黄四两　石膏如鸡子大　杏仁半升　五味子半升　半夏半升　细辛　干姜各二两　小麦一升

上九味，以水一斗二升，先煮小麦熟，去渣，内诸药，煮取三升，温服一升，日三服。

泽漆汤

泽漆三升，以东流水五斗，煮取一斗三升　人参　桂枝各三两　半夏半升　黄芩三两　甘草三两　生姜　白前　紫参各五两

上九味，㕮咀，内泽漆汁中，煮取五升，温服五合，至夜尽。

咳字，包前文上气在内，并贯下文脉沉而言，此即十二条射干麻黄汤症，而变言其治例也。十二条之症，因肺

---

① 籴（dí）：买进粮食，与“粜”相对。

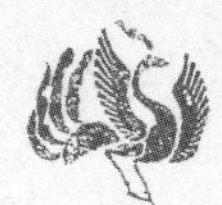

中阴阳两虚，于是胃之浊阳，肾之浊阴，两起而乘之，两浊相抟，则成稠黏黄浊之痰，积于肺胃会通之地，而呼吸扇之，此喉中水鸡声，及咳而上气矣。故彼方以款冬生阳，紫菀滋阴，使肺中之主人先回，次以平胃安肾之品佐之，则占住者当避去矣。此条之前症，却又因心之膻中，肺之胸中，其阳气独虚，而胃肾之气两乘之之候也。夫胸中膻中，为上焦之地，中下之气上乘，故脉浮。脉浮，则知其单在气分，故以小麦为君而填之，与彼方用生阳之款冬同义。且脉浮，又知其不关血分，故较彼方去滋阴之紫菀者此也。其细辛、干姜、五味之安肾，半夏、麻黄、石膏之平胃，已见前注，至厚朴之开拓胸中，杏仁之疏通肺窍，明系夺射干之兵符印玺者也。又咳而上气，于脏为肺，于腑为胸中膻中，其症最高，症高则脉浮者理也。若其脉不浮而反沉，夫沉为阴象，阴病应水，阴分应血，则咳而上气，又因水寒沉伏血分，而上射其气于肺，肺性恶寒、恶湿之所致也，故以迅利逐水之泽漆为君，煮以东流者，取益其行性而不与伏水同滞也。又恐峻药多伤，故以补气之人参，行阳之桂枝，温胃之生姜，培土之甘草佐之者，不特以辛甘之性，赞其行水之功，且以群阳之恺悌仁人。参谋监制，使强兵悍将，不得纵好杀之手腕，而成王师堂正之旗矣。夫水寒之邪，虽伏根于下焦阴血中，而其气之已射于肺，致现咳逆者，非半夏之辛燥下降，不足以祛之，用以为臣，犹兵家后军之扫荡也。至于白前，味则辛甘，形则直长，辛甘走气，直长趋下，一气直行，下焦之大向导耳，紫参色紫入血，性疾逐瘀，又借白前而为下焦阴分之使，殆向导中之精细者乎。此又从欲作风水句，而单言

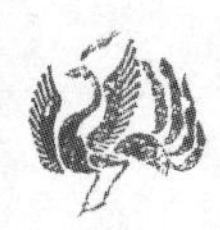

水症，为厚朴、麻黄变中之变症也。

细按前后二汤，蜂房蚁穴，未足比其深微，虹闪霞朱，乌能仿其变幻？而泽漆一汤尤为奇创。骆宾王江浦黄帆，匡复之功何远，差足拟其气象，不意汤液中有如此之水师也。客有问余者曰：《素问》以麦为心之谷，属火，郑玄[①]以麦有孚甲[②]，应属木，许慎[③]又谓麦当金王而生，火王而死，宜属金，楚医李时珍辨之，未有确据，而子之注厚朴麻黄汤中之小麦，独遵《素问》为心之谷者，果有所见耶？答曰：小麦之于八月酉金，止算得胎，非生也，麦实生于十月之亥耳，夫水火互胎，金木互胎，自有现成至理。诚如许氏之说，以胎酉者为金，则将以胎午之壬为火，胎子之丙为水乎？况今小麦实生于酉，则又当属丁火矣，许慎属金之说谬矣。至若胎酉养戌，生亥王卯而死午，实系麦之始终，郑玄属木之论近是矣。不知苗死而麦正成，是麦苗死于五月，而麦实何曾与之俱死耶？则属木之性，以之论麦秸则得，以之论麦实，是亦五十步之止耳！夫天地自然之序，春残则神气畅为朱明，木终则精华发为光焰，以

---

① 郑玄（127—200）：字康成，北海高密（今山东高密）人，东汉末年的经学大师，他遍注儒家经典，以毕生精力整理古代文化遗产，使经学进入了一个“小统一时代”。曾人太学攻《京氏易》、《公羊春秋》及《三统历》、《九章算术》，又从张恭祖学《古文尚书》、《周礼》和《左传》等，最后从马融学古文经。游学归里之后，复客耕东莱，聚徒授课，弟子达数千人，家贫好学，终为大儒。党锢之祸起，遭禁锢，杜门注疏，潜心著述。以古文经学为主，兼采今文经说，遍注群经，著有《天文七政论》、《中侯》等书，共百万余言，世称“郑学”，为汉代经学的集大成者。

② 孚甲（fú jiá）：植物籽实的外皮。

③ 许慎：（约公元58—147），字叔重，是东汉著名经学家、文字学家，中国文字学的开拓者，有“字圣”之称。汝南召陵（现河南漯河）人，著有《说文解字》和《五经异义》等。

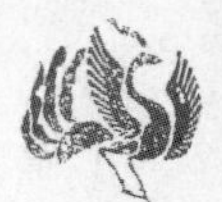

属木之麦秸一死，而属火之麦实继成。正合生生之序，又岂止以熟时在午，赤色应离，形圆象心之证乎？故知名为心谷者，真上古圣人之定评，而用为心药者，实中古神仙之合制也，客为之首肯而退。附记于此，以正高明。

十五　大逆上气，咽喉不利，止逆下气者，麦门冬汤主之。

麦门冬汤

麦门冬七升　人参二两　半夏一升　甘草二两　大枣十二枚　粳米三合

上六味，以水一斗六升，煮取六升，温服一升，日三夜一服。

此虽承前四条越婢加半夏汤，而言肺胃交病之症，然其病机之微妙，章法之变幻，几令人不可寻绎。无怪乎千古以来，善读《金匮》者之寥寥也。盖前四条之症，是肺为胃热所蔽，既不能外泄而自为转移，复不能下临而相为防御，则肺胃之气两实，两实者宜两责之，故主越婢以责肺，加半夏以责胃也。此条之症，是肺液欲枯，子困而取资于母，故大吸胃液以自救，其如胃中之土液亦干，不能以精汁上供，但悉索其干热之浊气以奔之，则所应者非所求，而大逆上气矣。咽喉不利者，如有燥物阻滞之状，既液干而浊气乘之之应也。譬诸天地，太空晴干，下吸大地之灵阴以自润，应则甘露生焉。苟无所应，而渣质乘之，日则浮尘高扬，夜则黄埃上布，重浊郁冒，阻滞清虚者，此天地之大逆上气，咽喉不利之象。倘非及时甘雨，远被深滋，其能使两相润泽，各遂其清宁之位乎？故以色白补

阳液之麦冬为君，而用至七升者，以小水不足以灌溉也，粳米甘温入胃，以之为佐，欲令麦冬之润，独注中州也，然后以甘草托其下泄，大枣提其上蒸，总交于补气而善行津脉之人参，以之为龙，而云行雨施之化普矣。独是大滋胃中之津液，且以甘浮之性，提之上润肺金，恐如水激红炉，气冲灰起，则大逆不更甚乎？故又以降气平胃之半夏，安之缉之耳，是此条为肺胃之阴两虚，两虚者宜两补之，故以全汤先补胃液，而次补肺液也。所谓病机之微妙者此也，卷中列痿痈上气凡三门，其上气一门，连本汤共方七道，而主治全矣。肺痈连皂荚丸，虽止方三道，其于痈脓前后，似亦无漏，独肺痿一门，于寒痿之变症反出甘草干姜一汤，而于重亡津液，娓娓言之，正经热痿，反无方治，岂以热痿为不药之症乎？而前后并无难治不治字样，反复思维，神明告我，始知仲景之意，以为重亡津液，有竟成肺痿者，有但大逆上气咽喉不利者，俱宜此汤，救胃以救肺，故省文互之耳。世之读《金匮》者，请将首条热痿之症，与本方药品汤意，细细较之，便见针锋逼对，而知愚鄙之论，非牵强也。所谓章法之变幻者，此也。

奔豚气病脉证治第八

一　师曰：病有奔豚，有吐脓，有惊怖，有火邪，此四部病，皆从惊发得之。

病字，贯下文四部而言，豚，即猪畜，奔豚者，足少

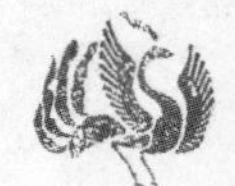

阴肾水之癸气，寄位于亥，动则上冲，如惊猪奔突，故以之为名。然心阳照临，而胸中氤氲之气，能逼下阴静伏，惊则神散而上虚，故奔豚之气，得以乘虚而突犯之矣。吐脓者，肺属金而主气，又心之神为火，神火因惊而出，如电光石火，则肺金受克，而败其阻滞之金液故也。惊怖之惊，指惕然自儆，如儿童病风热，及神虚之人，睡梦惊跳之义，与下文惊发之惊不同。盖下文之惊，凡一切奇险境遇，及耳目之所猝然见闻者皆是。怖，合恐惧而言，盖恐属血虚，似乎内无凭依之主，惧属气削，似乎外有凌驾之疑，怖则阴血内空，而虚神外张，常有不遑[①]设备之象，故曰合恐惧而言也。盖惊则神明涣散，而其中之精汁，亦与之而从空俱耗，如气出釜甑[②]，而湿润随之以飞越之义，及心君复辟，而内外之仓库已虚也。火邪者，外火也，外火逼出心液而为汗，则心神已在孤危，而外火已有乘虚之势，加之以惊则灵明出舍，而为外火腾内入之空矣。故曰此四部病，皆从惊而发，遂致得此病也。吐脓等三症，虽与奔豚同得于惊，故类及之，然亦可借彼以明奔豚一症，有气虚血虚，并气血两虚之别也。

二　师曰：奔豚病，从少腹起，上冲咽喉，发作欲死，复还止，皆从惊恐得之。

此叙奔豚之正病也，上下二焦，譬之天地阴阳，各相当而无所侵犯，于是上焦以天之阳气，从西肺而下降，下焦以地之阴精，从东肝而上升，故曰左右者阴阳之道路。若上焦

---

① 遑（huáng）：闲暇、恐惧。

② 釜甑（fǔ zèng）：釜和甑，皆古炊煮器名。朱熹集注：“釜，所以煮；甑，所以炊。”

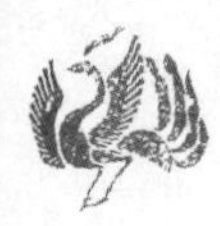

之心气一空，则下焦少腹之阴，不由左右升降之道路，而于中冲直上，以犯清虚，且更至于咽喉矣。夫上焦胸分，为心肺之城郭，奔豚之气，迫肺，则气道几阻，迫心，则神机将窜，故发作欲死，但上极必复，冲极必还，下焦之贼阴，复还于下，则上焦之神气，亦复还于上矣，故止。凡不测之事，猝然临之于意外，则惊；凛然持之于意中，则恐。皆能销烁其阳神阳液，而招奔脉之上突，故曰皆从惊恐得之也。张子和谓惊为自不知，恐为自知，确甚。

三　奔豚，气上冲胸，腹痛，往来寒热，奔豚汤主之。

奔豚汤

芎穹二两　当归二两　芍药二两　半夏四两　黄芩二两　甘草二两　生姜四两　生葛五两　甘李根白皮一升

上九味，以水一斗，煮取五升，温服一升，日三服，夜一服（以四服各一升计之，当作煮取四升，否则宜云温服一升二合为是，其当日传写之讹耶）。

此平日阳明胃气，少阳膈气素壮，乍受惊恐，心阳既驰，而心血尤短，以致阳明少阳二腑之气，同上而争趋空处，而为奔豚之变症也。夫奔豚之义，原因北方亥气，冲突上焦，故名，不知三焦臣伏之用，从上制中，从中制下者也，上气因惊而虚，则上不能制中，于是阳明少阳之气，就近而两争之，故气上冲胸，亦如奔豚之象，故亦曰奔豚也。阳明少阳之气素壮，则中有以制下，而少腹之气，不能假道于胃与膈，而跳冲胸中，故方意绝不责下焦之有余，而但以黄芩清少阳之膈，生葛凉阳明之胃而已矣。其三焦滋息之源，则又从下化中，从中化上者也，心血因惊而亏

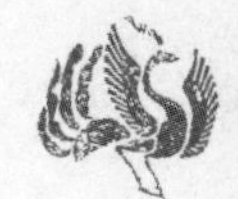

于上，则中吸旁吸胃与膈之精汁以自润，阳明液伤，故腹痛。少阳液伤，故往来寒热，以补血之芎归芍药为主，而以浮缓守中之甘草佐之，盖浮缓，则托高血药以上补心脏，守中，则持平血药以还补胃阴，然后以辛温之生姜，并填胸分之阳，以降敛之半夏，奠定二经之逆，殿之以甘李根之白皮者，甘李春花夏实，得少阳阳明之正气，其根皮尤为升发生阳之路，是又欲升其下焦之气，以中实阳明，旁实少阳耳。夫气上冲胸，而见腹痛及寒热二症，故知所冲者为少阳阳明之气，以李根白皮升下焦之阳，故知其非肾阴之上动，百世而下，当有以余言为不谬者。

四　发汗后，烧针令其汗，针处被寒，核起而赤者，必发奔豚，气从小腹上至心，灸其核上各一壮，与桂枝加桂汤主之。

桂枝加桂汤

桂枝五两　芍药三两　甘草二两，炙　生姜三两　大枣十二枚

上五味，以水七升，微火煮取三升，去滓，温服一升。

此心阳，心液两虚，而招肾阴之上冲者也，故方意单责上虚，而不责下实耳。盖以桂枝甘姜，补心中之阳神，而以芍药、大枣，滋其心液也。余详伤寒注，本条与伤寒之文小异，且方亦少更加桂一层，而其义则一也。

五　发汗后，脐下悸者，欲作奔豚，茯苓桂枝甘草大枣汤主之。

茯苓桂枝甘草大枣汤

茯苓半斤　桂枝四两　甘草二两，炙　大枣十五枚

上四味，以甘澜水一斗，先煮茯苓减二升，内诸药，煮取三升，去滓，温服一升，日三服。

甘澜水[①]法：取水二斗，置大盆内，以杓扬之，俟水上有珠子五六千颗相逐，取而用之。

悸者，跳动之状，与心下之虚悸不同，此条着眼在发汗后脐下悸六字，故知其欲作奔豚也。盖汗为心液，发汗后则上虚，上虚而脐下跳动，是下焦将匀其有余，以上赴空处之渐，故知之。但脐下动悸，是脐下之实者，当责也。故君淡渗之茯苓，以肾脏不可泻，泻膀胱之腑以泻肾阴耳。桂树嫩枝，辛温而柔软，具少火生气之妙，甘草以浮之，大枣以托之，是使桂枝生阳之性，确乎在心肺之夹空，而填其上焦，如雾之氤氲矣。夫桂甘大枣，意在补上，而且降奔豚之上逆者，亦须凭高弹压，水性下趋，况与茯苓先煮，则尤渗泄易下，恐失上焦之部位，故扬作甘澜，以乱其下趋之性，使少少留连，以完全其补高治上之功用而已。真穷工极巧之方也，此篇当与惊悸门方论参看。

胸痹心痛短气病脉证治第九

一　师曰：夫脉，当取太过不及，阳微阴弦，即胸痹而痛，所以然者，责其极虚也。今阳虚，知在上焦，所以胸痹心痛者，以其阴弦故也。

---

① 甘澜水：即把水放在盆内，用瓢将水扬起来、倒下去，如此多次，看到水面上有无数水珠滚来滚去便是。多取“甘澜水”不助肾气以用。

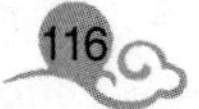

脉有伦类，盛则俱盛，衰则俱衰，此大较也。故凡诊脉者，当取其既有太过处，又有不及处，则不及者自为病，而有余者将乘之，而尤为不及者之病矣。即如其脉，关以前之阳部得微，关以后之阴部得弦，夫关前之阳脉微，则自胃脘上至胸中，其真阳卑弱而不能奋鼓，故病名曰痹。关后之阴脉弦，则自胃腑下至肝脏，其浊邪弦急而从上弹射，故症见心痛。所以然者，责在胸中阳位之极虚，故招下焦之上凌耳。二句，就主一边说，即后文栝蒌薤白及人参诸汤，填阳之案也。关前应胸分，关前之脉微，故知胸分之阳虚而病痹也。二句是自注，所以知其为胸痹①之故。弦脉，于脏为肝，于气为阴，于邪为寒，于症为痛，病胸痹而心痛者，正弦脉以肝脏阴寒之邪，上乘阳虚之所致也。二句就客一边说，即后文栝蒌薤白加半夏，及薏苡附子等汤，并乌头赤石脂丸，兼责中下二焦逆阴之案也。此与腹满寒疝第一条，寸口脉微弦，文虽同而大有分别，彼处之微弦，在寸口一部上见，盖浮之得微，而沉之得弦也。此处之微弦，是寸口与关上，或下与尺中两部分见，故三条曰寸口脉云云，关上脉云云，九条乌头赤石脂丸一症，虽未尝言脉，然就其症与方意细审之，又确为尺弦之候故也，又彼处心肺间，其无形之宗气虚馁，与此处同。而胸痹一症，多在当心之膈膜，其有形血肉中之气虚，故痹着而痛，且从孙络而痛彻于背也。大概无形之宗气，虚于大惊大吐，

---

① 胸痹：是指以胸部闷痛，甚则胸痛彻背，喘息不得卧为主要表现的一种疾病，轻者感觉胸闷，呼吸欠畅，重者则有胸痛，严重者心痛彻背，背痛彻心。汉代张仲景《金匮要略》中提出“胸痹”的名称，归纳病机为“阳微阴弦”，治疗上温通散寒方药有瓜蒌薤白白酒汤及瓜蒌薤白半夏汤等，与现代医学所指的冠状动脉粥样硬化性心脏病（心绞痛、心肌梗死）关系密切。

或忧戚所致，其病顿，略久而上不能御下者，则成惊悸，或便难而见吐衄等血。其不能提下者，又成半产漏淋，亡血失精诸候，并传变为本门之胸痹亦有之，当心之膈膜，其有形血肉中之气，又虚于形寒饮冷，及伤心诸事者居多。其病渐而在心后之脉络，故其曰心痛者，谓当心而痛，非心脏中之自痛也。

二　平人无寒热，短气不足以息者，实也。

短气者，宗气上虚，而逆阴凑之，则吸气艰于深入，入浅则出亦浅，故殊觉短而不足以息也。寒则肺拳，热则气闭，俱能短气，今外则似无病之平人，既无寒热之症，则其所以短气者，岂非上虚而邪凑之，以致气机不能深入之故乎。夫邪之所凑，其气必虚，留而不去，其病乃实，即第五条所谓留气结在胸中者是也，故曰实也。上照前条之极虚，故使客邪逗留而反实，下伏后方之攻实，故用橘枳厚朴以散痞也。

三　胸痹之病，喘息咳唾，胸背痛，短气，寸口脉沉而迟，关上小紧数，栝蒌薤白白酒汤主之。

栝蒌薤白白酒汤

栝蒌实一枚　薤白半斤　白酒七升

上三味，同煮，取二升，分温再服。

此言胸痹之全症也，喘息及短气者，胸中之本气虚，而胃邪实之，以致呼吸之气不能深入远出之义。肺气逆，故咳，肺液与气俱逆，故咳而且唾也。胸背痛者，胸中阴维阴跷之脉，其孙络与督脉，及阳维阳跷之在背者相贯，其痛从胸透背，故胸背阴沁而切痛也。寸口二句，又即首

条阳微阴弦而深细言之，盖寸口为胸之应，沉为阳不能上鼓，迟为气不能连续，是沉迟为微脉之根蒂，寸口外微而内沉迟，故知胸中之阳气极虚而病痹也。关上为胃之应，紧即首条之弦脉，与伤寒之紧脉不同，伤寒之紧脉，因寒气凝敛，脉从两头中缩而紧，其体常短，故曰形如转索，转索者，以中缩而紧也，弦脉之紧，因阴弛阳急，脉从两头扯拔而紧，其体较长，故曰状如弓弦。弓弦者，以绷急而紧也，胸膈上虚下吸有力，以致中焦之气奔之，吸张乘两就之势，故其脉数也。小紧数，犹言略略紧数之谓，盖终不比有余者之上射也。关上小紧数，故知胸病虚痹，胃以阴弛阳急之气赴之，而致痛矣。夫胸膈象天，常喜轻清，薤白气味俱薄，而性辛温，薄则应在天之气而走胸分，辛温则能迎导其阳气而发越之，佐以蔓生甘润，而善于通窍之栝蒌，蔓生则走经络，甘润而通窍，则又能入络脉，而行其阴中之气矣。然后以浮缓之酒托之，取气味俱薄之白酒者，一则以轻清应天，再则以少火生气，将阳回春满，从胸温络，而痹自愈矣。薤独取白者，以白具上行之性故也，且南方种之以供蔬，尝留白而就地刈[①]之，不数天而苗长如故，则尤见其上行之最速者矣。此胸痹之正病正方，单责胸分之阳虚，而未责中下者也。

四　胸痹不得卧，心痛彻背者，栝蒌薤白半夏汤主之。

栝蒌薤白半夏汤

栝蒌实一枚　薤白三两　半夏半升　白酒一斗

上四味，同煎，取四升，温服一升，日三服（以四升

① 刈（yì）：割（草或谷类）。

日三服计之，当缺夜一服三字）。

胸痹二字，包上条之脉症在内，后仿此，前条之症。因胸中自虚，下吸胃气，胃家本无上犯之意，犹胸中之谩藏冶容，诲其淫盗[①]耳，故以填阳通气之外，略无余议下及者，此也。本条之症，胸中之虚未甚，却以胃家之浊邪方实，以盛凌衰而贯注之，浊气上浮而不下伏，故不得卧，且胸分虚而客气上乘，犹之盗贼所经，于墙垣门径之低小残缺者，则一往趋之，心后之络，外通于背，阳虚而痹，墙垣之低小，门径之残缺是也。浊气从胸之心后而贯痹，故痛如在心，又从痹之络脉而贯背，故痛彻背矣。于前汤中，减辛温填气之薤白过半，故知胸中之虚未甚，君平胃降气之半夏而用至半升，故知以盛凌衰，为胃中之邪过实也，是此汤即第一条太过不及而两责之者。盖以栝蒌薤白本汤，责胸分之阳虚者十之三，加半夏为君，而责胃中之气实者十之七也。

岐黄论卧与不卧，明明说是气伏于阴分，则神明收藏，故得卧，气出于阳分，则灵醒发越，故不得卧。半夏粳米汤治之，覆杯即卧者，以半夏乘春发生，入夏将半，即归根复命而苗便枯，故名，是圣人取半夏之性降，能伏其气以入于阴分故也。佐粳米者，滋胃中之阴液以覆庇阳神，犹之衣被之用而已。李氏旧注，引甲乙本《灵枢》之意，而以半夏治不眠，谓半夏入少阳经，已乖仲景用在阳明之旨，至其谓为转运阴阳之药，阴阳得通，其卧立至，则平

---

① 谩藏冶容，诲其淫盗：即同《易·原辞上》语“慢藏诲盗，冶容诲淫”，意思是收藏财物不慎，等于教人来偷；女子打扮得过于妖艳，无异于引诱人来调戏自己，即祸由自取。

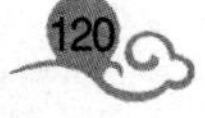

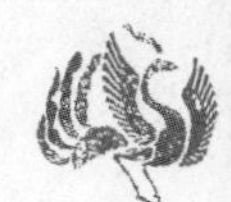

人之白日不欲卧者，其阴阳俱不通者耶，冤哉！

五　胸痹心中痞，留气结在胸，胸满，胁下逆抢心，枳实薤白桂枝汤主之，人参汤亦主之。

枳实薤白桂枝汤

枳实四枚　薤白半斤　桂枝一两　厚朴四两　栝蒌实一枚，捣

上五味，以水五升，先煮枳实、厚朴，取二升，内诸药，煮数沸，分温三服。

人参汤

人参　白术　甘草　干姜各三两

上四味，以水八升，煮取三升，温服一升，日三服。

胸分之阳虚，而下阴上凑，故心中痞。但痞之为病，常随阳气之起伏以为消长，故腹满时减者，痞之候也。今其气逗留而结在胸，以致胸满不减者，此留气也。譬之天地，寒云断脚，冷雾横拖，逗留于太虚，而不收不散之象，是从胃脘中路上浮，而已据胸中矣。加之胁下以肝胆之逆，从旁抢心，而争趋空处，此虽胸中阳虚之所招致，填膈之品，固宜首重以降逆阴，然其留气结胸，犹之贼据城郭，扫除之法，不得不与抚绥兼施矣。故以散气之枳实，开痞之厚朴为主，而先煮之者，其意以微风荡云雾而去留气也。然后以薤白、桂枝之辛温而甘者，填胸阳以引其气，以栝蒌实之甘寒而润者，走络脉以入其痹，犹之人尿、猪胆及柏叶等之反佐也，于是留气散而胸阳上复，则不治逆而逆将自靖矣。至于枳实、厚朴，欲并用其苦味以泄土邪，故久煮之以取其重浊。薤桂二味，欲单用其温阳

以通天气，故略煮之以取其轻清耳。人参汤亦主之者，盖人参补气，白术填胸，干姜散结开痞，甘草浮缓上托，使一团太和之气，氤氲胸中，上则旁导阳气而治痹，下则照临阴氛而消逆，其于留气之结胸者，舞干羽而有苗格化矣。

或曰：前汤是治全症之方，后汤是单治胁下逆抢之方。又曰：服前汤而留气已散，痞结已开，后汤所以愈痹，而为善后之剂也。二说虽与仲景一条，而主两汤之文例不合，然皆近理，故俱存之，以俟有识者之鉴定焉。

六　胸痹，胸中气塞，短气，茯苓杏仁甘草汤主之，橘枳生姜汤亦主之。

茯苓杏仁甘草汤

茯苓三两　杏仁五十个　甘草一两

上三味，以水一斗，煮取五升，温服一升，日三服，不瘥，更服（以煮五升，服一升按之，则日三服之下，当缺“夜二服”一语，盖“不瘥更服”，是“更作一服”之谓，若谓即服此二升，《金匮》前后诸汤，并无一剂分作数服，今日服一半，至明日服完，为更服之例也）。

橘枳生姜汤

橘皮一斤　枳实三两　生姜半斤

上三味，以水五升，煮取二升，分温再服。

胸痹上虚而中下之逆邪有二，湿与寒是也。肺性恶湿复恶寒，湿则肺滞，寒则肺敛，俱能使膈膜之痹处作痛外，而又能令其气塞且短也。湿气上逆者，以茯苓之温胸

燥湿者为主，佐杏仁以利肺窍，而以浮缓之甘草，托之上行而留恋之，则湿去滞通，而气之塞且短者可愈矣，故主之。寒气上逆者，以辛温之橘皮为君，温则暖膈，辛则散结也，生姜祛寒止逆，而性复宣通，与犀利之橘皮相济，则成和风爽气之象，然后佐以破留气之枳实，则寒去而肺畅，气之塞且短者亦愈，故曰亦主之，然二汤皆微弦两责之方也。

七　胸痹，缓急者，薏苡附子散主之。

薏苡附子散

薏苡仁十五两　大附子十枚，炮

上二味，杵为散，服方寸匕，日三服。

此即前条茯苓杏仁，及橘枳汤之合症合方也，缓急统胸痹之全症而言。凡喘息咳唾，背痛短气，及不得卧等候，有时而缓，有时而急者，以其人之脾胃，素有客湿客寒之邪，上冲下伏之所致也。夫阴阳五行，生扶囚谢之化，人身之脏腑，与天地准，故火土之气衰，而水木为妖者，得丙丁戊己而持，得壬癸甲乙而甚，持则病缓，而甚则病急者，一也；且湿气浸淫，寒气劲迫，是湿邪为害尚缓，而寒邪为害则急者，又一也。故其谓病痹之人，其诸痹症，或缓或急，此湿寒之气在中焦，以上窥胸阳之往复，而为更迭入寇之象。故主祛湿利水之薏苡者，即上条茯苓甘草杏仁汤之义，配温中行阳之附子者，即上条橘枳生姜汤之义，而进之者也。至杵为散而连服其渣质，则留连胃中，使寒湿既去，而其干温之化，还浮于太虚，则填胸贯络，而痹自愈，此虽似乎单责阴弦之脉。注意在讨贼一边，不

知荡平之后，阳微大振，而贺太平者，却正在朝廷也。噫，神矣哉！

八　心中痞，诸逆，心悬痛，桂枝生姜枳实汤主之。

桂枝生姜枳实汤

桂枝　生姜各三两　枳实五枚

上三味，以水六升，煮取三升，分温三服。

痞及诸逆之由于胸阳虚馁者，详已见。心之所以如有依辅者，真气为之旁薄故也，真气上虚，则心无凭借，有如空悬之状，故曰心悬。胸为阳位，阴邪留之，则阴阳不相宜，而阴沁作痛，故曰心悬痛[①]也。以辛温之桂枝生姜填其气者，所以治其心之虚悬，以苦温开痞之枳实破留气者，所以除其痛耳。大概即五条枳实薤白之汤意而变易之者也，此及下文二条，又就胸痹之症而推广言之。盖谓胸痹者，见种种等候，固宜主此，然不必执定胸痹。凡上虚而下气上犯，以致留而不散者，俱主之，故于条端，既不冠胸痹字，而且曰诸逆云尔（心悬应阳微而痛，应阴弦亦是确解）。

九　心痛彻背，背痛彻心，乌头赤石脂丸主之。

乌头赤石脂丸

乌头一分，炮　赤石脂一两　附子半两，炮　干姜一两　蜀椒一两

上五味，末之，蜜丸如梧子大，先食服一丸，三服不知，稍加服（梧子大者服一丸，恐有误）。

---

① 心悬痛：心痛而有悬荡感的症候，多因水饮、寒邪、气逆所致。

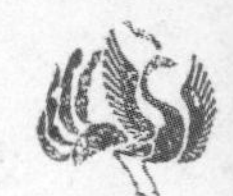

细按症治，其脉亦当阳微阴弦。但微脉固在寸口，而阴弦之脉，当在关以下之尺中耳。人身心胸中之真阳，外为周身卫气之根，内为中下二焦之主，真阳上虚，而脾胃之邪，就近犯之，则为四、五、六、七等条之症。若夫肾为牡脏[①]，肝居至阴之下，其虚寒之邪，比之吴楚诸夷，周室既衰，而泽国蛮荆亦来远窥王室矣。然肝肾之阴邪上犯，较之中土之逆为尤甚，故心痛彻背，与四条之症既同。而胸阳内亏，卫气衰薄，寒从背入，且与下阴之逆，起而贯痹者，同类而两相感召，故背痛而又内彻于心也。夫三焦之化，阳从底生，盖以命门之温热，蒸熟水谷，而化悍气，然后上熏如雾，而贮为胸阳者也，况本症又属下焦之寒逆乎？是非温下以温上不可也，故以乌头之老阳，壮先天之元气，以附子之生阳，发后天之化气，取蜀椒之辛敛者，所以补其阳而封之固之也，取干姜之辛散者，又所以种其根而升之举之也，总交于气重色赤之石中脂髓以为使者，气重，易致下行，色赤，偏宜阴脏，石中之脂髓，岂非欲其入精血中，而温资始之化源乎？丸非汤散之仅行上中者可比，且先食服之，故知其责在下焦也。弦脉主痛，今心痛彻背，背痛彻心，皆由于肝肾之邪，故知其阴弦在尺中，而非三条之所谓关上脉云云者也。

凡胸无痹病，而乍中寒者，亦有心背彻痛之症，并主此丸，故曰，此与上条俱就胸痹之症，而推广言之者。

---

① 牡脏：五脏中之属于阳者为牡脏。《灵枢·顺气一日分为四时》：“肝为牡脏……心为牡脏……脾为牝脏……肺为牝脏……肾为牝脏。”

腹满寒疝宿食病脉证治第十

一　趺阳脉微弦，法当腹满，不满，必便难，两胠疼痛，此虚寒从下上也，当以温药服之。

趺阳，足阳明脉也。其脉微弦，微为胃中之阳土虚弱，弦为肝木之脉，木乘弱土，而凌其所胜，则其气尝纵肆于中部，故法当腹满。若趺阳脉微，而腹又不满，则是微为中气不足，不能传送，弦为寒燥津液，故必便难。两胁曰胠，少阳之部也，微为中焦之膈气不足，不能捍御，弦为肝邪有余，上冲少阳，故两胁板疼而切痛。盖便难者，气机不下畅，故变为上逆矣。此虚二字，当少顿，犹云此因中虚，而下焦之寒气上冲阳位故也。温药，当指十五条之大黄附子汤，并理中四逆辈而言。

门人问曰：弦脉气削，是为寒诊，夫子言之有素，颇闻梗概，然虚寒之脉，理宜泄泻，今又云寒燥其津液，而有便难一症，是何理也？答曰：阳脏得暴寒，则下生泄注，阴脏得固冷，则内结便干，此天地之化，当春夏之阴晦，则云行雨施，入秋冬之严肃，则冰坚水涸矣。又曰：同一趺阳之脉，微而且弦，何以有腹满胠痛之异乎？曰：胃中之腑气微，则弦脉下寒之邪，从中行直上，故腹满，胃外之膈气微，则弦脉下寒之邪，从两旁挟上，故两胠疼痛矣。

二　病者腹满，按之不痛为虚，痛者为实，可下之，舌黄未下者，下之，黄自去。

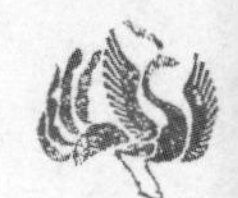

虚痞无形，故按之不痛为虚，热实有形，故按之痛者为实，承上文言寒气上冲而腹满者，当服温药。若实痛者，则又非温药之例，而为可下之症也。胃中热实，则火土之色上浮，故舌黄，未经下过者而下之，则热实下散，而火土上浮之色必消，故黄自去，则既经下之而黄尚未去者，是为虚热，其主竹叶石膏之候耶。

三　腹满时减，复如故，此为寒，当与温药。

腹满不减，固为热实，即或少减，亦有胃气渐复，而其热实之满，亦渐次消下者，故犹不得直断为寒也。惟时减而复如故，则知人身之微阳有起伏，阳起则如阴晦欲霁[①]，太阳一照，而山岚海氛有卷藏之象，故其满时减，阳伏则又如方晴复晦，阴云郁蒸，故其满复如故，此非寒气上冲之满而何？是当与辛甘之温药，益阳光以消阴气矣，此又申明首条宜温之诊法。

四　病者痿黄，躁而不渴，胸中寒实，而利不止者，死。

承上文言腹满之人，阳气垂亡，又有温之而不受温之死症，病者，即上文所云腹满者，是也。痿，指面无生动之神气而言；黄者，脾色外窜之应；躁则浑身毛窍，如有芒刺，亡阳之汗将作也；不渴，则内无阳热可知；胸为阳位，今寒邪固蔽，由腹满而上实胸中，于是寒气凭高鼓吹，而下利不止。夫痿黄为脾阳中绝，躁为肾阳外绝，不渴为胃阳内绝，胸中寒实，为胸分之阳上绝，利不止，为元阳下绝，纵以大剂姜附温之，其能使既冷之灰复热乎？

① 霁（jì）：雨雪停止，天放晴。

故死。

五　寸口脉弦者，即胁下拘急而痛，其人啬啬恶寒也。

寸口上应膈气，为肺金之部，寸口脉弦，则肝木之寒邪，上冲胸分之两旁，不但纵以乘其所胜，而凌跌阳之胃土，并横以乘其所不胜，而犯太阴之肺金矣，故胁下拘急而痛者。肝邪上乘，肺气缩而不舒之应也，肝为阴脏，又寸口之部，亦外应表气，今其脉上乘寸口，则阴气外出以干阳位，故恶寒也。啬啬见伤寒论注，此申言首节两胠疼痛句。

六　夫中寒家喜欠，其人清涕出，发热，色和者善嚏。

脏腑诸阳之气，其在人身也，如轻烟薄雾，周流匀满，故经脉安和。中寒，则脏腑之本气，为寒所逼而内伏，经络之余气，为寒所逼而上浮，上下薄引，则经脉乍弛，而络脉乍满，经脉乍弛，故喜实其气而腰欲伸；络脉乍满，故喜引其端而口辅呵欠也。李氏引《内经》“太阳司天，寒气下临，心气上从，寒清时举，鼽涕数欠”，与此处之欠颇合。其引阴气积于下，阳气未尽上浮，阳引而上，阴引而下，阴阳相引，故数欠。是平人卧起之欠，并非倦怠欲卧之欠，与本文中寒喜欠者何涉？至其云欲入于阴，或阴加于阳二语，并不知《内经》所言阴阳上下相引之义，更误。《内经》之意，盖谓阴气将积于下，阳气未尽上浮，故阴阳各相引于上下，而中虚作欠，则欲入于阴，或阴加于阳，为何语耶？若倦怠欲卧之欠，则又系阳气将伏于下，阴气未尽上浮，阳引而下，阴引而上，阴阳相引而欠矣，故曰并非倦怠欲卧之欠也。其人，中寒喜欠之人，肺脏恶寒而开窍于鼻，肺寒，则自出其液，而推逐其所恶于上窍，

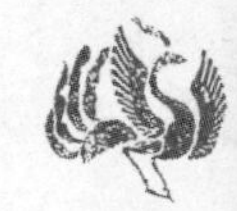

故清涕。清涕者，金寒水冷之应也，肺合皮毛而主气，寒则气郁而不与皮毛相合，故发热。色和为阳气未服之应，嚏从搏击而出，其象为雷，盖肺能奋发而搏击，以出其郁寒之义也。仲景盖谓中寒喜欠之人，肺气不能震作而嚏，但出清涕，则肺已受寒，而其气自阻，与皮毛之气两相怫郁，故必发热。若其面色冲和，知阳气自胜，肺尚有权，故能奋发而搏击，以出其郁寒矣。然则中寒喜欠者，但得色和善嚏，其不发热可知也。

此及下文三条，又论外寒中人，而成腹满之症。本条言中寒而有嚏以出之者，有不能嚏出而发为表热者，此虽非腹满正文，然实为中寒腹满之来路。故首及之，非泛言中寒之外感已也。二条正言中寒之腹满，三条言中风冷之人，本不腹满，因误下而致成腹满之症也。

七　中寒，其人下利，以里虚也。欲嚏不能，此人肚中寒。

中寒之人，但凡下利，则脾胃之阳气里虚，而腹中受寒，故不能分别水谷而下利也。脾肺同属太阴，脾阳不振，肺气可知，故不能嚏以出之矣。曰肚中寒，则腹之作胀，已在言外。（中，去声。）

八　夫瘦人绕脐痛，必有风冷，谷气不行，而反下之，其气必冲，不冲者，心下则痞也。

肥人阴津不亏，瘦人阳气不亏，此定理也。今以阳气不亏之人，而绕脐作痛，则知痛非下焦虚寒上乘，明系风冷从脐入腹，而为邪正相持之痛也。但风冷在腹，脾胃之阳，失运动之用，故谷气不行者，常也，是宜桂枝加芍汤，外加干姜细辛，以驱风散寒为合，乃误以谷气不行为积滞，

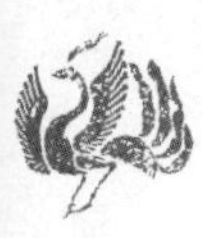

而反下之，则气机因下而下陷者，必反浮而上冲胸膈，以致喘急矣。若不从胸膈上冲，则胃阳亏于寒下之药，而下阴上乘胃脘，遂致痞塞腹满矣。夫以阳气不亏之瘦人，误下之变，尚如此，则肥人而阳气衰者，其害可胜言哉。前两条是从肩背所感之寒而言，此条又是从口鼻及腹脐所感之风寒而言也。

九　病腹痛，发热十日，脉浮而数，饮食如故，厚朴七物汤主之。

厚朴七物汤

厚朴半斤　大黄三两　枳实五枚　桂枝二两　甘草三两　生姜五两　大枣十枚

上七味，以水一斗，煮取四升，温服八合，日三服，呕者，加半夏五合；下利，去大黄；寒多者，加生姜至半斤。

此表热日久不解，热伤胃液，以致内实之腹满也。言病腹满之人，发热已十日不解，则津液热伤，是症已可据。其脉浮而且数，夫浮为在表，以应发热，数为在腑，以应胃热，是脉又可据。饮食如故，则所进不少，是水谷又可据，其腹满之为胃实无疑。然因发热十日所致，且其脉尚浮数，则又不得遗表热，而单攻腹满，是宜主厚朴枳黄三物。援承气汤之例，攻症之腹满，并责其脉之数，桂甘姜枣四物。援桂枝汤之例，解症之发热，并责其脉之浮也。于承气去芒硝者，因饮食如故，则知胃为经表之移热，而非邪入中土之候，故不使咸寒者损胃阳也，于桂枝去芍药者。因已有厚朴之降，大黄之沉，少留其走表之性，故不

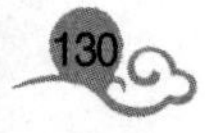

使酸敛者，过牵其发散也，呕者，下气上逆，半夏降逆，故加之。下利无积滞，而腹满又为虚痞矣。大黄伤胃阳，能令虚痞益甚，故去之。胃阳虚寒，则下阴上塞，故腹为之虚满，生姜能填胸中胃中之阳，排降阴逆以消满，故寒多者加之。曰寒多者加至半斤，则原方之桂甘姜枣，不但解表，并亦填其中气，而助下运之机者乎。仲景之方，真常山之蛇也。此承六条中寒喜欠，清涕出，发热等句，而言其变症也。

十　腹中寒气，雷鸣切痛，胸胁逆满，呕吐，附子粳米汤主之。

附子粳米汤

附子一枚，炮　粳米半升　半夏半升　甘草一两　大枣十枚

上五味，以水八升，煮米熟汤成，去滓，温服一升，日三服。

此承七条中寒下利而言，故直接此人肚中寒，而曰腹中寒气也。阴阳相搏，故雷鸣。寒邪凝敛，故切痛。胸为太阳之部，胁为少阳之部，实邪上凌阳位，故逆满也。呕吐者，胃中阳气，为寒所逼，而有欲遁之象。夫腹为阳明之署，雷鸣切痛，以及呕吐，是其本症。合胸胁而并见逆满，则太少二阳之署，几几乎有阴寒蔽塞之势矣。故主附子之大热，交于守中之甘草，温胃之粳米，而引至阳明之腹，盖以扶阳者胜阴也。然后以大枣填上焦，半夏泻阴气，而胸胁自平，呕吐自止矣。七条曰中寒，其人下利，以里虚也，盖先以里虚，遂中寒而下利，后以下利，遂寒逆而里益虚，故见种种之候也。

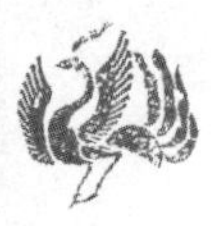

十一　痛而闭者，厚朴三物汤主之。

厚朴三物汤

厚朴八两　大黄四两　枳实五枚

上三味，以水一斗二升，先煮二味，取五升，内大黄，煮取三升，温服一升，以利为度。

此及下条，当从上文作一节。盖腹中寒气之症治，上文已完。此又因上文之症，旁及风寒入腹而化热者，与下卷十六篇吐衄门病患面无血色一条同例。《金匮》之省笔，多用此法，细读前后三条之文气自见。言下利里虚，固宜大温大补如彼，若雷鸣等症全具，其人痛而便闭者，则又以气不下通，而实热之邪势由上逆，故见种种急切之候也。厚朴降气，枳实泄气，大黄下气，则闭者下通，而诸症自息，岂止痛止云乎哉？

十二　按之心下满痛者，此为实也，当下之，宜大柴胡汤。

大柴胡汤

柴胡半斤　半夏半斤，洗　黄芩三两　生姜五两　大枣十二枚　大黄一两　枳实四枚　芍药三两

上八味，以水一斗二升，煮取六升，去滓，再煎，温服一升，日三服（以一升三服计之，则再煎下，当有取三升三字）。

若雷鸣等前症具，而按其心下满痛。心下为胃之应，按之满痛，是有形之积聚在胃，故为内实而当下之也。但不主大小承气，及调胃等汤，而独任大柴者，以前症之胸

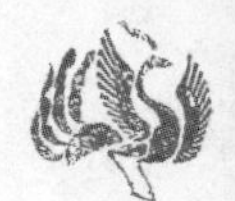

胁逆满，及呕吐等候，系阳明腑实。因而溢出少阳之部者居多，故以柴半黄芩为主，降少阳部署之逆，所以治胁满，并止其呕吐也，以姜枣填太阳部署之气，使下焦不得上犯，所以治胸满，并止其雷鸣切痛也。然后以大黄之寒下，枳实之消散，总托于酸敛之芍药，而并力下趋耳，此岂大小承气及调胃等汤所能胜任者乎？

十三　腹满不减，减不足言，当须下之，宜大承气汤。

大承气汤

大黄四两，酒洗　芒硝三合　枳实五枚，炙　厚朴半斤，去皮炙

上四味，以水一斗，先煮二物，取五升，去滓，内大黄，煮取二升，去滓，内芒硝，更上火，微煮一二沸，分温再服，得下，止服。

腹满时减，以阳气有起伏，阳起则阴伏，故其满有时或减，此为虚痞[1]，若腹满昼夜并不减动，及些小减去而不足言减，犹云算不得减，此为胃脘渐下渐实之应，故与腹满不减者同，宜大承下之而无疑也。李注大谬，方论见伤寒注本方下。

十四　心胸中大寒，痛呕，不能饮食，腹中寒上冲，皮起，出见有头足，上下痛而不可触近，大建中汤主之。

大建中汤

人参二两　干姜四两　蜀椒二合，炒去汗

上三味，以水四升，煮取二升，去滓，内胶饴一升，

---

① 虚痞：指无物无滞的痞证。由饮食伤中，劳倦过度，或脏腑阴阳亏损，气机斡旋无力所致。

微火煎取一升半，分温再服，如一炊顷，可饮粥二升，后更服，当一日食糜，温覆之。

此亦口鼻及腹脐所中之寒也。寒从皮毛经络袭入，则先见表症，如头痛、恶寒、发热等类，而后入里，或止病表而不入里者亦有之，详《伤寒论》中。寒从口、鼻、腹、脐袭入，则先见里症，如腹满、呕痛、下利等类，而后出唇口，或止病里而不及出表，遂致不救者比比也。条中曰心胸中大寒云云，备言里症而不及表症一语，故知为口鼻及腹脐所中之寒，而未及出表者也。痛呕当指胃脘而言，寒气切责阳位，故痛；胃阳不能自安，故呕。中土虚寒，失运饮化食之用，故不能饮食也。腹中寒冷之气，上冲胸分，言病者之自觉也。阴阳相搏，腹皮鼓起，出见如有头足之状，言旁人之可外见也。阴寒之邪，上则抬高阳气，而令阳位逼侧，故上痛不可触近，下则直入少腹，而与浊阴凝沍[①]，故下痛不可触近也。夫心胸中大寒，与上下痛而不可触近，由于腹中寒气，上充下满之外，而其余气，犹见之于外鼓，而至皮起如有头足，则中焦脾胃之真阳虚极，故令阴寒上肆下横如此。是不得不大建其中气，而以扶阳者胜阴矣。诚以干姜、蜀椒，大辛大温，大辛散寒，大温聚气，加之甘平峻补之人参，充满姜椒之性，而鼓动之，然后以米汁所成之甘胶，微火煎配以为使，盖取米扶胃气，甘守中宫，遂觉辛甘温暖之神，融成一片，化工春气，其与惟王建中，妖氛自息者，同功合德，此仲景命名之深意也。至其汤后曰如一炊顷，可饮粥二升，又曰当一日食糜，

---

① 凝沍（níng hù）：结冰，冻结。

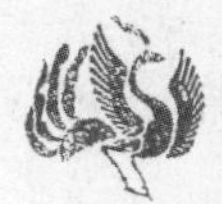

温覆之。经曰：大气一转，其气乃散。所中之寒，其意欲如服桂枝汤之法，将解于阳回之自汗乎？若但云恐中寒挟食，故饮粥食糜，恐感寒复寒，故令温覆，则犹得其浅而未得其深者也。

门人问曰：如法服大建中而不得自汗，所中之寒，将何所解散乎？并何变症耶？答曰：此问亦不可少，夫脏腑与经络相通，口鼻及腹脐所感之寒，脾胃先受之，及中焦阳气一转，则内邪托出经络，且从阳气之化，而发为表热者，常也。此条之症，因中气虚微，不能载出，故不一见表症。服大建中而解于自汗，中气大振，一箭透重铠之力也。倘服此而不汗，如强弩之末，不穿鲁缟[①]，将内症消，而发为表热，变桂枝加附子汤，或麻附细辛汤等症居多，否则不发表热，脾家实，腐秽当自去，解于自下利者，亦十之一二也。

本门是论腹满，每条当寻腹满处，腹中寒上冲，及上下痛而不可触近，俱有腹满在内，不可不知。

十五　胁下偏痛，发热，其脉紧弦，此寒也，以温药下之，宜大黄附子汤。

大黄附子汤

大黄三两　附子三枚，炮　细辛二两

上三味，以水五升，煮取二升，分温三服，若强人煮取二升半，分温三服，服后如人行四五里，进一服。

此从首条不满，必便难，两胠疼痛，此虚寒从上冲等

---

① 鲁缟：缟，是一种白色的薄绢，以古时鲁国所产为最薄最细，故称鲁缟。

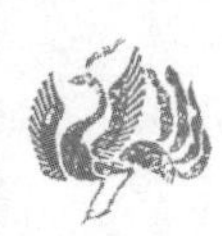

句，而申言之也。人身之心胸，即天之太虚，其两胁，即天之四垂也。心胸之真阳充满，有如日光暄赫，阴氛自化，不特太虚清明高远，即天之四垂，云消翳净。古诗“晴川历历汉阳树”，颇能道出神境，复何胸满胁满之病乎？惟如首条趺阳脉微弦，微则阳光失德，弦则地气冒明，故曰法当腹满者，岚浮氛起，直上以塞太虚之象也。否则，微为乾健不施，弦为坤顺失正，故曰不满必便难，两胠疼痛者，云斜气横，旁分以阴四垂之象也。知此，则首节与本条，及各条之症，其病机偏正高下，可会其全神矣。盖谓五脏中，惟肝居至阴之下，其性阴寒善逆，本脏中阳神秉政，则冲和调畅，故动则主生，而化则为道，若其脏真之阳自虚，则阴寒之性，上逆而为祸矣。阳明之气虚，从胃中而上犯胃脘，则为腹满等症，少阳之气虚，从膈旁而斜穿两胠，则为胁满等症。夫腹满胸满，除实症用下外，凡下寒上冲者，已立附子粳米，及大建中之法，其少阳之气虚，因而旁穿两胠，以致胁下偏痛，并膈气微而不能传送，先见便难，后则气浮于上而发表热，其脉紧弦，紧则为寒为痛，弦则主肝主逆，紧从弦断，则寒而致痛者，由于肝脏阴寒之气上逆可知，故曰寒也。因便难而蒸为表热者，宜下之以通其便难之气，则经络之热可解，膈气微而招阴脏之寒逆者，宜温之而填其上焦之气，则逆痛可下，温药下之，两不相背矣。盖大黄之苦寒，与附子、细辛之辛热相偶，膈气喜附子、细辛之温，却暗得大黄以下泻其逆满，贼阴亲大黄之性，却误吞附子、细辛而自化其阴翳。譬之帝王，德礼相成，恩威并济；譬之天地，春雷不怒，伏雨长生之道也。至其煎法服法，另开生面，与寻常略不相同。

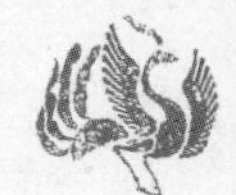

寻常利药，必先煎大黄以为主，而后入诸药，使随其攻下之性，此独同煎，其不注意用下，一也；寻常作三服者，多曰日三服，此独令如人行四五里，即进一服，其罔顾虑并力峻下，二也。盖以首节便难二字，不过因阳微不能传送，而难于便，与内实便闭者不同。又此方以温药牵制大黄之性，而不十分寒下故耳。

门人曰：夫子以本文为申言首条之症，本文虽无便难字样，然以胁下偏痛及发热二症，便公然下以温药，其为申说首条似矣，但首条言脉曰趺阳微弦，此条虽亦言弦，却曰紧弦，而并不言微，恐作承首条之语，或失之牵强耶，抑其中另有奥旨乎？答曰：首条兼言主虚，故曰微弦，此条单言客实，故曰紧弦，且微弦，尚有主在，紧弦，则客代主人矣，由微而进于紧，即奥旨也。

十六　寒气厥逆，赤丸主之。

赤丸方

茯苓四两　半夏四两，洗　乌头二两，炮　细辛一两

上六味，末之，内真朱为色，炼蜜丸如麻子大，先饮食，酒下三丸，日再，夜一服，不知，稍增之，以知为度（方内止四味，其曰上六味，则六字为四字之讹耶，抑本方失去二味耶？愚窃伤寒直中厥阴及少阴诸方之意而拟补之。或可加干姜桂枝乎，盖干姜散寒愈厥，桂枝通阳，止逆故也，敢存此以质高明）。

厥，谓寒战，如头振齿介及浑身筋惕[①]之类。此出于

① 筋惕：是指面部肌肉不自主的抽动的一种病症。

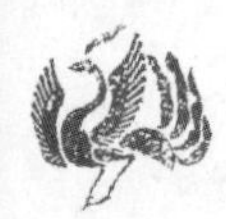

肝，肝中阳气自虚，又或为外寒所逼，微阳深伏至阴之下，而逆阴自动，譬之严冬，真阳在泉，日光阴晦，阴风忽起鸣条走叶之象，故厥还者必发热。以阳气伏而必起，阳起则阴伏也，厥不还者死，阳绝不能自还，故主死耳。四逆者，四肢逆冷，轻则在胫腕，重则至肘膝，此起于胃，胃中饮食所生之精悍，由脾肺而贯手足之四末者为顺，胃为客寒所中，或肝肾之贼阴犯之，或停食贮饮等类，皆能使胃系塞，而其阳自伏，不能外贯手足而逆冷，故曰逆也。若各因其邪而分别治之，令胃中之精悍一通则愈，此厥逆之所由分也。然厥症必兼四逆，以肝木之阴邪，能贼胃气，故言厥者，必曰厥逆。四逆之重症，亦有见厥者，以胃阳自虚而见伏，遂下招肝木之外侮，故言逆者，亦间曰四逆而厥云。要之因厥而逆，则重在厥，厥愈而逆自通，因逆而厥，则重在逆，逆通而厥亦自愈，然则成氏谓厥甚于逆，自是定论。王履[①]乞乞议之，真盲人观剧，而妄述于妇人女子之前也。

盖谓肝肾之虚寒上冲，而真阳下伏，因寒战及头振齿介等症而厥，遂致木邪乘土，又跌阳负于少阴，而胃气中阻不贯手足而逆，此责在肝肾之虚寒，故当以治厥为本，厥而致逆，不必责阳明之胃，前所谓厥温而逆自通也。赤丸温下焦之阳，其主之也，不亦宜乎。乌头为隔年之老阳，较附子之性颇缓，而为下行旁行之品，且附子侧子，俱其

① 王履：字安道，号畸叟，又号抱独老人，元末明初医学家、画家、诗人。学医于朱丹溪，是其门人，尽得朱氏之学。《古今医统》称王安道“学究天人，文章冠世，极深医源，直穷奥妙”，《四库全书提要》称其“实能贯彻源流，非漫为大言以夸世者”，代表作《医经溯洄集》。

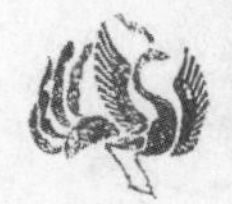

所生，老阳之气坚定，性缓，则不致水火相激，而厥逆愈张，下行旁行，则直达肝肾，附侧为其所生，则又能通脏真之气，而生之长之矣。阴气上逆，寒饮必升，故用茯苓淡渗之，且即从小便而下泻其逆也。半夏降上焦之逆，细辛通经络之阳，故用以为佐焉，真朱，即水银所烧之朱而不杂假者，水银为至阴之类，烧以为朱，则色红性重，取直走下焦而通阳气，故内此以为色焉，酒性温而通经，盖温以愈厥，通经以愈逆，故以之为下药之使耳。

十七　腹痛，脉弦而紧，弦则卫气不行，即恶寒，紧则不欲食，邪正相抟，即为寒疝，绕脐痛，若发则白汗出，手足厥冷，其脉沉紧者，大乌头煎主之。

乌头煎

乌头大者五枚，熬去皮，不㕮咀

上以水三升，煮取一升，去滓，内蜜二升，煎令水气尽，取二升，强人服七合，弱人服五合，不瘥，明日再服，不可一日再服。

腹痛，指脐之上下而言，即下文绕脐痛是也。脉弦而紧，就下文卫气不行，不欲饮食观之，当单指阳明，不概六部而言。以腹痛属阳明病，故就其部位诊之，是知篇首趺阳二字，一直贯至终篇也。弦从浮见，紧从按得，故以而字断之。且下文言紧，即曰沉紧者此也，疝者，气病也。五脏俱有之，然肾为水脏，肝居至阴之下，故二脏病此者独多。夫阴脏贵阳气，阳腑重阴津，此阴阳各喜配偶之性情，倘本脏之真阳自虚，则阴气与客寒外湿两相暗召，而伏结于杳冥，若他脏及别腑之阳气各胜，则如太平

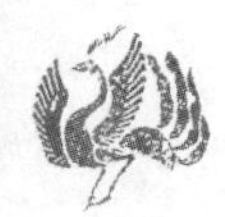

之世，非无匪类，而潜踪乡曲，不为民害。倘阳明之气虚，则如本条之症，而入犯中州，故腹脐为病；少阳之气虚，则如次条之症，而旁据两辅，故胁下为病；太阳之气虚，则如三条之症，从腹及胁，而又外侵边鄙，故为手足不仁，及身体疼痛等症。甚至阴气上浮阳位，留连不去，变成假热，如四条之脉症，不下其寒，几几乎有怀宗流寇之祸矣。故其字从山，山之为物，阳上实而阴下虚，其卦为艮，阴下连而阳上断，其变为泽，故晴明之候，清泉白石，艮止于覆盂①，而阴晦之时，冷雾寒云，兑张而吐气，此古人命名为疝，而从山之意也。仲景谓腹痛之人，诊其阳明之脉，举之见弦，而按之得紧，弦为肝脉，又为气削之应。夫卫气者，阳明腑中谷气所化之精悍为之也。今见肝脉，是土受木邪，其气削弱，不能行其精悍，而出为卫气可知，故即当恶寒，紧为痛脉，亦为寒诊，是虽应腹中之痛，而寒气在胃，则胃阳之不能化物又可知，故不欲饮食也。盖胃中正气略胜，则阴脏之邪下伏，胃中正气略负，则阴脏之邪复起，故邪正相挎者，是寒疝之所以为病也。胃当脐之内，故其症绕脐而痛，以下又从邪正相挎句而申言之，盖正胜，则有时不发，若发，则阴邪上乘，而虚阳上遁，故白汗出。肝肾之逆阴起，而胃阳中伏，不但不行卫气而恶寒，且手足厥冷而逆矣。其脉沉紧，沉为在里，沉紧为在里之脏气阴寒，大乌头煎，其可已乎？以老阳坚定之性，用甘缓之蜜，熬以为煎，而尽去其水气，不恃柔以济刚，恐水气易渗，盖欲其留恋胃中，独扶阳明之

① 覆盂：典故名，典出《汉书》卷六十五《东方朔传》，亦作“覆杅”。倒置的盂，喻稳固、安定。唐·颜师古注：“言不可倾摇。”

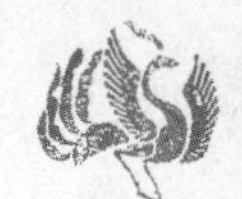

意也。

白汗，诸经无此名，江浙乡语呼大汗为白浮汗，道家黑白者，阴阳之别名，亦太极之图象也。意者，黑满而白亏，其阴盛而格阳上浮之谓乎，录此备考，亦礼失而求诸野之意云尔。愚谓白与自颇形似，白汗者或自汗之讹耶。

十八　寒疝，腹中痛，及胁痛里急者，当归生姜羊肉汤主之。

当归生姜羊肉汤

当归三两　生姜五两　羊肉一斤

上三味，以水八升，煮取三升，温服七合，日三服。若寒多者，加生姜成一斤；痛多而呕者，加橘皮二两，白术一两。加生姜者，亦加水五升，煮取三升二合，服之。

寒疝、腹痛，详已见。少阳之气虚，疝气从腹而旁穿两胁，以致胁痛，并胀满而里气急切者，皆阳位不受阴邪之应。羊肉甘温补气，为胃家之所喜，佐以辛温之生姜，不特功能散寒，且温胃而提其气以温肺，然后使以苦温气重之当归，从胸注胁，盖又领肺金之暖气，以达肝胆之乡，因而遂消其寒疝者也。疝虽阴脏之邪，然必合客寒以为内结上冲之势，寒多，谓客寒独重也。生姜既能温脏阴而使之下消，尤能散客寒而使外出。本方之外，加至十一两者，其亦通阳气以资自汗，而驱客寒外散乎。疝气逆甚，则痛多而呕，橘皮香细而气散，味辛而性温，为走肝消逆之品，故加之。凡逆甚者必由膈虚，白术填上焦之空，故亦加之耳。

十九　寒疝腹中痛，逆冷，手足不仁。若身疼痛，灸

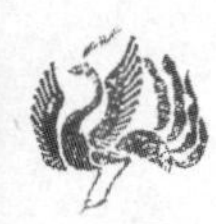

刺诸药，不能治，抵当乌头桂枝汤主之。

乌头桂枝汤

乌头

上一味，以蜜二斤，煎减半，去滓，以桂枝汤五合解之，令得一升后，初服二合，不知，即服三合；又不知，复加至五合。其知者，如醉状，得吐者为中病。

寒疝腹痛逆冷，详已见。若其人太阳胸分之阳虚，则疝气从腹上胸，且从胸而外出太阳之经络矣。夫手足为阳气之充，寒疝之邪逆之，则其中似有捍格①，而为顽厚②之状，是不仁也。身体有通阳之脉，寒疝之邪逆之，则其中如有阻滞，而为胀满之状，故疼痛也。以灸刺治经，其如病之本在脏，以诸药治里，其如病之标又在经，故皆不能治也。惟抵当乌头桂枝汤主之者，以乌头及蜜合煮，即前条乌头煎之义。所以温胃阳，而消寒逆之疝，则腹痛逆冷内愈，此治其本也。以桂枝汤解而合服之者，桂枝本汤，为行阳走表之剂，且以乌头煎为佐，则又能从手足身体，而除寒解疝，其不仁、疼痛等症，焉有不外愈者乎？此治其标也。合标本内外而并治之，其主之也宜矣。如醉状，倦怠不宁之貌，盖将飞者翼伏，阳气缩而欲伸之象，得吐中病者，吐能提气，亦大气一转，其病乃散，阳胜而阴自化之理也。名之曰抵当者，与伤寒之抵当汤丸同义。盖伤寒之汤丸，为抵敌其热，而当住攻心之势，且泻热者

① 捍格：互相抵触，格格不入。语出《礼记·学记》："发然后禁，则捍格不胜。"

② 顽厚：粗厚，不细腻。

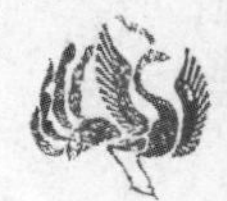

宜下，故病去于利。此症之汤，为抵敌其寒，而拦当熄火之机，且温上者宜提，故中病于吐耳，乌头无枚数，以本方用蜜二斤，与乌头煎之用蜜二斤准之，当亦用五枚耶。

或问不仁字，医经之言手足皮肤不等，古人何不从痹重板滞等名，取其一而状之，而独曰不仁者，是何义也？前贤既无确解，子又云似有捍格，而为顽厚之状，则与俗所云麻木者近似，而于不仁何取乎？答曰：少阴君主之官，深藏奥府，而其所发之阳神，充周遍满中，复余灵醒昭觉之用，故虽麦芒隐刺，识痛楚于刀针，而蚤虱微踪，辨驰驱于车马，此心君之阳德，仁被要荒之象。譬之天地阳春无迹，而草根树杪皆通。譬之父母慈爱中悬，而儿隐女微必洞，此皆仁之为用也。若其素无夙病，而手足皮肤一时但觉捍格顽厚之状，则是心阳不贯，如人君之不能以仁远被，而天地父母之阳春慈爱于此独薄者然，故曰不仁。是则不特痹重板滞，不可以名此，即麻木之近似是者，亦不得取以相代。以痹重板滞及麻木等皆一枝一体之自为病，故就病者一边言之，此则手足皮肤，本自无病，盖就心阳不贯一边而言也，古人状病之细密类如此。

二十　其脉数而紧，乃弦，状如弓弦，按之不移，脉数弦者，当下其寒，脉紧大而迟者，必心下坚，脉大而紧者，阳中有阴，可下之。

若病疝之人，诊其阳明之脉，举之见数，沉之则如两头绷急而紧，此乃弦脉，名虽同紧，而非如转索之谓也。弦脉状如弓弦，往下按之而不下移，如两头绷急之象，故亦名为紧。其实是数而弦也，下文两紧字同义。盖形如夺索之紧，为真正阴寒，微明将熄之应，大温大灸，九死一

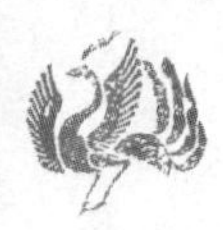

生，况敢下乎？凡言弦紧、紧弦，俱紧急之紧，弦脉之劲疾者是也。其谓数弦之脉，皆因阴寒之疝，上冲阳位，经久不消，以致微阳失下运之用。而大便不去，一则积成假热，再则胃液亦枯，故数也。又弦为肝脉，弦而如弓弦之不可下按，又木得寒而枝劲之象，夫热而液枯者当下，阴木之邪上乘而至劲急者，又非合温药以下其寒不可也。下文两脉，又从数弦而推广之。凡阳明之脉，实弦而似紧，又大而迟者，弦紧为肝气上乘之诊，大则中空而液短，迟则鼓漫而阳虚，心下为胃之脘，胃中阴阳俱虚，而肝木以寒疝乘之，谓非心下坚硬而何？又大为阳明之本脉，按之而见实弦似紧之紧，则阳腑中有阴脏之客气显然矣。曰可下者，犹言皆可以温药下其寒之谓。

二十一　问曰：人病有宿食，何以别之？师曰：寸口脉浮而大，按之反涩，尺中亦微而涩，故知有宿食，大承气汤主之。

此下三条，承前十三条之腹满不减，设为问答，而申言内实宜下之脉症也。胃为水谷之海，其所化之津液，上之从脾以滋肺，下之从肺以灌肝肾者也。寸口为心肺之应，若其脉举之见浮大，按之见涩。夫浮为气机上郁之诊，大为阳明本脉，涩则津液不滋之象，且浮大底虚，大又中芤，以浮大之反面与无阴之涩脉正合，则是阳明之气不下通，而上郁心肺之夹空，并无胃液上滋之应矣。尺中为肝肾之诊，浮之见微，而沉之亦涩，则是胃中无悍气下充，故微无精汁下润，故涩。即经所谓二阳发病，有不得隐曲，女子不月之理也。夫寸口，则逆热浮而土液不蒸，尺中，则悍气衰而精汁不灌，谓非宿食内结胃腑，阳液不暇自救，

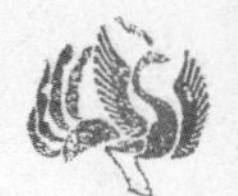

焉得有此于浮虚燥之脉乎？此从胃之上下两头，而知宜主大承之脉者，一也。

二十二　脉数而滑者，实也，此有宿食，可下之，宜大承气汤。

不言部位而但曰脉，盖亦指阳明而言，末后两言脉紧同义。数为在腑，又数为热；滑者，谷气自结，而不灌注四旁之象。夫在腑有热，而谷气自结，非胃实而何？此从胃之本位，而知宜主大承之脉者，又一也。

既曰实而又曰有宿食者，非复也。盖以实言症，而以宿食句，还答问语耳。

二十三　下利，不欲食者，有宿食也，当下之，宜大承气汤。

此紧承上文脉数而滑句，盖脉不数滑，则下利不欲食，便不得断以宿食故也。言阳明之脉，数而且滑，倘然下利，则数为胃火自盛，而滑为谷气自还之应，便当能食，今不欲食，则系宿食占其胃分，而其所以下利者，为气滞旁流之故，犹云但不欲食。虽已经下利，亦不得为数滑者，宽其下也。此从消息饮食而知宜主大承之症者，又一也。

二十四　宿食在上脘，当吐之，宜瓜蒂散。

瓜蒂散

瓜蒂一分，熬　赤小豆一分，煮

上二味，杵为散，以香豉七合，煮取汁，和散一钱匕，温服之，不吐者，少加之，以快吐为度而止，亡血及诸虚者，不可与之。

脘，即胃之管，自喉嗓下至胃，作三分，故有上中下

脘之别。任脉之经穴以当之而外得名者，李氏援以注此，未是。若宿食在胃之上脘，而未入胃腑者，大承下之，则宿食高，而攻下之药，低不能及，且徒伤其胃气，不如越而吐之之便矣。瓜蒂蔓生，气味苦寒，且其性属上提，而不容下坠者，蔓生则走胃络，味苦则能使胃系急而自奉，凡气寒者，俱为胃之所恶，其性上提而不容下坠，故能令胃气上涌而致吐也。但吐则伤阴，而火气自浮，此吐家必生烦热懊憹[1]之症，香豉滋阴降气，故煮汁和服者，盖为预防之计，以济其偏者也。

二十五　脉紧如转索无常者，有宿食也。

紧为寒，紧如转索，盖索具坚收，转呈短缩之象。夫阳明胃腑中，因寒敛而见坚收短缩者，非宿食而何哉？

二十六　脉紧，头痛，恶风寒，腹中有宿食不化也。

脉紧，紧承上文转索而言；头痛，胃中结气上冲之应；恶风寒者，无精悍以行其卫气故也，故知有宿食不化。此与上条，俱当着眼在脉紧二字，尤当着眼在阳明部中之脉紧，盖紧如转索，即是胃阳虚冷，不能运化，以致宿食停滞，与二十一等三条之下症大异，故前条但曰有宿食。此条亦曰宿食不化，而俱不出方，则其为宜温胃阳，而资其自化，与不欲攻下之意，已在言外，即或不得已而用下，其亦宜大黄、附子之温药耶。又本文脉症，全是伤寒，而独断为宿食不化，以脉紧为阳明部中之脉紧，而头痛恶风寒等之外症，又为阳明风寒症中之所绝无者，从两经经腑其脉症之交错处看出，故知表非太阳伤寒之症，而里为阳

---

① 懊憹（ào náo）：指心胸烦热，闷乱不宁之状。

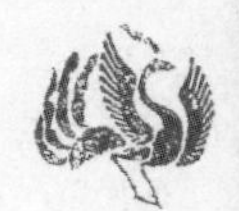

明宿食之脉矣。以此二者，故曰当着眼在脉紧，尤当着眼在阳明部中之脉紧也。

霍乱病脉症治附

按霍乱一门，经文十条，主方六道。宋本载仲景全书中，而编于《伤寒论》第七卷之十三篇，以其间亦为伤寒之兼症，如疟利之传变故也。但疟利既列伤寒之变症，复详金匮之专门，而霍乱独见《伤寒》而不见《金匮》者，岂以霍乱之单症不如疟利之多耶？然而伤寒又因条辨、尚论等注，即将经文掇拾成书，而从不知霍乱为伤寒之别症兼症，裁而去之。其书已盛行于世，是使千百年后，《伤寒》、《金匮》中俱无霍乱矣，不诚大可惧乎？夫《金匮》二十五卷，既不敢加增以淆乱成书，而霍乱症治诸条，又不可独取而插补尚论，谨按本门经旨，而知此症。气属寒因，病由胃府，遂并注之而附于腹满寒疝之末。允为类从，且使后世知条辨、尚论等书，注《伤寒》而截去霍乱之误。而鄙意之附入《金匮》者，似与重编疟利之例颇同也。

一　问曰：病有霍乱者何？答曰：呕吐而利，此名霍乱。

霍乱者，霍然变乱之义。中焦胃腑，譬之大地之象，其德则敦厚持载，其性则温暖发育。客寒犯之，而胃阳窜匿，俾气机变乱而上下奔迫，故呕吐而利也。此就霍乱之

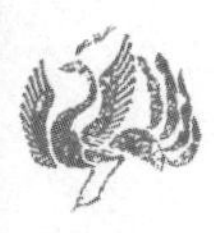

病名而推言其正病也。

二　问曰：病发热头痛，身疼恶寒，吐利者，此属何病？答曰：此名霍乱，霍乱自吐下，又利止，复更发热也。

胃中微阳，为贼寒所逼而上下窜乱，如上条所云，故吐利。然其窜乱之气又外浮上冒而郁滞于卫表经络中，外浮故发热，上冒故头痛，郁滞于卫表经络，故身疼也。胃阳者，卫气之根也。胃抟于寒而微阳窜伏，则其胃气无内托之根，故殊觉单冷而恶寒也。此曰霍乱，言吐利固霍乱之专症，而发热头痛等亦其兼症，盖谓不可因表病而疑其非霍乱也。下文三句，言不特发热等之表症，与吐利之里症一时并见者，为霍乱。又有先自吐下，及利止后而其气单属外浮上冒者，故复更发热而吐未止，亦霍乱之一变也。

注：霍乱以吐利为正症，发热头痛等时其气症，故注中先从吐利者此也。

三　伤寒其脉微涩者，本是霍乱，今是伤寒，却四五日，至阴经上，转入阴，必利。本呕，下利者，不可治也。欲似大便而反矢气，仍不利者，此属阳明也，便必硬，十三日愈。所以然者，经尽故也。下利后，当便硬，硬则能食者愈。今反不能食，到后经中，颇能食，复过一经能食，过之一日当愈。不愈者，不属阳明也。

伤寒霍乱，同属寒因，而其所以为伤寒霍乱之别者，不容不辨也。微寒小冷，薄从皮毛而入经表，使荣卫拘紧，而见恶寒发热等候，至日中夜半而即自解者，此为单伤寒，而绝不见里症者也。形寒饮冷，薄从腹背口鼻而入胃腑，使阳气激伏，而见呕吐痛利，至吐利分消而即自愈者，此

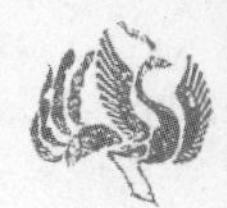

为单霍乱，而绝不见表症者也。又霍乱本属里病，里寒过重，遂从里而浮出经络，则其症颇似伤寒，如本门之二条五条所云者是也。伤寒本属表病，表寒既盛，遂从表而沉入腑脏，则其症全是霍乱，故本门之别于伤寒论中者此也。然除伤寒病中真正霍乱外，其脉症俱似霍乱，而实非霍乱者，又辨霍乱与辨伤寒者，俱不可忽也。比如头痛发热之伤寒病，其脉原该浮紧，乃不浮紧而微涩者，微为胃中之悍气不生，涩为胃中之精气不贯，本是胃伤寒邪而病霍乱之脉，今却是从经络而入之伤寒者，盖因伤寒亦有卫虚而脉微，荣虚而脉涩者故也。夫伤寒传变之常例，三日三阳尽，则四日至太阴，五日至少阴，上从阳而遍至于阴。阴经之阳气，更不足以御邪，故必利也。前在三阳时，本有呕症而未除，今复下利者，为不可治。以呕则脘寒于上而既逆，利则胃寒于下而必脱也。此伤寒之传入阴脏，其呕利并见之候，有如霍乱者，如此下文两段，承上文而言太阳伤寒，又有不传阴脏而传阳明胃腑之细辨也。盖谓三四日本呕之症，呕止而欲似大便，反矢气而不下利者，此化热之经邪传入胃中，故实则矢气而属阳明腑病，非转入阴脏之候矣。其便必硬，十三日当愈者，以一日一经用事，至十二日而十二经尽，不行传变，则阳明之气复始而发新，其解于自利可必也。又传入阳明之症，热邪逼于胃腑，亦有吹嘘下利者。但下利后，则津从利干，故便硬。邪从利解，故能食而欲愈。若反不能食者，为胃中邪气未尽，传到后经则邪居两经之界，而胃中少缓，故颇能食。及全然过经，胃邪净尽，而自能食矣。故过经之一日，即当愈。若不愈者，其从前之病不属阳明也。此非霍乱之正文入此

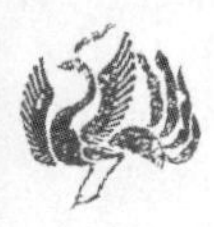

者，辨其非而所以彰其是也。

四 恶寒脉微而复利，利止，亡血也，四逆加人参汤主之。

四逆加人参汤

甘草二两，炙 **附子**一枚，生用，去皮，破八片 **干姜**一两半 **人参**一两

上四味，以水三升，煮取一升二合，去滓，分温再服。

此条既不冠霍乱病名，又症则言利而并言吐，当是补上条伤寒转入阴脏，呕利而利止后之方治也。表阳虚，故恶寒；里阳虚，故脉微。本有呕而复利者，既不可治。今利止矣，此非止于阳气自回之故，盖因其人利下而阴血暴亡，一时无所利而暂止耳，其能保恶寒脉微者之终不利耶？故用大辛大热之姜附与补气提气之人参相配，而总交于守中之甘草，使之直入胃腑而温补其阳气，则恶寒脉微可渐愈，而所亡之血，亦不外此，从阳以引阴之法，其主之也，不亦宜乎！

五 霍乱，头痛，发热，身疼痛，热多欲饮水者，五苓散主之；寒多不用水者，理中丸主之（五苓散、理中丸俱见伤寒论，方论各详其下）。

霍乱兼首条在内，头痛，发热等症，兼二条在内，言霍乱之正病也。

霍乱本属寒因，阳盛而感暴寒，则邪从经腑之阳而化热，热气奔迫，故吐利。热气蒸鼓，故头痛发热身疼痛也。内外俱热，故热多而欲饮水以自救。饮水则水上逆而吐益甚，水直注而利益甚，水横鼓上垫而头痛发热等症益甚也。

五苓利水而并发其汗，利水则吐利自平，发汗则热痛自散。此本从标化，治其标而不责其本之法也。阳不盛而中外寒，则寒得腑脏之阴而不化。寒气凝沁，故吐利；寒气横肆，故微阳外逐而疼热也；腑脏既寒，故寒多而拒不用水。夫阳虚胃寒而转运之化自滞，虽不用水而水饮自积，正吐利之根蒂也。故以甘温之人参，辛热之干姜，以温补其虚寒，佐培土渗湿之白术，以去积水，总交于守中之甘草，以为之使，则丝丝入扣矣。

六　吐利止而身痛不休者，当消息，和解其外，宜桂枝汤小和之。

桂枝汤方（别见）

此即上条之证，服五苓、理中后，本解而标未解之治法也。本解，故吐利止，标未解，故经络之气满强，而身痛不休也。桂枝汤温表以泄其气，此小和之法为不可易矣。曰消息者，盖指加附、加术及参、苓、枳、半之类耶。

七　吐利汗出，发热恶寒，四肢拘急，手足厥冷者，四逆汤主之。

四逆汤

甘草二两，炙　干姜一两半　附子一枚，生用，去皮，破八片

上三味，以水三升，煮取一升二合，去滓，分温再服。强人可大附子一枚，干姜三两。

吐利发热，为霍乱之正病。汗出而阳欲亡，恶寒而卫不守，是阳气之不绝者如线矣。加之四肢拘急，手足厥冷，皆胃阳不能外贯，而寒气坚缩之应，以大温大热之姜

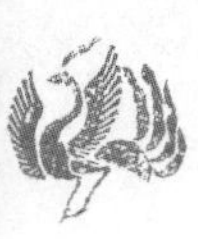

附，凭守中之甘草，而直入于胃，则胃阳起而外贯于四末，将拘急厥冷者，得条达而自愈。况肩背之近地，其卫阳有不固密，而独是汗出恶寒者乎？名之曰四逆者，盖因四肢手足之阳，原内发于胃中之精悍，胃气内寒，则不特不外贯，而四末之气反逆从内入，故见拘急厥冷等候。汤意在温中，以反其逆入之气，此所以命名四逆之义也。寒冷则四肢拘急，手足厥逆，及脉之弦细坚紧，其所以然之理，各别详。

八　既吐且利，小便复利，而大汗出，下利清谷，内寒外热，脉微欲绝者，四逆汤主之。

吐利而小便不利，可责其吐因水逆，利因水直趋于大肠之故。今既吐且利而小便复利，则吐利之不因聚水，而为胃寒者可见。加之大汗出者，卫气解散而不固于外；下利清谷，胃阳虚冷而不化于内。内既寒矣，而微阳逼出在外，以作假热，脉则似有如无而微茫欲绝，是非大温其胃以固托阳气之根，则几几有履霜坚冰之祸而不可救矣。四逆之投，其可缓乎哉？

九　吐已下断，汗出而厥，四肢拘急不解，脉微欲绝者，通脉四逆加猪胆汤主之。

通脉四逆加猪胆汁汤

甘草二两，炙　干姜三两，强人可四两　附子生用，大者一枚，去皮，破八片　猪胆汁半合

上四味（当做三味），以水三升煮取一升二合，去滓，内猪胆汁，分温再服，其脉即来。无猪胆，以羊胆代之。

此合前二条之脉症，而为霍乱之危候也，吐已下断，独

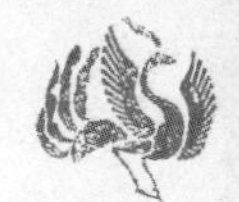

言吐利俱止之谓，汗出两句，即前条之症，微而欲绝，即上条之脉，言吐利而无此症此脉者，多属不救，幸而吐已下断，则胃中之客寒已尽，所有汗出而拘厥不解，为在表之卫阳外寒；脉危欲绝，为在里之脏阳内寒。此用药不必注意在胃，但当从肝肾二脏而峻补其阳，则肝阳起而厥冷拘急者自平，肾阳起而脉微欲绝者自出。复何卫虚汗出之不止乎？然四逆本汤，性味俱阳，入胃则发，而不暇下及于肝肾。胆汁者，厥阴肝木中之阴液也，苦寒沉降，为归还肝脏之使，纳入汤中，则包裹甘温辛热之剂，全趋至阴。若并纳人尿，则咸寒之性味兼引入肾，而后凭四逆本汤之性上浮外鼓，则甘温以缓其拘厥，辛热以托其脉微，合甘温辛热而出固卫表，又汗出自止，而头头是道矣。仲景之方，其针线之细察，真有合天机鬼工，而曲尽其微妙者哉！

十　吐利发汗后，脉平小烦者，以新虚不胜谷气故也。

吐利发汗，谓吐已利止，并发汗之后也。脉平，谓紧者得缓，微者得著，绝者得续之类。凡食后必津液渗入食中，而后腐化如造酒用酿而始发之义。小烦者，以吐利发汗而伤其阴，则津液不足以润谷食，故殊觉火浮而干烦也。此就霍乱而推言诸病俱准乎，此不专指霍乱也。

五脏风寒积聚病脉证治第十一

一　肺中风者，口燥而喘，身运而重，冒而肿胀。

此为就风寒之邪，中于本脏，而言其轻重之不同，以补《伤寒论》中之所未备也。盖《伤寒论》中，除直中三

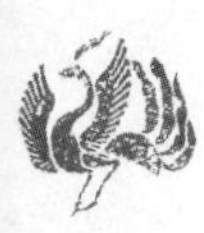

阴之外，经脏同病，余俱先病经络，而后递入脏腑，故发热疼痛等候，俱经络之症，此则三时之风寒，单为中脏，故其轻重生死之候，俱在本脏，而不及经络者，此也。

五脏之经，各出而附于太阳之表，以与卫气相会，肺之经穴，外走手内臁之上侧，又肺附于脊，与背贴近，且肺主呼吸，故经穴脊背以及息道，俱能使肺中风寒也。风为阳邪，善能化热以伤津液，故精气不能游溢而口燥，又肺受风热，则自剥其膏液以塞清虚之管，故喘也。运与晕同，风邪善动，而实至高之肺，故其气上旺下衰而身运，脾肺同主太阴，故轻灵旋转，尝有上下合德之妙。肺病，则天气不下交，而脾土失升降之用，故身重也。肺主气，气为风邪所抟，则上浮外惊，而不与阴气相接，故头目躯壳，殊觉如两层而病冒。又肺病，则不能转运阳气，故肿；不能传送水道，故胀也。

二　肺中寒，吐浊涕。

肺中寒，则叶蜷而气结，不能蒸其津液于四布，而上泛为浊涕，且肺寒鼻塞者，出气难，而入气较易，故常缩鼻中之浊涕而见于吐耳。

三　肺死脏，浮之虚，按之弱如葱叶，下无根者死。

死脏者，脏中所藏之阴阳，俱将死之候。与下文四脏同义。虚，就脉体之中空而言；弱，就脉机之鼓微而言。凡脉之形体，阴血主于内，故充实；里阴竭，则脉体中空而虚。又脉之鼓动，神气努于下，故内强。里阳竭，则脉机底软而弱。夫肺之精汁最高，浮之虚，是肺中之真阴将绝也。肺之神气在脾，按之弱，是肺中之真阳将绝也。合而状之，竟如葱叶。盖浮取之，则见上皮；沉按之，则得

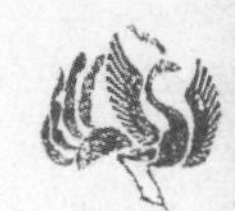

中芤之象也。下字指关部而言，凡脉之来，俱自下而上，平人重按寸口，本部脉虽不见，而关前隐隐有上引之势者，以脾胃之土气，为肺金之根蒂故也。若得浮虚按弱之脉，肺中本部之阴阳既竭，已为危诊。而关上寸下，又无上引之机，是无根也，不死何恃乎？

古人状肺脉者，曰毛。毛者，非牛、羊、犬、马之毛，乃禽鸟之羽毛也。盖因按羽毛者，中既有梗，而散见于两旁者，常若有不可寻其边际之状，是中实而外虚者。羽毛之象也。夫中实者，积阴而有质可凭，外虚者，积阳而无象可得之妙也。今如葱叶，则外有边皮，而中无主令，正与毛脉之中实外虚者相反，况更无土气以托根乎？故必死也。

本篇言五脏风寒伤着者，共十六条，除第九条自愈不用药外，惟七条之肝着，十五条之脾约，十六条之肾着，立有治方，余则并无方药者。以五脏风寒及伤损诸候，俱不治之症故也。所以第一条言中风之死症，第二条言中寒之死症，此条合言其死脉耳。盖一条之口燥而喘属阴绝，与浮之而虚之脉相应，运重而冒以及肿胀属阳绝，与沉之而弱之脉相应；二条之吐浊涕属阴阳两绝，与浮虚沉弱之脉双应，细玩自见。

四　肝中风者，头目瞤，两胁痛，行常伛，令人嗜甘。

肝为木脏，与东方风气相通，故肝常出而应风也。脏中阴阳自虚，则肝因而中风矣。目皮之簌簌跳动者，曰瞤[1]，气虚之候也，头目俱瞤者，肝中风，则真脏之气自

① 瞤（rún）：肌肉抽缩跳动。

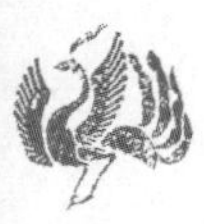

结，而失其疏畅之用，故不能上贯头目，而气虚瞤动矣。此与后文浮之而弱之脉应也，肝惟多血，故能养其筋脉，使之调达，肝络内布于胁，风淫血燥，则胁络拘急而痛。伛[1]者，腰屈不伸之貌，正因胁络拘急，故行常伛，而宽其脉以缓痛耳。甘为脾土之味，肝急而遗其苦于所胜，故脾因之而俱急。嗜甘者，纵其所好以自救也，其曰令人嗜甘，则因病而嗜，而非平日之素性可知矣。三句一意，盖两胁痛句为主，而以行伛外诊其形，以嗜甘内诊其性也。此即后文按之如索及不来，或曲如蛇行之应，肝家之死候也。

五　肝中寒者，两臂不举，舌本燥，喜太息，胸中痛，不得转侧，食则吐而汗出也。

肝居至阴之下，阳气常虚，而与客寒相召，故中寒也。手厥阴心包，行手之正内侧，得足厥阴上浮之阳，与之交畅，故两臂轻便而能举。中寒，则肝气凝敛而不上充，故其内侧板滞而不能举矣。肝脉络舌本，脏寒，则火不能蒸血以为津液，故舌本燥也。肝木苦急，故喜太息以少伸其寒郁耳。肝之内络上贯于膈，胸中痛者，寒邪阴沁而拘急也。不得转侧者，合两臂不举，及胸中痛而言。肝寒，则遗其祸于所胜，而脾胃受窘，故食则吐，吐则胃中之悍气愈虚，而不能摄其津液，故汗出也，此亦与下文死脉的对之症也。

六　肝死脏，浮之弱，按之如索，不来或曲如蛇行者，死。

肝为多血少气之脏，故真阳最贵，真阳内固，则气温

---

① 伛（yǔ）：驼背。

而脉体自和，真阳外充，则神完而脉机自满，今以木脉而浮之见弱，是枝叶之不能上荣者，知神去而机将息矣。索者，紧短之状，按之如索，是根株之已经下结者，知气削而质欲枯矣。此肝死脏之正脉，下文不来及曲如蛇行两句，又承按之二字，而言死脉中之渐变者也。按非重按至骨，但比浮而轻取者，略略沉按之之谓。不来者，不特按时断绝，即再浮之，而亦不能乍还，残阳不胜六菽[①]九菽之重也。曲如蛇行者，伏而不鼓，但左右弯曲，如蛇之行走，即俗称屋漏痕者，是真气之有去而不复返之象也，故皆主死。然断期之法，大概浮弱而按之如索者，以月计；浮弱而按之不来者，以日计；浮弱而按之曲如蛇行者，惟以时计而已矣。

七　**肝着，其人常欲蹈其胸上，先未苦时，但欲饮热，旋覆花汤主之**（方缺）。

肝以阳气为贵，木得春而枝叶融和，性情舒畅之理也。着者，留滞之义，脏中阳虚，而阴寒之气，不能融和舒畅，且肝络从少阳之胁而上贯于胸，故其黏滞之气，留着于胸也。夫肝之阴气，既着于胸，则其胸中常有似板似紧之候，重按之少可者。其理有三：盖按则以动而微开肝气之郁者，一也；按则以实而下驱着气之浮者，二也；又按则以他人手足之阳热借温至阴之寒逆者，三也。曰常欲蹈其胸上，甚言其欲得重按之意。苦，即胸中所谓板紧者是。先未苦时，常欲饮热者，热乃阳类，胸将着而求救于外火也。不言食热而曰饮热，从木性之喜水，而尤宜伏雨也。旋覆花

① 六菽：“菽”专指大豆，按脉用的力度如六粒大豆的重量。

从春以及秋杪，丛生而繁花，得阴阳之气最胜，故为肝经之气药，且体轻（体轻，就其瓣落，而花蒂如耳捻之状而言）、味咸。体轻，则盘旋于上焦；味咸，则终覆为下润，故又为胸中之降药，以之主胸上之肝着宜矣。独是名存方缺，深为惜恨。以愚鄙拟之，或合桂甘姜半，及细辛等味，以为佐使乎？

或问肝在下焦，何以病肝着者，其症则在上焦耶？答曰：肝木藏精汁于下，而浮神气于上，胸中者，神气之所荣也，木衰而巅顶之枝柯先见枯劲，此肝着之象也。

八　心中风者，翕翕发热，不能起，心中饥，食即呕吐。

手少阴经脉，外见于手内臁之下侧，又口鼻之息道，内络心包，故心中风寒也。心为火脏，以善于化热之阳邪中之，则风从火化，而脏中之真阴，不足以胜之，故浮而发为表热也。翕翕，见《伤寒》桂枝症注，风火交煽之象，风木之邪，实于君火之脏，则飘忽如运枢，故不能起矣。饥出于胃，曰心中饥者，真阴受伤，干热之燥化，而非真饥也。邪热剥心血于上，而中焦之阴，在悉索上供，而犹不敷之候，则连渣带汁以上奔，故食即呕吐也。条中凡四症，前发热等三症，应下文四条浮之实之脉。食即呕吐一症，应按之益躁疾之脉。盖风火之邪上盛，故浮之实如麻豆。真阴之液下竭，故按之益加躁疾，亦死候也。

九　心中寒者，其人苦病心如啖蒜状，剧者心痛彻背，背痛彻心，譬如蛊注，其脉浮者，自吐乃愈。

心为君火之脏，体阴而用阳者也。中寒则阴邪剥阳，其一种阴沁克削之候，常有似疼非疼，似空非空，令人愦

愦然无奈，而莫可名状者。蒜性辛辣耗削，多啖，则心中之非疼非空者似之，故以之为喻也。然此犹苦之未甚者，若剧，则寒邪已中于心，因从心而痛彻于背，或寒邪先中于背，因从背而痛彻于心，此中寒之最重，又非啖蒜之比，竟如蛊[①]毒之虫，连心及背，走注穿啮之象。夫心部之脉，浮主心气，按主心血，心气中寒则邪实，故浮之实如麻豆。心血无阳则拘急，故按之益躁疾。与上条同为死症，但上条为心中真阴先死，此条为心中真阳先死之异耳。脉浮二句，又就中寒者之活症而抽言之也，盖谓中寒之症既具，倘其脉得上浮，则浮为阳热未服之应，又为大气上转之应。夫阳热未服，则能自振以驱寒，大气上转，则能高越而提气，故自吐而愈可必也。其曰脉浮者，自吐乃愈，则不浮者之不能愈，已在言外矣。

十　心伤者，其人劳倦，即头面赤而下重，心中痛而自烦，发热，当脐跳，其脉弦，此为心脏伤所致也。

此条当与虚劳及惊悸门参看。心伤者，指心气、心血两伤而言也。劳倦，因劳而倦，凡外而劳形，内而劳神者皆是。头面赤者，劳则生热，心血虚而不足以胜之，故浮其热于头面也。下重者，因劳而心气愈馁，不能上提，而有下脱之机致也。气削则不能自温，故心中寒痛，血虚则不能内润，故干烦也。发热者，即头面赤之理，而外发为表热也。当脐跳者，心气虚于阳位，将下招浊阴之上乘，而当脐之气自动也。脉指左寸而言，弦者，气虚脉削（从横处而言其减瘦），气寒脉急（从直处而言其拘紧）之

① 蛊：古代用毒虫所制的一种毒药。

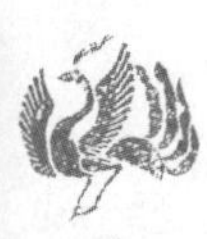

应，夫症则阴阳两亏，脉则神气顿减，岂非心脏受伤之所致乎！

细按此条，俱系活症，其不出方者，或以虚劳中已详之也。今援虚劳之例，拟之以小建中，而加参芪归麦，其庶几耶。

十一　心死脏，浮之实，如麻豆，按之益躁疾者，死。

心之为脏，于卦属离，常外阳而内阴。外阳则为气为火，其象有光焰而无形质，故其脉浮而举之，常似大而且散者，以心中阳气之充周也。内阴则为精为水，其性宜流利而尤喜安顿，故其脉沉而按之，常似滑而且缓者，以心中阴血之镇静也。若浮之实而如芝麻小豆之状，是火无光焰，而形质代呈，则知脏中之真阳外亡矣。按之而麻豆之形仍在，但觉益加躁疾。夫躁者，浮散而不返，疾者，坚抟而不和，是水源倾注而出之象，则知脏中之真阴内竭矣，故主死也。

前中风中寒之死症，配合此条之死脉，另是一种解法，非与此条之实脉及躁疾者，自相矛盾也。盖本条为正解，前二条从风寒之贼阴贼阳而言，故实脉为邪实，躁疾为无阳无阴之诊，确有至理，识者辨之。

十二　邪哭，使魂魄不安者，血气少也。血气少者属于心，心气虚者，其人则畏，合目欲眠，梦远行，而精神离散，魂魄妄行。阴气衰者为癫，阳气衰者为狂。

无因而哭，如妖邪之状，故曰邪哭。独言哭者，血虚则咽塞，气虚则卑陷，二者并合，故好为无端之哭泣矣。肝主阴血，血中阳神为魂，肺主阳气，气中阴精为魄，气血两充，则魂魄各安其宅，且相抱而入心，以神其神，反

此，则魂魄不安，而妄哭如中邪矣，故曰血气少也。二句先言肝肺中之血气虚，心为离象，外阳而内阴者，气表而血里也。气表，故与主气之肺相属；血里，故与统血之肝相属。是肝肺血气之多少，与心相连属，故曰血气少者，属于心也。二句，言肝肺虚而心气相应而亦虚。心为神脏，而神以气之虚实为盈缩。心血虚而致心气虚者，则神气损削，而灵道扩窃，譬之孤舟夜泊空江，孤身夜入荒山之象，故其人常自畏也。又气盛，则神起而喜外用，旦昼之象，气虚，则神倦而甘内藏，暮夜之象，故合目欲眠，即足少阴喜寐之候，以手足少阴之情性颇同故也。三句，单言心气虚，是此条入心脏之正文。心血内虚，则神窘于所宅，有如国难出亡，家贫流荡之义，故梦作远行。夫心神之所梦者，要不出乎本身之脏腑经络，虽相去仅经尺寸，而神劳气阻，遂生关山间隔之境，至其虚幻泡影，却依金木水火土之相与恐惧震怖之妄情相合，而各为类应者也。精神离散两句，又合心肾肝肺而言其俱虚，且自注梦远行之故。盖因心中之神，托根于肾精，抱一于肝魂肺魄，而成合德之妙者，今精不根神，而两相离散，魂魄不抱一，而妄为上升下坠之行，梦则神明欲内伏而不得，故见种种之境也。阴气两句，又从正虚，而推言客气之上并也。癫者，颠倒；狂者，狂悖之义。但癫属阴病，阴气惨毒；如宦官宫妾之上干国柄，率皆惊畏恚疾，故妄言报雪杀戮居多，贼阴之占据灵府也。狂属阳病，阳气高迈。盖心中之气血偏衰，自为病者，如上文所云，若下焦肝肾之阴阳，各因其类而并之，则神君逊位而出。故阴气衰者为癫，阳气衰者为狂矣。然亦有阴阳互并者，阴衰见阳则大笑大乐，好登高远

行，而日夜不寐；阳衰见阴则大惊大畏，好深藏畏避，而终不自安，此又癫狂之变症，不可不知者也。其互并而不病癫狂，即吐衄惊悸中之所论者，是矣。

十三　脾中风者，翕翕发热，形如醉人，腹中烦重，皮目瞤瞤而短气。

足太阴脾经，外走足内臁之上侧，故脾从经穴而内中风也。风邪化热，由内而外蒸，故翕翕发热。形如醉人者，就其面赤，及肢体倦怠而言。盖面为阳明胃腑之应，脾移热于胃，故面赤如醉人。又肢体者，脾阳之所贯也。脾中真气，受伤于风热，则真阳委顿，故肢体倦怠如醉人。热伤津液则烦，土气沉困则重。腹中为脾胃之应，脾热，故液干气滞耳。皮者，周身之皮肉；目，指眼眶而言。经气虚而灌注不匀，则移宫易位而瞤动。皮目俱瞤瞤者，脾病而气馁于外也。脾肺同治手足之太阴，而相为呼应，故息道深长。今肺吸而脾中邪实，艰于纳受，故短气也。细玩全文，自是活症。亦不出方者，岂因风寒论中，已立借主桂枝之例乎！

肝肺及心三脏，中风条后，俱有中寒论，脾脏独不及者，盖因脾中寒之大法，已详腹满中，故不再论。同志者，不得认为漏且缺也。

十四　脾死脏，浮之大坚，按之如覆杯，洁洁状如摇者死。

脾为黄泉之己土，其一种生物之善气，和柔相杂，不可得而见者也。若其脉中空，散漫而大，浮土灰尘之象，真阴之欲绝也。凝沍切责而坚结土沙石之象，真阳之欲绝也。浮之，为在上在外之应，浮之大坚，是阴阳不能蒸被

之诊矣。如覆杯者，即上文大坚，而加以形圆，体空之象。盖形圆，则关下无来踪，关上无去迹；体空，则底面无根脚，按之如覆杯，是为离绝之土矣。夫离绝而犹见余动者，譬之全蟹已经熟食，而生遗之腿足，其动机尚在之应，故必死也。洁洁，孤洁无与之貌；摇者，言上下不见来去，底面不见鼓发，但觉从两旁摇动而已，状之覆杯，不亦宜乎。此句，又仲景自注覆杯之义也。

十五　趺阳脉浮而涩，浮则胃气强，涩则小便数，浮涩相抟，大便则坚，其脾为约，麻子仁丸主之。

麻子仁丸

麻子仁二升　杏仁一升　芍药半斤　大黄一斤　枳实一斤　厚朴半斤

上六味，末之，炼蜜和丸如梧子大，饮服十丸，日三，以和为度。

此条见伤寒阳明篇，入此者，从脾病之类也。论条方意，详伤寒中，以脾家治例，不论风寒杂症俱同也。

十六　肾着之病，其人身体重，腰中冷，如坐水中，形如水状，反不渴，小便自利，饮食如故，病属下焦，身劳汗出，衣里冷湿，久久得之，腰以下冷痛，腹重如带五千钱，甘姜苓术汤主之。

甘草干姜茯苓白术汤（亦名肾着汤）

甘草二两　干姜四两　茯苓四两　白术二两

上四味，以水五升，煮取三升，分温三服，腰中即温。

肾着者，寒湿之邪，着于肾而不去之义。盖肾为水

脏，其气多寒，常与寒湿之外邪相召，故入则直着于肾者，从其类也。肾中之真气，上贯周身，而轻便干健者，以先天之丙火胎于水，而庚金亦伏于水故也。寒湿着之，寒则阳微，湿则气滞而不上贯，则失其轻便干健之用，故身体重也。腰为肾之府，肾着寒，故腰中冷。湿为水之渐，肾着湿，故腰以下如坐水中。三句，言病人之自觉者，可从问诊而得之也。阳虚而寒着之，则浮肿如水状，气虚而湿着之，则黄润如水状，故曰如水，而非真水也。夫如水而知其非水者，盖因不渴，则水之入者既少，小便自利，则水之出者又多，而中无所蓄矣。三句，言旁人之共见者，又可从望诊而得之也。脏腑之阳虚者，俱能病积滞痹着等候，身重如水，上焦之肺与膻中，不能呵嘘水道，及中焦之脾胃，不能分理，俱能病此，而何独知为肾着乎？盖以其人之饮如故，故知非属上焦，食如故，故知非属中焦，而属下焦之肾脏矣。二句，言辨肾着之确切处，里字，当是裹字之讹，肾为强力之官，所以任劳者也。身劳汗出，则肾虚矣，衣冷裹湿，则冷湿之邪，乘虚而着之，况担延久久乎。二句，推言肾着之病因也。冷痛者，阴沁切责，冷气逼阳之象，腹重者，坚癖沉坠，湿气下注之象，如五千钱者，正气不能上提，故着久而愈觉其重耳，二症，就上文之腰中冷，身体重，而甚言之耳。主本汤者，原为肾中冷湿，而所以温之，燥之者，其用药注意，却又在中焦之脾胃，故君辛热之干姜以除冷，淡渗之茯苓以除湿，而以甘温守中之甘草、白术佐之，盖因暖土，可以祛寒，而燥土尤能胜湿故也。观夫阳春回于大地，而幽壑冰消，堤岸固于江乡，而浸淫患息，仲景制方

之意，概可知矣。

他脏之例，先言风寒，次及死脏，此独缺之者，以详少阴伤寒之直中也。

十七　肾死脏，浮之坚，按之乱如转丸，益下入尺中者死。

万物以阳火为绵软，胶饧[①]糕饼之属于蒸烙，可证也。浮之坚，是水无阳而冰冻之象，按之如转丸者，按处仍见坚硬，更加无来无去，而形圆体滚，即脾脏如覆杯而微较数小之状，但彼则如两边动摇，故曰摇。此则如上下圆转，故曰乱、曰转，是水泡上泛，水气底散之象。下入尺中，则其气已尽，不能远出，常有就地涣散之义，故死。第他脏之死，俱合阴阳而两言之，肾脏独言阳绝者，以肾为水寒之脏，其阳气尤为贵重故也。

十八　问曰：三焦竭部，上焦竭善噫，何谓也？师曰：上焦受中焦气，未和，不能消谷，故能噫耳；下焦竭，即遗溺失便，其气不和，不能自禁制，不须治，久则愈。

竭者，非竭尽之谓，盖指一时虚乏而言。观下文未和，及不须治自见。噫，嗳气也，三焦竭部，当是前古医经之篇目，仲景借为问答，以发其奥。曰：三焦竭之篇部中，有云上焦竭则善噫者，夫噫出于脾胃，似在中焦矣，而谓由于上焦者何也？不知谷食之在中焦，虽由脾胃之运化，而实成于上焦之呵嘘蒸被；二便之在下焦，虽由脾胃之提挈，而实成于下焦之关键纵送者也，故曰上焦氤氲之气。虽受之于中焦腐化中，而其下炎之用，复能运饮熟谷，以

① 胶饧（jiāo xíng）：稠厚的饴糖。

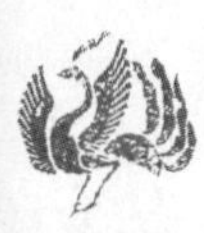

为中焦之助。譬之太阳，聚万物之晶光，而还以照临万物；譬之人主，总万民之推奉，而还以君临万民之道也。若此气一时虚乏而未和，则不能助理消谷，而谷停于胃，谷停则败，败气上熏心主，故能噫耳，三焦竭部之所谓上焦竭而善噫者此也。夫胃腑如沤，化臭腐为神奇之气，从脾历肺而达于胸者，纯是一种温暖轻灵，虚无恬淡之妙，故上焦喜之。若谷停未化，其直从胃脘而上逆者，惟渣质滞浊之气，为清宁灵府之所见恶者，此噫而出之之所由来也。答语止此，推之下焦受中焦气，而以禁制助中焦之提挈者，与上焦同义。倘下焦一时虚乏，则前阴遗溺，后阴失便者，亦非单责之中焦也。当知因下焦之气，不与中上相和，故不能自禁制耳，禁制合守送两边而言。不禁，如热急后重之类，不制，谓传送不畅快也，不须治两句，是双承上文，非单指下焦也。盖上焦之气，如遇惊恐嗔怒等类，则一时上虚下乘而不和。下焦之气，如遇泄泻热淋等类，则一时后坠前结而不和。二者，俱常有之症，久则中气分贯之，而上下之不和者复和矣，故久则愈也。

十九　师曰：热在上焦者，因咳为肺痿；热在中焦者，则为坚；热在下焦者，则尿血，亦令淋闭不通。大肠有寒者多鹜溏；有热者便肠垢。小肠有寒者，其人下重便血；有热者必痔。

篇首至肾死脏，言五脏病。自上条及此，言六腑病，言六腑而独详三焦者，以三焦虽属六腑之一，而其余五腑，俱丽三焦之部。如上焦如雾，虽单指心肺夹空之气，而其实膻中一腑，亦属上焦所管，且阳明之脘，少阳之系，其上半截俱穿膈上，而为上焦之所属也。中焦胃腑之

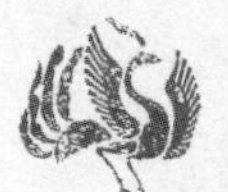

外，下焦膀胱之外，可类推矣。此仲景以三焦该六腑之意乎？下焦独抽言大小肠者，以四腑之病，散详别见。而大小肠二腑，合《伤寒》、《金匮》中，未尝论及，故备言之耳。

上条以虚竭言三焦之轻病，此条以寒热言三焦之重病，不言死症者，以诸病入脏者死，入腑者愈也。

热在上焦，火气逼清虚之管而作痒，故咳。咳多则肺劳，劳热相并，故肺气委顿。热在中焦，则脾胃之液渐干，而糟粕结滞，故肠胃殊觉坚硬。热在下焦，膀胱之血分受伤，则吸入脬中，而血与尿并见，故尿血。若其气分受伤，自邪热燔炙而论，如煎饧成质，煮海成盐之象，而为膏砂等淋，自真气不布而论，则传化艰涩，而闭塞不通也。至下焦所属之大肠有寒，则不能以湿化燥化，收摄渣质中之余水，故粪与清水，两不融和，而便如鹜鸭之溏屎。如大肠有热，则燥化大过，刮下肠中之垢如白脓，其实即大肠所挂之津液也。又下焦所属之小肠有寒，则见下重便血，盖因人身之大气，逐节相提，故宗气提脾胃，脾胃提小肠，小肠提大肠，而形脏不至沉坠者此也，小肠寒不能提，而大肠之气陷下，故下重也。气者，血之主令，气不升举，则大肠之血，亦下脱而见于便矣。若小肠有热，除正传膀胱而为癃闭等症之外，其热气又随渣质而贯注大肠。肛门者，大肠之尽处也，尽则无所传卸，故结为瘿乳等类之痔矣，六腑之候，其统于三焦者如此。

二十　问曰：病有积、有聚、有谷气，何谓也？师曰：积者，脏病也，终不移；聚者，腑病也，发作有时，展转痛移，为可治；谷气者，胁下痛，按之则愈，复发为气。

诸积大法，脉来细而附骨者，乃积也。寸口，积在胸中；微出寸口，积在喉中；关上，积在脐傍；上关上，积在心下；微下关，积在少腹；尺中，积在气冲。脉出左，积在左；脉出右，积在右；脉两出，积在中央。各以其部处之。

积者，久积不行；聚者，暂聚未散之义。二者，皆脏腑之阴液，因阳衰、气寒而不能运动，故沉着于脏腑之内者也。气者，谷气也。胃中饱食过度，或久停未化，于是胃实气满，不从下行，而由胃络旁溢者是也。但积聚①以及气，其症俱能作痛，而其名义，颇相似而难辨，故问其所以为积、为聚、为谷气之谓也。不知积为脏病，脏者，收藏之象，其精常住而不散，故积之为病，亦因其脏精之居守，而始终不移。聚为腑病，腑者，府库之象，其气既入而亦出，故聚之为病，亦因其腑气之流行，而发作有时，展转痛移。夫发作有时，则未发者，为阳气犹有自振之机。展转痛移，则所聚者，为病邪已见腾挪之渐。投以辛甘，治以攻发，迎而导之，则聚者自散，宁与脏积之始终不移，正邪相服，而无隙可乘者比哉，故可治也。聚曰可治，则积之不可治者，在言外矣。胃之络脉通于胁，故实满之谷气，溢于胁下，而作如刺如胀之痛也。按则其气复从络而还于胃，故其痛则愈。复发者，指按起而言，不曰可治不可治者，其意或以减谷则愈者乎？此所谓谷气之症也。下文二十一句，就五脏之积而言其脉，且广言积之在募原内络中者，其诊法亦准脏积之例也。盖谓五脏诸积之大法，

---

① 积聚：腹内结块，或痛或胀的病证。积属有形，结块固定不移，痛有定处，病在血分，是为脏病；聚属无形，包块聚散无常，痛无定处，病在气分，是为腑病。积聚是涉及腹腔脏器多种疾病，而在临床又比较常见的一类病证。

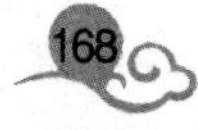

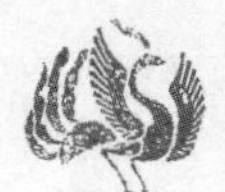

俱属有阴无阳，而其阴液沉着之候，故其脉来必细以应无阳，必沉以应脏，必伏以应阴液沉着，此细而沉伏附骨者，乃积脉也。若此脉见寸口，积在胸中，胸中者，心肺之所托也。微出寸口，积在喉中，喉中者，心肺上出之络之所经也。见关上，积在脐旁，脐旁者，肝脾之所托也。上关上，积在心下，心下者，心肺下行之络之所经也。微下关，积在少腹，少腹者，肝肾之所托也。见尺中，积在气冲，经名气街[①]穴，《针灸大成》作气冲，在脐下横骨两端毛际中，动脉应手者是，足阳明脉气之所发也。但于脏无取，未详其义，岂阳明之气，与阴会相合而通于肾脏者乎？脉与积应，其左右中央，各依据其部者，如寸口左见，则积在心；右见，则积在肺；左右两见，则积在心肺中央之内络，而穿于前后之募原者是矣。又如关上左见，则积在肝；右见，则积在脾；左右两见，则积在肝脾中央之内络，而穿于前后之募原者是矣。下焦及寸关尺之微上、微下者俱仿此，以五脏之系及络俱能病积，故曰：广言积之在募原内络中者，其诊法俱准脏积之例也。

或曰：条端明列三病，仲景独言积脉，而不及聚与谷气者，何也？答曰：谷气为一时之轻病，减谷则气消而痛愈，故可不必言其脉也。然愚尝试之，其人尺寸俱平，关脉实而滑于右，弦而细涩于左者，乃谷气之脉也。若夫聚之为脉，已具积脉中，而俟善读者之自悟久矣，子何昧昧耶？如诸聚大法，脉来细而于不浮不沉中见者，乃聚也。下文十九句，文则易积以聚，意则易脏以腑，而细按之，

① 气街：气冲穴别名。

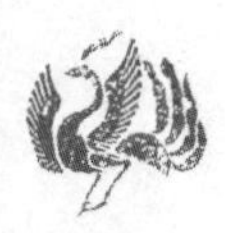

则三焦之所属，六腑之所经，左右中央之所寄托，不与积脉同一彰明较著乎哉！

痰饮咳嗽病脉证治第十二

一　问曰：夫饮有四，何谓也？师曰：有痰饮，有悬饮，有溢饮，有支饮。问曰：四饮何以为异？师曰：其人素盛今瘦，水走肠间，沥沥有声，谓之痰饮；饮后，水流在胁下，咳唾引痛，谓之悬饮；饮水流行，归于四肢，当汗出而不汗出，身体痛重，谓之溢饮；咳逆，倚息短气，不得卧，其形如肿，谓之支饮。

痰为脏腑之津液所化，譬之朝廷之兵民，因激变而为贼者也。而所以激津液之变者，大概不越寒热两因，如肺受热而金有烊化之象，则伤其阴。阴伤，则喉嗓间如有物粘紧而不可出，微痛似喊皴之状，一二日咳出胶稠黄色之痰，不过七日，以形稀色白为渐愈者，一也；肺受微寒，则阳郁而叶紧，郁极怒发，寒邪又从阳气之变动而化热，寒热交蒸，则自剥其液以送之，咳出成块白色，状如米粥之痰，而外裹黏涎清水者，此寒本热标，两因并见者，二也；先从便难，渐致燥结，下气浮停，肠胃中热，衬托上蒸，肺干液竭，火熏作痒，因而致咳，大口稠黄，朝暮不绝，此为胃中之热痰者，三也。而诸症坏痰不与焉，若夫本篇之所谓痰饮者，虽与寒因之黏涎相似，而其实另是一种，不可不辨也。以其由于饮水所积，故曰饮；以其与痰同能致咳，故亦曰痰饮；以痰饮渗在胃脘之外，不走小肠

膀胱等腑，而悬于胁下，故曰悬饮；以痰饮久悬，而经气虚者，遂乘虚而溢于经脉，故曰溢饮；以痰饮不旁渗两胁，而中屯心下，如有物支撑之义，故曰支饮；饮久曰留，饮深曰伏，饮以形质入脏，则猝死。其初症，但以水气射之则病，故于五脏，则直谓之水而已矣。要皆起于肺冷气结，而不能呵嘘，成于脾寒气滞，而不及分布者，与前所云津液所化之痰不同，故其阴冷似清水，黏滑似薄胶，药宜辛甘温暖，治宜发汗利水，此为定例。而间或参以苦咸寒润者，特其变症变法焉尔。

盛，指肉胜而言，看今瘦自见。凡阳衰者肉胜，素盛则阳衰可知，今瘦，则并肠胃中之阴液亦虚，故肉削而瘦也。阳衰则不能运饮，阴虚则借资于外水而留恋之，夫水走肠间而不下渗，故沥沥有声，而所谓痰饮者如此，四句当着眼“肠间”两字。饮后，犹言痰饮之后，非指饮汤饮水也，痰饮不行，后必由肠而浸淫于胃，由胃而横鼓于胁，盖下衬则上浮，中满则旁注，以胃络通于胁，故水流肠胃之外而在胁下。胁下为少阳、厥阴之部，肝胆善逆，故咳唾，胁络得水而作胀，故咳唾则振而引痛也。夫胁下之水无去路，如悬阁之象，故谓之悬饮者如此，四句当着眼“胁下”两字。饮水与饮后同义，言悬饮之水，久而不去，则从经络而流于四肢。夫经络之水，阳气运动，可从汗解。今阳虚而当汗不汗，于是身体中，水热则痛，水坠则重，而谓之溢饮如此，五句当着眼“四肢”两字。若夫咳而气逆，但可坐倚而息，且水饮屯心下，抬高膈气，以致吸不能入而短气，所以不得卧倒，又水浮则气迫而鼓于外，故其形如肿，而所谓支饮者又如此，五句当着

眼在“倚息短气”四字。是则饮虽四名，理同一辙，先由痰饮、悬饮，终归溢饮、支饮，而四者之传变，亦视其胸胁经络之虚实，以为偏全迟速耳。

二　水在心，心下坚筑，短气，恶水不欲饮。

此合下文二条，俱是详言支饮。盖支饮屯积心下，故其水气得以上射心肺，而成水在心肺之症也。心下者，心之下，胃脘及脘外之总名。饮积于脘中，故坚硬如筑，吸气不能下引，故短也。但下条为水在胃脘之外，系悬饮之所传变，饮久化热而烫于外，故欲饮水。此条为水在胃脘之中，系痰饮之所抬高，水饮内顶，故恶水不欲饮也。

三　水在肺，吐涎沫，欲饮水。

饮支于肺下，而水气上逼之，则肺气不得展于下而上逆，故涎沫因之上泛而见于吐也，余见上条注。

四　水在脾，少气，身重。

此详言溢饮之症也。凡痰饮悬饮，其传变俱能病此。盖痰饮则内从胃络而外传于脾，悬饮则旁从胁络，而下传于脾，故皆能使水气在脾也。脾土之阳衰而至水气射之，而不能运布而溢于四肢者，势也，故曰此言溢饮之症。脾滞而精悍不升，故少气；脾湿而水土沉坠，故身重也（少气是呼气少，短气是吸气短）。

五　水在肝，胁下支满，嚏而痛。

此详言悬饮之症也。胁下为肝络之所止经，饮悬于此，则从其络而下射于肝，故水在肝也。水饮实于胁下，如有物支鼓之状，故曰支满，即所谓支饮之义也。嚏出于肺，肝以水邪犯所不胜，肺恶湿而欲出之，故嚏。但嚏者，下实其气而始得奋为上迸，则支满者益满，而且振痛矣，与

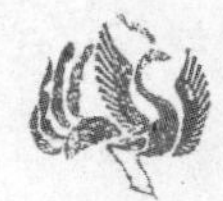

咳唾引痛同义。

六　水在肾，心下悸。

此四饮之外，另是一症，即后文十一条所谓伏饮之未发者，仲景于脏中列此，其为防微杜渐之意深矣。夫肾为水脏，犹之天地之海，与水原相感召，肾阳盛而小便利，则真阴固密，而外水流行，亦何伏饮之有哉？倘阳德虚微，则水灾祸伏，苟不见微知著而早图之，则平成无日矣。盖四饮为病，是从上而下积，有盈科后进之渐，其症缓而较平，伏饮为病，是从下而上突，有怒潮直决之机，其症急而尤烈故也。悸是水悸，与虚悸之跳摆嘈杂不同。水悸者，神境中慽慽然如有不测之患，又时时惕焉自警者是也。盖心肾同主手足之少阴，而其气常相通于窈冥，肾中伏水，而心君恍惚，譬之黄河未决，而洛城中之神机暗烛，未免不形诸筋惕肉瞤间也（此自其初症而言，若就已成论，四饮亦低从上泛，而极于支饮，伏饮亦起从下传，而极于四脏者也）。

七　夫心下有留饮，其人背寒冷，如手大。

自此合下文八、九、十共四条，言除却溢饮之外（溢饮不愈则死，无久留之候），其余三饮，久而未去者，俱名留饮。此条言支饮之久留者也，心系附背，心下留支饮，则水寒之气，从系而托于背，故其背当寒冷如手大，内外形气所必应之道也。

八　留饮者，胁下痛引缺盆，咳嗽则转甚。

此言悬饮之久留者也。缺盆，足阳明经脉第十二穴，在项下膺乳间，气舍下，气户上，左右凡两穴，痛引缺盆，咳嗽转甚，注见首条悬饮，并五条肝水下。

九　胸中留饮，其人短气而渴，四肢历节痛。

此亦言支饮之久留者也，但七条曰心下有留饮，则饮当胃脘之部，此曰胸中留饮，则比心下又高而逼肺矣。逼肺，故气机艰于下引而短也。渴，详三条肺水下。四肢历节痛者，人身以历节为溪谷，痛则饮将外溢，而其气先为郁冒之候也。

十　脉沉者，有留饮。

此统言留饮之脉也。水性趋下，且饮留于中，则其气机重坠而不能浮，故凡脉沉者有留饮也。然诊法各从其部，如沉脉见寸口，饮留胸中，即上文九条之症。微上关，饮留心下，即前七条之症。微下寸口，而于或左或右单见，则饮留胁下，即前八条之症。其余脏腑，各以其部处之，而于十二篇积脉为准则也。

脉沉，并于沉处见滑细为是。

十一　膈上病痰，满喘咳吐，发则寒热，背痛腰疼，目泣自出，其人振振身瞤剧，必有伏饮。

此发明六条水在肾，心下悸之候也。夫伏饮①者，伏而未见之谓。此其欲发而犹未全发，特比六条之但悸者较重耳，其曰必有伏饮。此仲景之独见若神，而人犹不及觉者也。

膈上病痰，所以胸满而喘，咳嗽而吐也。二句是主，以其为上工之诊窍故也。发者，言有时而甚之谓。“发”字直贯下文五症。目泣，眼泪也。振振瞤剧，阳虚而上奔之象，详《伤寒》并别注。言寒热等五症，一时发作，大似

①　伏饮：指痰饮潜伏于体内，经常发作的状况。临床症状是腰背酸痛，恶寒发热，胸胁胀满，咳嗽呕吐，甚则眼泪自出，浑身颤动。

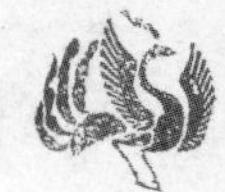

阳虚而外中寒邪之候，但其膈上素病痰气，而为满喘咳吐者之所发，则知其非一时之暴病，而为肾中必有伏饮所致也。盖水饮虽伏于下，而其水寒之气，必凭虚而射于上，肺性恶湿而忌寒，故膈上病寒湿之痰。湿气上逆，故满而喘；寒气上逆，故咳而吐也。有时而发者，肺病寒湿，寒则持于丙丁，湿则持于戊己，而伏饮惟张于壬癸故也。寒热者，寒为饮之本气，饮气上张故寒，寒起而格微阳于外，故寒而且热也。背者，胸之腑，胸满而咳，故其气彻于背而痛。腰为肾之府，肾中微阳，为饮寒所迫而外鼓，故腰痛也。目泣虽为肝液，饮寒上擗[①]而不能摄，故自出也。寒气上浮，而诸阳奔避，故振振自战而瞤剧也。十八条之苓桂术甘汤，并肾气丸二方，其可缓乎。盖苓桂术甘汤，所以去伏饮，而肾气一丸，又所以补肾阳而不使饮之再伏耳。

门人问曰：六条注云，此四饮之外，另是一症，即此条之伏饮是也。夫自二条至六条，明似列言四饮之传五脏者，何以知水在肾一条，独为四饮之外者？一也。又六条但曰水在肾，并无伏饮字样，此条言伏饮，并无在肾字样，何以知肾水即伏饮者？二也。且四饮传变，各有灌注道路，自肠胃而递及胸胁经络，皆饮汤饮水，从口而入者也，即如夫子之言，肾水便是伏饮，而谓在四饮之外。倘为亦从口入，则安得谓之四饮之外，敢问此饮是从何道而入伏肾中者？三也。又痰饮传变，其名则有悬饮、溢饮、支饮、留饮之不同，其症则有胸中、心下、胁下、四肢之各别。伏饮之传变，仲景并不详论，而夫子以为急而尤烈，将终

---

① 擗（pǐ）：用力使离开原物体。

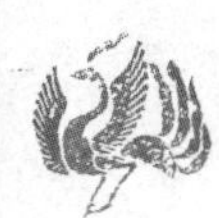

伏而为病，仅如本条者，即谓之急烈乎，抑别有所为变症者？四也。谓得而各闻其义。答曰：此问自不可少。夫水在心肺肝脾，俱是从四饮以后，传射入脏之重症，独水在肾家，是四饮以前之轻症，即后文十八条之微饮也。以肾为水脏，肾阳一微，即召水而伏饮，故曰在四饮之外也。凡伏而不见者谓之伏，脏腑中不特心肺肝脾四脏，即上中二焦诸腑，俱不能容伏饮。非无饮也，以有饮则必明见外症，而不得谓之伏故也。惟肾与膀胱，一脏一腑，有河海之象，饮伏其中，颇能隐藏得住，而少耽时日，故知水在肾，即所谓伏饮也。四饮皆从口入，伏饮亦何曾不从口入乎！但四饮之病，是因上中二焦，阳气不能分运，故其水气，渐积渐高，愈满愈鼓之候。伏饮之病，上中无恙，惟肾阳衰冷，而腑化寒停，膀胱之络通于脏，则水寒之气，由腑络而入伏肾中者也。痰饮之变，至溢饮、支饮，而其势已剧，若再传肾则死。盖水源从海出，而其横流，复淹没于海，为大地失陷之象也。若夫伏饮之变，大概不越三症：一则伏而未发，每遇羽水[1]之运，寒水之气，及壬癸月日，间发而如本条之症；一则饮伏黄泉之下，而其寒气每上干太虚，俾肺气缩而不能运布，则水积肠间，而即为痰饮之症。我故曰：是四饮以前之轻症，及水源从海出者此也。一则伏饮上射，而脾肺之阳交困，以致不能传送，而小便不行。饮从上突，日肿一日，皮肉青紫而死之症，即六条所注怒潮直决，其症急而尤烈者是矣。

十二　夫病人饮水多，必暴喘满，凡食少饮多，水停

---

① 羽水：羽，五音之一，五行主水，此处为寒水之意。

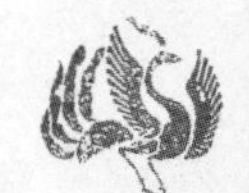

心下，甚者则悸，微者短气。

此暴饮也。与前悬饮支饮之留饮不同，此暴饮之在上者，与前伏饮，并十八条之微饮又不同。凡两段，前二句为一段，言病人胸膈热而饮水多，则水不及渗而停于心下，于是水迫肺气而喘，水浮胸分而满，虽非四饮之已成者，而其为病亦暂与支饮同也。后四句为一段，言不必病人，凡属胃虚而食少，膈热而饮多者，俱能病此。悸及短气，详已见，其意以为虽属暴饮，倘不主猪苓、五苓等汤以止渴除饮，则渐成四饮等候矣。

十三　脉双弦者，寒也，皆大下后里虚，脉偏弦者，饮也。

此及下文共三条，总言四饮之脉，而本条当是言悬饮也。夫弦为阳虚气削之诊，饮以阳气不能呵嘘下渗所致，故饮脉必弦。但两手双弦，阳气当虚于中，又另为中寒之脉，盖因大下后里虚，而其气中馁之故，不可误认为饮脉，惟一手偏弦，则左见为左胁之悬饮，右见为右胁之悬饮也。然以十二篇积脉之例准之，则左右双见，饮在中央，支饮之在胸膈心下者，其脉未尝不双弦也，第以其症辨之耳。盖饮症则有喘渴短气等候，而下后里虚者无此也。

十条言留饮之脉曰沉，此条言悬饮之脉曰弦，则饮脉其沉弦兼见者乎？然愚尝试之，大概饮之初病，其脉多弦，饮之久病，其脉多沉。仲景分别言之，岂无意耶？

十四　肺饮不弦，但苦喘，短气。

肺饮者，支饮之上浮胸膈，而肺已受伤者是，弦为气削之脉，水饮屯胸膈，则其气不得下展，而自聚冷饮上，故气削之弦脉不见也。喘与短气，详已见。言饮脉弦，而

肺饮独不可以不弦自误，但凭其外症为合（与胃有宿食而脉见滑者同义）。

十五　支饮亦喘，不能卧，加短气，其脉平也。

支饮者，就支饮之在心下而言，盖谓同是支饮，却有高下，高者逼肺，故为肺饮。下者在心下，与肺较远，故以支饮概之，但胃脘聚饮，气机便艰于下引，故亦喘。不能卧者，卧则胃脘横，而注饮迫肺故也。短气一症，为肺饮之候，言饮支心下，其脉还弦，饮略高而见短气一症，则气亦高而聚于肺，气聚，故其脉平而不弦削也。

十六　痰病者，当以温药和之。

此总言用药之治例。病痰饮者，当合四饮而言，以诸饮俱由痰饮传变，故以痰饮统之耳。夫饮之由来，大概起于肾及脾肺之脏阳衰冷，成于三焦之腑化虚寒。温药和之，则阳回气化而饮自去矣，盖指后文苓桂术甘、肾气及大小青龙等剂也。

十七　心下有痰饮，胸胁支满，目眩，苓桂术甘汤主之。

苓桂术甘汤

茯苓四两　桂枝　白术各三两　甘草二两

上四味，以水六升，煮取三升，分温三服，小便则利。

此言诸饮，除溢饮之外，俱以苓桂术甘汤为主方。盖痰饮是其总名，心下及胸支满，为支饮之症，胁下支满，为悬饮之症，目眩者，饮高而水载木气以浮也。以淡渗去饮之茯苓为君，佐辛甘之桂枝以行阳，甘温之白术以培土，然后用甘浮平缓之甘草为使，所以高托诸药，而令其徐徐

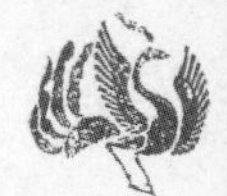

下渗之意，此苓桂术甘为诸饮之要剂也。

十八　夫短气，有微饮，当从小便去之，苓桂术甘汤主之，肾气丸亦主之。

此承上文苓桂术甘汤，而补言肾中微有伏饮，以致上干肺气者，亦主此汤也。盖肾有微饮，则其气上射于肺，而见短气之候，故短气者即知有微饮也，微饮即伏饮，以其在肾脏，故更当利其腑而从小便去也。苓桂术甘为利水之剂，故主之。肾气丸亦主之者，盖苓桂术甘，温上以御下，而化机下被，故小便利。肾气丸，温下以蒸上，而化机亦下被，故小便亦利也。方论见虚劳。

十九　病人脉伏，其人欲自利，利反快，虽利，心下续坚满，此为留饮欲去故也，甘遂半夏汤主之。

甘遂半夏汤

甘遂大者，三枚　半夏十二枚，以水一升煮取半升，去滓　芍药五枚　甘草如指大一枚

上四味，以水二升，煮取半升，去滓，以蜜半升和药汁，煎取八合，顿服之。

病者，病痰饮者也。饮脉多弦，留饮之脉则沉，今其脉忽然不弦不沉而伏于骨，几几有不可见之象。夫伏脉为收束下趋之诊，以胸胁心下之饮症，忽焉收束下趋，岂非欲自利乎？反快，对利而言，利症多因利而不快，如膨闷、疲困及疼痛、沉坠等候，此则脾肺之阳，乘日辰之官旺而偶振，故水饮不安于上而下利，利则水去气展，故反以利为快也。然虽利而方以不坚满为快，其心下续又坚满而仍不快者，以胃脘及肠间之内水一空，而胁下之悬饮，先从

中满而由络脉以外渗者，今复因内空而还渗心下（心下当胃脘之部），故曰留饮欲去，因其去机而扫荡之，其为功不较易乎。主甘遂半夏汤者，甘遂去水最速，主病之谓君，故以之名汤，又恐性急之品，下趋甚力，而留遗胸膈之饮，故以甘草、蜂蜜之甘浮者，托之在上而留恋之，然后以辛燥之半夏，从上降抑以辛敛之芍药，从下直坠，而水饮安有不去者哉！不主苓桂术甘，而主此犀利者，恐和平之药，少延时日，而脾胃之阳仍伏，则饮将欲去而终留，其机岂不以因循坐失耶（甘遂性急，甘草性缓，相反者，言其缓急之性也，俗解谓二药自相攻击，谬甚）。

二十　脉浮而细滑，伤饮。

此言十二条暴饮之脉也，盖饮水多而其水停心下者，皆谓之伤饮，水停故脉滑，阳微不能运水，故脉细，暴停之水，阳气未负，故脉浮也，则脉浮而细滑者，非伤饮而何？

二十一　脉弦数，有寒饮，冬夏难治。

先因阳虚而停饮，故其脉弦，后则积饮化虚热而复伤其阴，故其脉弦而且数也。冬夏难治者，盖治饮之例，惟宣发渗泄二义，冬则虚阳内伏，既非大小青龙宣发之所宜，且又有碍于弦脉之阳气虚也。夏则虚阴外应，既非苓桂术甘温燥之所宜，且亦有碍于数脉之阴液短也，谓之难治宜矣。此合溢饮、支饮而言，脉症与天时不顺，其生死相半也。

二十二　脉沉而弦者，悬饮内痛，病悬饮者，十枣汤主之。

十枣汤

大戟　芫花熬　甘遂各等分

上三味，捣筛，以水一升五合，先煮肥大枣十枚，取八合，去滓，内药末。强人服一钱匕，羸人服半钱，平旦温服之，不下者，明日更加半钱，得快利后，糜粥自养。

此言悬饮之脉症治例也。脉弦为饮，又为痛，脉沉为留饮，故知为悬饮，而胁下并缺盆内痛也，重言病悬饮者，又推开内痛而广言之耳。盖谓凡属胁下有悬饮，无论内痛与否，俱以十枣汤为主治也，方论见《伤寒》注。

二十三　病溢饮者，当发其汗，大青龙汤主之，小青龙汤亦主之。

大青龙汤

麻黄六两，去节　桂枝一两，去皮　杏仁四十个，去皮尖　甘草二两，炙　生姜三两　大枣十二枚　石膏如鸡子大，碎

上七味，以水九升，先煮麻黄减二升，去上沫，内诸药，煮取三升，去滓，温服一升，取微似汗，汗多者温粉粉之。

小青龙汤

麻黄三两，去节　甘草三两，炙　桂枝三两，去皮　芍药三两　五味子半升　干姜三两　半夏半升　细辛三两

上八味，以水一斗，先煮麻黄减二升，去上沫，内诸药，煮取三升，去滓，温服一升。

此言溢饮之治例也，饮溢于经络四肢，非从汗解不可。故主大青龙以宣发之，小青龙汤于宣发外，尤能渗泄，故亦主之，方论见《伤寒》。

二十四　膈间支饮，其人喘满，心下痞坚，面色黧黑，

其脉沉紧，得之数十日，医吐下之，不愈，木防己汤主之。虚者，即愈；实者，三日复发；复与不愈者，宜木防己汤去石膏，加茯苓、芒硝汤主之。

木防己汤

木防己三两　石膏鸡子大，十二枚　桂枝二两　人参四两

上四味，以水六升，煮取二升，分温再服。

木防己去石膏加茯苓芒硝汤

木防己　桂枝各三两　人参　茯苓各四两　芒硝三合

上五味，以水六升，煮取二升，去滓，内芒硝，再微煎，分温再服，微利则愈。

此言支饮久留之脉症治例也。夫饮症自肠间下积，逐渐上满，由胃而心下膈间，支撑鼓塞者，俱谓之支饮，故合膈间、心下而历言之也。沉，为留饮之脉，紧，即弦脉之急者。盖自其两旁之细削而言曰弦，自其两头之绷急而言曰紧，与寒邪之紧不同，辨详腹满寒疝。虚实，就胃中之虚实而言，非指正气也。犹云饮外无干结者为虚，饮外有干结者为实之义。

仲景盖谓膈间支饮，抬气上浮而喘满，心下支饮，聚水中实而痞坚，面则因水色外浮而黑，脉则从水性下坠而沉，且水饮鼓塞，则经脉绷急，而沉中带紧，得之数十日，则饮久而所谓留饮者是矣。医见喘满痞坚，故吐下之，不知饮之为病，吐则膈气愈虚，而水逆更甚，且由小肠而水归膀胱者为正道，下则直奔大肠而中气愈虚，水愈积矣，故不愈也。木防己，蔓生而中通，性寒而味辛苦，且其形

色，又外白内黄者，夫蔓生中通，则走经络之内道，性寒则沉降，味辛则散，苦则泄，外白内黄，又上泄肺，而下泄脾胃者可见矣。以之为主病之君，则支饮之在膈间心下，以及肠胃脉络，岂有不尽下者哉？但饮久必化标热，故以石膏之辛凉下行者佐之，然后以人参提气，桂枝行阳，趁水饮之下落，而胸中之阳气，得参桂助之，而下展有力，倘胃中但有水饮，而无干结之积聚，是谓胃邪尚虚，故水饮一去，别无余累而愈矣。然又有水饮虽满，而曾经先结之宿垢自在者，是谓胃实，实者水去而结粪未下，则肠胃之气，滞而难行，三日之水饮再聚，故复发。复与原汤而并不暂愈者，以水落水起，而干结者较胀，以为水饮之依辅故也，仍主此汤者，始终以去饮为本治也。特去石膏者，饮新复而无化热之标病也；加芒硝者，所以软坚化硬而并去其宿垢也。更加茯苓者，恐芒硝下润之外，其味咸寒聚饮，故以淡渗之品，补救其偏弊也。仲景诊法之玄微，制方之妙义，直有鬼神所莫测者乎！

客有难余者曰：本文言医吐下之不愈，彼吐之不愈，宜矣。子言下之不愈，以饮归膀胱为正道，下则直趋大肠而中气愈虚，水愈积之故。是医下之而不愈者，仲景以渗法愈之则得矣。及按防己汤，并无渗水之药，独非从大肠而下者乎？何以虚者即愈也？即如去石膏加茯苓、芒硝一汤，其汤后曰微利则愈，是亦从大肠而利下者，何以实者又愈也？夫以医下之而不愈者，仲景两下之而皆愈，此不解者，一也；且本文明明曰医已下之矣，仲景又下之矣，安得尚有胃实者，而俟加芒硝以软坚化硬乎？此不解者，二也。答曰：我固知子之所疑者，其以余注为未是也。夫

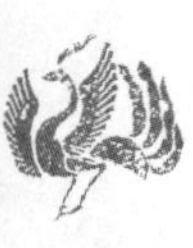

水归膀胱为正道一语，是言去饮之常例，故治饮者，以利小水为正法，至若水势大张，汪洋澎湃，与其从小便吹嘘渗泄之，而耽延时日，其势复不能减，毋宁从大便扫除涤荡之之为直捷痛快乎。且小肠以上之水可渗，小肠以下之水，则水低而失膀胱之部，非下不可，故立甘遂、半夏、十枣、葶苈以及防己等汤，俱不得已之变方变法焉而已。我故曰，水归膀胱为正道者，此也。至于下药多寒，寒则中气愈虚，而水愈积，故不愈，不观防已二汤之重用人参桂枝乎？又何疑于仲景下之？则中气不伤而皆愈也。若夫攻下之理，显而易见，苦寒趋下，咸寒破结，医虽以苦寒下之，而遗咸寒之性，故结者未下耳。此仲景独用芒硝之精意也。语未及终，客唯唯而退。

二十五　心下有支饮，其人苦眩冒，泽泻汤主之。

泽泻汤

泽泻五两　白术二两

上二味，以水二升，煮取一升，分温再服。

此言支饮在心下之病症治例也。眩者，晕眩；冒者，蒸冒，皆虚气上冲外鼓之候。心下支饮离膈不远，而水饮渐迫，以致气高气郁，故苦眩冒[①]也。泽泻利水，而决之于沟渠，白术培土，而防之于堤岸，则水饮下注，而浮鼓之气自平矣，故主之。

二十六　支饮胸满者，厚朴大黄汤主之。

---

① 眩冒：目眩头晕，甚至昏厥之证。眩，眼前发黑；冒，头觉昏蒙，甚至昏厥，出《素问·玉机真藏论》。

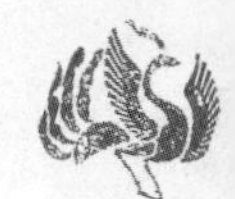

厚朴大黄汤

厚朴一尺　大黄六两　枳实四枚

上三味，以水五升，煮取二升，分温再服。

此条支饮，另有来路，与诸条之所谓支饮之由于痰饮者不同，故其治法，亦与温药和之之例自别也。盖心肺间之膈气虚者，不能鼓努传送而便难，便难既久，则肠胃液短而干结，渐致胃实矣。液短，则借资于外水而饮积心下；胃实，则不能透过结硬而下渗小肠，与寒饮之上支心下者同，故亦谓之支饮也。然支饮虽同，而其所以致饮者，因胃实胸满之故，则攻胃实之大黄，开胸满之枳朴，其可缓乎？此开壅水之地以治水之道也。

二十七　支饮不得息，葶苈大枣泻肺汤主之。

支饮不得息，见首条倚息下，主本汤者，泻其水饮上射之气也，方论见肺痈本汤。

二十八　呕家本渴，渴者为欲解，今反不渴，心下有支饮故也，小半夏汤主之。

小半夏汤

半夏一升　生姜半升

上二味，以水七升，煮取一升半，分温再服。

胸寒致呕，然呕能提气，呕则阳起而善渴者常也，故渴为呕家欲解之候。今虽呕而反不渴，是呕为寒饮上逆，而不渴为内饮拒水之故。岂非心下之胃脘，有支饮乎？半夏辛燥而降逆，生姜温膈以祛寒，俾胸阳一展，则饮去而呕将自平矣，此亦暴饮之少留者也。

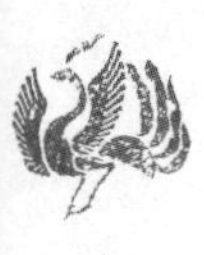

二十九　腹满，口舌干燥，此肠间有水气，己椒苈黄丸主之。

己椒苈黄丸

防己　椒目　葶苈熬　大黄各一两

上四味，末之，蜜丸如梧子大，先食饮，服一丸，日三服，稍增，口中有津液，渴者加芒硝半两（李氏曰，服一丸，疑有误）。

此言素盛今瘦，肠间痰饮之治例也。盖瘦则液短，而其便必干，故积聚停滞而腹满，又瘦则液短，而外水必积，故饮热而口舌干燥也。夫宿垢下瘀而腹满，积饮上烫而干燥，岂非肠间有水气乎？主本方者，大黄苦寒逐瘀，用之治腹满者，实所以开行饮之道路也，然后以去水三将，同心合力，而共收犄角之全效矣。盖水在肠间，防己蔓生中通，具大小肠之象，而利水性悍，以之治肠间之水，允为确当，但恐性悍之品，迫水妄行，以致上窍旁渗，故又以苦寒下行之椒目，引之顺流，苦寒利气之葶苈，押为殿后，而水饮宁复有留遗者乎？先食而服，取其直下肠间，而不使饮食中隔也，日三服而逐渐稍增者，但徐试之，而以中病为度，不使峻药过剂以伤正气也。口中有津液者，饮去而真气上通，得蒸被之化也。渴者以下，非指服丸以后而言，犹云若腹满口舌干燥以外，更加渴者，于本方中加芒硝半两。夫渴与干燥有辨，干燥是内饮拒水，而饮久化热之气，上熏廉泉，故不渴而但觉干燥也。渴则肠胃中已有结粪，而真阴短少，故求救于水而作渴，此正将作支饮、溢饮之渐，故加软坚破结之芒硝，佐大黄之逐瘀，即前二十四条木防己汤加芒硝之义。

三十　卒呕吐，心下痞，膈间有水，眩悸者，半夏加茯苓汤主之。

半夏加茯苓汤

半夏一升　生姜半升　茯苓六两

上三味，以水七升，煮取一升五合，分温再服。

此支饮暴停之症治也，卒然呕吐、心下痞二症，诊其有者，膈寒而上涌也，心下痞者，膈虚而下逆也。夫呕家必渴，而其所饮之水，又因膈气虚寒而不能下运，则膈间之有水可必矣。眩者，晕眩，水抬气浮之应。悸者，惊悸，水凌心火之应，与六条心下悸同，非虚悸也。姜半温膈降逆，故能成止呕开痞之功，茯苓渗水去饮，故能收伏气安神之效，与前二十八条相为发明。盖呕而不渴，是因先有寒饮而致呕者；卒呕而痞，是因先见寒呕而致水者。症虽颠倒不同，而其能成支饮则一，故皆主此汤，而特为加减焉耳。

三十一　假令瘦人，脐下有悸，吐涎沫而癫眩，此水也，五苓散主之。

五苓散

茯苓三分　猪苓三分，去皮　泽泻一两一分　白术三分　桂枝二分，去皮

上五味，为末，白饮服方寸匕，日三服，多饮暖水，汗出愈。

脐下悸，与上文之惊悸，及他处之虚悸，俱不同。殆指脐下之左右，如弹指跳动之状，盖因胸膈之气上虚，而

少腹之气将奔迫赴之，故其动机如此，与奔豚同候。瘨、当作巅，巅眩，言巅顶上眩也。盖谓瘦人阳常有余，阴常不足者，理也。阳有余，则脐下不应动悸，巅顶不应上眩矣。阴不足，则津液不应上泛而吐涎沫矣。今其人脐下有悸，则知其气虚于胸膈，而有以招之上逆者，吐涎沫而巅眩，则知其邪实于肠间，而有以抬之上浮者，夫上虚而致脐下动悸，其不能运饮可知。下实而致涎上泛，且致巅眩，其已经积饮又可知，故曰此水也。五苓散方义，详《伤寒》本汤。以之主此条之症，另有奥义，盖去水固其本治，至去水以泻膀胱，而少腹不得以有余者上乘胸膈，其治脐下之悸者，一也；水去而无饮气上射，则涎津下摄者，二也；水去而浮鼓之气下伏，则巅眩可除者，三也；且苓术桂枝，又能填在天之清气，以御脐下之上乘，四也；多服暖水以取汗，既恐肠间之水，溢于经络，复恐浮鼓之气，未得尽平，而以微汗散之者，五也。仲景之诊法方意，入微入妙，大率如斯。

三十二　咳家，其脉弦，为有水，十枣汤主之。

此言悬饮之未及逼肺，而但以饮气上射而咳者，其脉症治例如此也。弦脉为阳虚外削之诊，阳虚外削，则不能运饮，故弦为水脉。久咳成家者而见此，则知其咳为悬饮在胁下，而水气上射之应，故曰为有水。十枣汤治悬饮，已详二十二条，并《伤寒》注，其主之也宜矣。

三十三　夫有支饮家，咳烦，胸中痛者，不卒死，至一百日，或一岁，宜十枣汤。

此言支饮日久，必从中脘而旁渗为悬饮，故其治同悬饮之例也。支饮从肠而积满至胃，从胃而积满至脘，以致

从脘外渗而至胸，支架撑鼓，故谓之支饮。支饮留久成家，其气上射于肺，则咳；且水饮化热，则烦；又胸中孙络，灌满胀痛者，多致饮高气绝而卒死，若不卒死，延至百日，或一岁，是其中路之支饮旁渗于胁下而为悬饮，故支饮之势中衰，而不死也。因其机而治从悬饮之例，则主十枣汤为的对矣。

三十四　久咳数岁，其脉弱者可治，实大数者死，其脉虚者，必苦冒，其人本有支饮在胸中故也，治属饮家。

咳者，百脉振动，故劳咳、热咳、寒咳等症，久则多死，必无至数岁者，惟寒饮之气上射，因而致咳者有之。盖胸中之阳气有起伏，而火土之日月有平持故也。脉，指右寸而言，脉弱者，是肺与胸中之阳气虽微，而饮尚不高，故其气犹得宽展，如囊中贮物少，而有软和之象，其主苓桂术甘等剂，去饮填胸，犹为易易，故曰可治。若夫脉体内坚而实，脉形外鼓而大，脉至迫促而数，三者见一即死，况全见乎？盖水饮上抬，气界逼窄，自塞脏中阴精之奥府，则实。穷走气宇既尽之极边，则大地界扁短，气机之往来俱促，则数。譬之赵宋，北兵势大，南避临安，聚臣民于弹丸，布张皇于四塞，地促费繁，民贫赋重，此国脉实大而数之象。彼张、韩、刘、岳诸公，其医国者，未尝非卢扁[1]之妙手，然亦不过苟延数主，终归不振，而自亡于海，即仲景所谓死不治之义也。脉虚以下，承上文而详言脉弱之可治者，盖自其鼓微而言曰弱，自其中空而言曰虚，以弱脉多虚故也。冒见二十五条注，复言其脉症

① 卢扁：战国时名医扁鹊因为家住卢国，所以人称“卢扁”，后以指名医。

者，见水饮自有确据，而不必眩惑之意。曰治属饮家，以悬饮、支饮，各有治例，且见不必治咳，饮去而咳将自愈矣。

三十五　咳逆，倚息，不得卧，小青龙汤主之。小青龙汤下已，多唾口燥，寸脉沉，尺脉微，手足厥逆，气从小腹上冲胸咽，手足痹，其面翕热如醉状，因复下流阴股，小便难，时复冒者，与茯苓桂枝五味甘草汤，治其冲气。冲气即低，而反更咳，胸满者，用桂苓五味甘草汤去桂，加干姜细辛以治其咳满。咳满即止而更复渴，冲气复发者，以细辛干姜为热药故也。服之当遂渴，而渴反止者，为支饮也。支饮者，法当冒，冒者必呕，呕者复内半夏以去其水，茯苓桂枝五味甘草汤，去甘草，去桂，加细辛干姜半夏汤主之，水去呕止。其人形肿者，加杏仁主之，其症应内麻黄，以其遂痹，数不纳之，若逆而纳之者，必厥。所以然者，以其人血虚，麻黄发其阳故也。若面热如醉，此为胃热上冲，熏其面，加大黄以利之。

小青龙汤

麻黄三两，去节　白芍三两　五味子半升　干姜三两，一本作二两　甘草三两，炙，一本作二两　桂枝三两，去皮　半夏半升，一本作三两　细辛三两

上八味，以水一斗，先煮麻黄减二升，去上沫，内诸药，煮取三升，去滓，温服一升。若微利者，去麻黄加芫花如鸡子大，熬令赤色；若渴者，去半夏加栝蒌根三两；若噎者，去麻黄加附子一枚炮；若小便不利、少腹满，去麻黄加茯苓四两；若喘者，去麻黄加杏仁半升，去皮尖。

桂苓五味甘草汤

桂枝四两，去皮　茯苓四两　五味子半升　甘草一两，炙

上四味，以水八升，煮取三升，去滓，分温三服。

桂苓五味甘草汤去桂加干姜细辛方

茯苓四两　五味子半升　甘草　干姜　细辛各三两

上五味，以水八升，煮取三升，去滓，温服半升，日三服。

桂苓五味甘草汤去甘草去桂加干姜细辛半夏方

茯苓四两　五味子半升　干姜　细辛各三两　半夏半升

上五味，以水八升，煮取三升，去滓，温服半升，日三服。

苓甘五味姜辛半夏汤加杏仁方

茯苓四两　甘草三两　五味子半升　干姜三两　细辛三两　半夏半升　杏仁半升，去皮尖

上七味，以水一斗，煮取三升，去滓，温服半升，日三服。

苓甘五味姜辛半杏汤加大黄方

茯苓四两　甘草三两　五味子半升　干姜三两　细辛三两　半夏半升　杏仁半升　大黄三两

上八味，以水一斗，煮取三升，去滓，温服半升，日三服。

咳逆倚息不得卧，详已见。此症为饮支胸膈，气满肺管之候。小青龙为发汗利水，两解水饮之剂，故主之。方论见《伤寒论》本汤下。下已犹言小青龙下后，而咳逆诸症俱已之谓。盖微发其汗，则饮从汗去，而肺气上平，复下利其水，则饮从溺去，而胸阳下展，故其症俱已也。多唾至时复冒，凡十二句，又言支饮之咳逆等候虽已，而其错杂之变症，所不能免。屈指计之，大概不越乎四者，各因其变而分治之，斯皆已而全愈矣。夫小青龙半为发汗之剂，汗去而膈气上空，则在下之气上凑，而发为冲气者，一也。故气从小腹上冲胸咽，且唾随冲气而上泛，以致多唾者是其候也。又痰饮之人，阳气自虚，今虚阳分驰于发汗利水，而其气益虚，则肾中阴翳，乘肺而咳，乘胸而满，因变为咳满者，二也。故寸沉尺微，因阳气不贯于四末，而手足厥逆或痹者，是其候也。或病饮之时，胃中素有积滞，及从汗以去饮，汗乃心液，汗出而上空，则胃中热实之气上熏者，三也。故口燥、面翕热、如醉状者，是其候也。又饮之大势虽去，而其余波未净，因上焦汗空，而不能运布，多致渐积而复成支饮者，四也。故余饮下流阴股，小便难而复冒者，是其候也。仲景于小青龙后，错综叙其脉症，而针线一毫不乱，读《金匮》者，于此十二句中之错综处，理会清楚，则后文方治，丝丝入扣矣。四者单见，则单治之，如其兼见，当先治冲气，以冲气为上虚下实之候，久则复能聚饮故也。主桂苓五味甘草汤者，以辛甘生阳之桂枝，填上焦之空；而以甘浮之甘草，佐而托之，则其性益浮；然后以酸敛下摄之五味，抑其冲气；而佐以淡渗之茯苓下泄之，其冲气之即低也宜矣。冲气下伏，则激

其虚寒之气于上，寒气为肺性喜温之所忌，故咳。虚寒之气，非胸中阳位之所宜，故满也。于本方去桂，加姜、辛，而益以甘草两倍，其方意另一世界。盖冲气系下焦之本气，因膈虚而招之上冲者，其意在填高以御下，故用甘浮之甘、桂为主，而后下压以泄之耳。若咳满所乘者，为虚寒不足之气，其病在下，而其意因在温下以化上，故以茯苓、五味之下渗下敛者为主，而以辛温之干姜、细辛，趁势送至下焦，附以甘草者，欲其领辛温之气，从下而中浮，而使咳满之虚寒上化也。咳满即止四句，为变症中之小变，以仍主苓桂五味甘草汤，加归、麦等味治之，则渴复止，冲气复低，而自愈故也。若服此而当渴不渴，或先渴而服药反止者，是热药蒸于下，而浮其饮气于上之理，故知其复有支饮也。支饮者，必冒且呕，以支饮于下，而气高于上故也。半夏去饮降逆，为饮家冒而且呕之圣药，故重加之，去桂及甘草者，欲其专于下行，而不使留恋胸膈之意。至干姜、细辛之用于本方者，较之前方，又是一番生面。盖前方是借甘草之中浮，而上温咳满；本方又借淡渗降敛之品，下湿去饮之阳气故也。仲景之方药，其游刃之妙，直有才认梨花却是雪之幻耶。水去呕止，而形肿者，虚气薄于分肉而未行之候。杏仁利肺，故加之。痹，兼脉之沉微，并手足厥逆而言，其症应内麻黄者，以杏仁利肺，麻黄泄气，肺利气泄，则虚气之薄于分肉者自散，故二者为消肿之要药。今其人脉沉微而手足痹，况曾经厥逆乎？故单加杏仁，而不内麻黄者此也。若逆其法而内之，则阳气益虚，故厥。盖阳附于阴，气根于血，阴血既虚，不任麻黄之泄其阳气也。面热如醉，兼口燥而言，此为胃热上冲，加大

黄以利之，乌容已哉！

此条似当日之医案，更为引而伸之，而即存以为法者也。

三十六　先渴后呕，为水停心下，此属饮家，小半夏茯苓汤主之。

先渴，则所饮既多，后呕，则逆而不运，故知为水停心下，曰此属饮家。言不必治呕，饮去而呕将自止矣。半夏去饮，而且能降逆，以止呕，加茯苓以渗之，舍此其谁任乎？

消渴小便不利淋病脉证治第十三

一　厥阴之为病，消渴，气上冲心，心中疼热，饥而不欲食，食即吐蛔，下之利不止（《伤寒》作气上冲心）。

消渴之症，其因起于胸膈间，在天之阳气既虚，而其阳精又竭之所致也。阳气上虚，则下焦之虚火，因其空而炎于上，阳精上竭，又不能供两火之燔炙（两火盖指下焦虚火与心火相合而言），而不得不资外水以自救，故渴。然邪火在胸膈，其位最高，胃脘虽从此下经，而其受水处，却较低于邪火，火上水下，未济之象，下水不能制上火，而上火反具吹嘘鼓逼之势，则所饮者，一直下趋而行为小便矣。以消易而愈渴，故曰消渴也。李氏旧注，引《内经》心移热于肺，为膈消[1]，虽非仲景之所谓消渴，而与本篇之

① 膈消：消渴证中的上消。

旨略同者。盖心肺上热则一，而与条中之症，发源于下焦者，为大殊也。其又引经文二阳结，谓之消，又瘅成为消中二语，虽合仲景之旨，然是三四两条，中焦热实上炎之消渴，而不可以概下焦之症也。读《金匮》者，苟不从论文方意，会其全神，而徒为零诠死解，纵博引经义，无有是处也。本篇论渴症者八条，一条言下焦之虚火上冲，而为消渴之正病；二条即言其脉，并其病因，实由上焦阳气既虚，阳精又竭之故；三四两条，言消渴又有因于中焦坚数，而为消渴之变症者，即经所谓二阳结，及中消者是也；五条言正病消渴之治例，六七八三条，言渴而不消之轻病，与水饮二门相通之症治，特渴家之余绪耳。

此条之文，见《伤寒》厥阴，与此大别，盖在《伤寒》重厥阴二字，以厥阴得传经之热邪。其为病如此，是诸症平例，而无偏重处，且肝中化热解，而诸症亦罢。又为暂病也，因其人之上焦，原无虚劳之亏空，以厥阴之化热，下实而上撞耳，化热一解，而上焦即有以御之也。若此条，则专重在消渴二字，以消渴之人，先从肾精下竭，不能滋养肝木，而木中之血液亦短，木气以无阴而不恋本脏，于是悉索而依辅于其所生之心部（从肝肾二脏说起，是于五条肾气丸着眼得来）。譬之失所者，父母之乡，无栖止之乐，而外就其女家之义也，且心中真精，既无木液之供应，而自干自空久矣，况肾水下虚，火又以无畏而上炽乎？夫上焦在虚而欲吸之时，下焦具穷而急投之势，肝气入心，木得火而风生，火得木而焰起，木火合化而通明于胸膈，将逼中下二焦之津液于不尽不止（肝气原不曾热，一入心火中便成轻牝著牡之象，以其所以不可下也），是入

《伤寒》者，为论厥阴之病机，而入本篇者，为论消渴之始末，故曰与此大别也。气上冲胸四句，虽言消渴者，其自下而上，一路之兼症如此，然亦为厥阴之所必然连及者，故其义与《伤寒》同。下之利不止，则与《伤寒》亦有辨矣。盖《伤寒》所言下之利不止者，下药阴寒，木性缩支柯之发气，而下伏根株，是木从阴湿处以行根之理也。消渴所言下之利不止者，大肠一空，火势夺前阴之飞瀑，而后奔谷道，是火从空隙处以垂焰之理故也。

二　寸口脉浮而迟，浮即为虚，迟即为劳，虚则卫气不足，劳则营气竭。

承上文而言消渴之热，现在上焦，而谓由于下焦厥阴之气上冲者，何也？盖寸口者，为心肺之应，心统血而肺主气，气血两充于胸膈，则阳气阳精互相根抱，故其脉体之高下得中，脉至之往来连贯者，此也。今寸口之脉浮，则是阴不足以抱阳，而使微阳自浮之应，故浮即知为心肺之阳液虚也。浮而且迟，则是阳不胜于健用，而致动机疲困之应，故迟即知为心肺之阳气劳也。夫以心肺中之阳液阳气，两皆亏空，则厥阴之燥气，安得不上冲，而成干柴着灶之象乎？故曰厥阴之为病消渴者，此也。下文二句，又仲景自注上文之义，盖谓阴阳虚劳于胸膈，而即见浮迟之脉者，以胸膈之阴阳，为营卫之宗主，营行脉中，卫令脉外，是营卫又所以载脉者也。夫阴阳相生，气血互用，阴血内虚，则脉外之卫气不足，卫气失固密之令，故脉浮。阳气外劳，则脉中之营血干竭，营血失生阳之气，故脉迟。是脉根于营卫，而营卫之气大会于胸中，此所以因寸口之浮迟，而知营

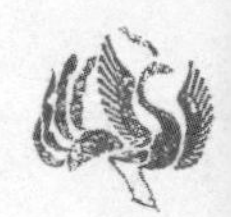

卫之衰竭，并内知其心肺之虚劳耳。

三　趺阳脉浮而数，浮即为气，数即消谷而大坚，气盛则溲数，溲数则坚，坚数相抟，即为消渴。

此言上焦虽无虚劳之亏空，若阳明之火太甚，亦能浮其热于胸膈，而成上中二焦消渴之变症也。趺阳即阳明，详别见，盖指右关而言，注作足面之动脉，误。脉浮当兼脉实在内，且非浮出皮面，是从浮于关之上，将逼寸口而言。以浮出皮面，系阳明表热之脉，惟浮于上冲，始为膈热消渴之诊故也。数为热脉，又脉之来属阳，而其去之类空属阴，数则至速而空窄，阳实阴虚之应也。夫阳明之脉，带实而上浮，是阳明之气自实，而且有浮其气于膈上之势，故曰浮即为气也。数为热，热在阳明，故消谷。数为阴虚，阳明阴虚，故不能自润而大坚也。气盛，指气浮而盛于胸膈之谓，胸膈气盛，则呵嘘之火势既大，而水易下趋，故溲数也。溲数，则水惟一过而不能留润，故干结而即坚，于是坚则愈数，而因数愈坚，则坚数如相抟之状，坚方欲以渴胜数，而数却以消胜坚，此消渴循环不已之道也。不出方治者，因上条有下之利不止之戒，则此条之不言戒者，其以下为正治者可见矣。但于大承中，令芒硝长出大黄之外为合，不则，恐大黄直性下趋之力多，而芒硝软坚破结之功少，但下其未坚者，旁流而下，而使坚者独留，则渴甚而死矣。此条当重看“浮”字，以浮则气浮于上，而成热高之消渴，方与下条之但数而为中消者有别也。

四　趺阳脉数，胃中有热，即消谷引食，大便必坚，小便即数。

承上文而言趺阳之脉，纵不浮而但数者，虽无膈热下

虚之势，而胃中有热，即消谷引食。其大便坚而小便数者，此热在中焦，亦能逼下焦之水，而为消渴，又变症中之变也。盖小肠、膀胱，俱在胃下，胃中有热，则上吸胸膈之津液以自救，故渴。又下逼小肠之水饮于膀胱，故消。然而机势相成，渴之机动于上，而其势成于消，消之机动于下，而其势又成于渴，故愈渴愈消，愈消愈渴矣。但言大便坚而小便数，即上条坚数相抟，即为消渴之互词也。

五　男子消渴，小便反多，以饮一斗，小便一斗，肾气丸主之。

此言首条厥阴消渴之治例也。首二句是水饮与消渴之辨，三四两句，是消渴与消渴之辨，其意以为渴症颇多，不可因一渴，而即认为消也。比如渴而小便少者，则渐积渐高，而为饮为水，另详本病。若消渴者，则渴而小便反多者为是，以其与水饮门之小便少者相反，故曰反多也。又消症既有厥阴上冲，趺阳浮数之异，若以趺阳热实之候，而误投厥阴上焚之剂，不又蹈实实之戒，而消渴不更甚乎？夫厥阴之候，除脉症外，亦仍以小便为诊法。盖趺阳热实，水从燥土下经，纵使急流飞渡，终有渗泄，况从燔炙煎炼中而出乎？故其所溲者，必不能如其所饮之数，若夫厥阴居至阴之下，阳火自微，即其精血下竭，而燥气上浮，亦无热相，惟上入心乡，斯干柴入火，而幻生烟焰者，且火高饮下，既无伤耗，过此，则寒溪直泻，复何火干土克，而谓所饮者或减一二耶？此饮一溲一，即知非趺阳诸症，而为厥阴上冲之消渴无疑矣。肾气丸，补下焦之精血，以补其气源，因而上引之，以蒸填心肺之空，详虚劳本方下。消渴，为肝肾之阴既竭，因下干上空，以致木气冲之而焰

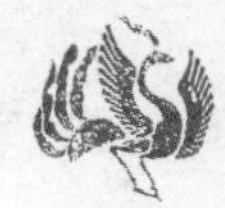

发者，则补精血以补气源，而蒸填上空之肾气丸为的对矣。盖就上焦而论，心肺得肾气之冲和，而真阳渐复，譬之主人返旧里，而占房者必当见还。就下焦而论，肝肾得肾气之滋息，而真阴自生，譬之故土遇丰年，而流亡者争归复业，此真阴下滋木邪正性，真阳上治龙火消沉之本义也。至若厥阴消渴，上焦责在无阴，而孤阳以邪热不交，故渴。下焦责在无阳，而群阴以虚寒失守，故消。重用地黄、山萸，一直下补精血之性，将辛热之桂附包藏下纳，然后从肝肾中徐徐炊动，不特下焦渐温，而以关锁者治消，并且上部津升，而又以熏蒸者治渴矣。加燥土之薯蓣者，因上渴下消，互相注吸，故以培土者，中缓其流行之势，而使津液之机得上升也。如渗湿之茯苓、泽泻者，中土既有提防，恐上流缓于注受而客饮不去，则真阴将阻于湿滞而不布也。然后以升阳走液之丹皮，双引肝肾之精神于膈上，则春晴满空，电光消灭，太清凝露，萎叶生鲜，复何消渴之不愈哉？读仲景诸方，其神奇变幻，顷刻万状，直如蓬莱阁上，看尽蜃楼，终若不能穷其微妙也。别以男子者，因妇人为阴柔之体，阳气尝亏，以其月有所泻也，故不轻易病消渴。凡病消渴，即属枯症，其小便必少，大便必泻，多为死候故也。

六　脉浮，小便不利，微热，消渴者，宜利小便，发汗，五苓散主之。

脉浮为气机上冲外鼓之应，今以其症之小便不利，及微热消渴者合诊之，则消渴为入水既多，而小便不利，为出水又少，是知微热，因热水内积，不得下通，而衬托经表之所致，故并令脉浮也。利小便，以下通其水，发汗，

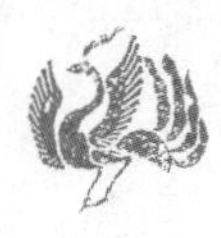

以旁散其热，谁曰不宜？然非五苓无双解之效，故主之，方意详《伤寒》本方（此消渴以渴而受水者即为消渴，与前小便多而下消不同）。

七　渴欲饮水，水入则吐者，名曰水逆，五苓散主之。

此饮热胃寒之症也。盖饮久化热而烫胸，故胸病热而渴，欲饮水、饮冷伤阳而逆胃，故胃恶寒，而水入则吐也。旧水逆停而不下行，新水逆出而不中纳，故曰水逆[①]。五苓为辛甘渗泄之剂，故主之。以辛甘则使胃阳温复，渗泄则使水性顺趋，而药后所云多服暖水者，亦有见耶。

八　渴欲饮水不止者，文蛤散主之。

文蛤散

文蛤五两

上一味，杵为散，以沸汤和服方寸匕。

此肾水上泛而为热饮，饮热烫胸，故渴饮不止也。文蛤，象肾而性沉，且能摄水下行，故主之。盖象肾则走少阴，性沉而摄水下行，则热饮去而渴将自止矣。俗解谓味咸走肾，误。以其但杵为散，而不曰火煅，其味安得咸耶！

文蛤，蚌属，亦名花蛤，出东海及莱州海中，背上有斑纹，故名，大者三寸，小者五六分，坊家以五倍子混代之，非。

九　淋之为病，小便如粟状，小腹弦急，痛引脐中。

淋者，小便不利，而其所出者，或白或赤，或膏或沙石之总名也。按其病因，大概不越三者：一则上焦以神劳

---

① 水逆：指胃有停水，水气不化，渴欲饮水，水入即吐的病变。

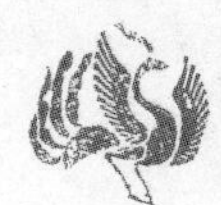

气虚，不能分运水气，中焦脾土气寒，又不能制水下化，故小便停滞，滞久则膀胱内生虚假之热，且宗气不能提挈神髓，而阴气下陷膀胱，于是阴气得虚假之热郁，而成浊涕之状者，此所谓膏淋[①]也；一则三焦亢热，而真阳气化之机自疲，不管传送，而膀胱癃闭，故小便不利，且阴阳之液，两伤于邪火，则引水自救，故渴。以渴饮之水，而久煎癃闭之膀胱，此煮水成碱，煮海成盐之象，而成沙石淋者是也；一则淫火爰慕于心君，飞传于肾腑，而外流于阳道阴庭，又无所事，而阳火不能下泄，则横贯带脉，而沉坠腰痛。络脉胀而化机自塞，故小便不利，邪火结而阴精下淫，故浊淋黄绿也。本条言神劳气虚，而中土不能下温其化机之淋，二条统言治淋之戒，三条即言虚淋之治例，四条言淫火停阁之淋，故其方药俱主咸润之品，以咸走肾，而尤能泻心火也，五六两条，言热淋之治例耳。

仲景之意，以渴而小便过利者为消渴，渴而小便不利者为淋，故次淋于消渴之后焉。淋之为病句，直贯后文诸条，小便如粟，言小便中之浊垢，颗粒而色黄白，如小米之状，膏淋之初症也，俗解谓即沙石淋，非。盖膏淋之初症，形如粟米而软，病深则渐大而成条，即谓膏淋矣。沙石淋，其初便时，俨如水中化碱之象，便久澄下，则坚如沙石之状故也。上中二焦之阳气虚寒，不能照临化被，而失柔则养筋之妙，故小腹凝敛而弦急，脐中切责而引痛也。

十　**淋家不可发汗，发汗必便血。**

淋家，兼前三症而言。便血，指小便尿血也。盖虚寒

---

① 膏淋：是淋证一种，若肾虚下元不固，不能摄纳精微脂液，亦为膏淋。

之淋，阳气既微，发汗以泄其气，气不应用而动其血者势也。血动而未及为汗，则随淋而下便矣。阳热之淋，营阴伤于亢热，汗以阴津为材料，阴不足以作汗，强责之而动其血，故汗余之血，其见于小便者，亦与前症同也。淫火停阁之淋，阴精已在燔炙之候，夫发表不远热，复用发汗之阳药以济之，则阴血不胜其残暴，故血亦动而下见于便矣，此总言治淋之禁也。

十一　小便不利者，有水气，其人苦渴，栝蒌瞿麦丸主之。

栝蒌瞿麦丸

栝蒌根二两　瞿麦一两　茯苓　薯蓣各三两　附子一枚，炮

上五味，末之，炼蜜丸梧子大。饮服三丸，日三服，不知，增至七八丸，以小便利，腹中温为知。

此补言首条虚淋之症，而详其治例也。盖谓小便如粟，小腹弦急，痛引脐中之淋，其初症小便不利，久则水积而有水气。水久化热，热水上烫胸膈，故其人苦渴。主本丸者，以生津之栝蒌根止渴，以泻血分之瞿麦、泻气分之茯苓去水气，以燥土之薯蓣、温土之附子制水以利小便，似乎单治本条诸症，不知三焦之妙。其先天之温胃暖胸者，以肾阳为釜底之炊。其后天之上蒸下被者，以胃阳为分照之耀。夫此淋既为上虚中寒所致，故用辛咸走肾之附子，纳其热于下焦，所以扶肾阳，而为温胃暖胸之地，即治小腹之弦急者，实在其中矣。用甘温走胃之薯蓣，提其热于中焦，所以温胃阳而为上蒸下被之地，即治脐中之痛引者，实在其中矣。夫肾阳复，而先天之气从夹脊而上熏；胃阳

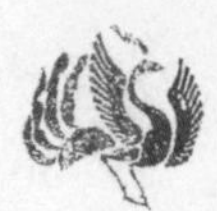

复，而后天之气由脾肺而上贮。则上焦之神气自充，而提挈有力，分布有神，亦何虚淋之不愈哉？况以薯茯之渗泄者，去水以利小便，栝蒌之生津者，止渴以杜积水乎？小丸吞服，欲其化于下焦，从下温中，又从中温上也。三丸渐增，恐虚寒者，不胜暴温，而益膀胱之假热也。曰小便利，腹中温为知，其用意于中下二焦者可见矣。

十二　小便不利，蒲灰散主之，滑石白鱼散，茯苓戎盐汤并主之。

蒲灰散

蒲灰七分　滑石三分

上二味，杵为散，饮服方寸匕，日三服。

滑石白鱼散

滑石二分　白鱼二分　乱发二分，烧

上三味，杵为散，饮服半钱匕，日三服。

茯苓戎盐汤

茯苓半斤　戎盐弹丸大，一枚　白术二两

上三味，以水六升，煎取三升，分温三服。

此淫火停阁，浊淋之治例也。言病淋而小便不利，又有一种欲火流于两肾，不得有其事以下泄，因而肾络以火气贯之，而肿重闭塞者。夫膀胱为肾之府，肾移热于其中，故小便不利。肾精内动而不得下泄，又传其精气于膀胱，而渐化为白淫以下注，故淋浊也。然则此火不散，而零星腐化，经年累月，其浊终不可止。蒲草行根水中，具发生

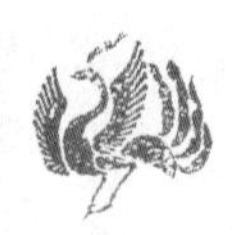

之性以泄水气，则为直至肾家而泻其火者也。又因此火来自少阴心主，烧以为灰，色黑味咸，黑入肾脏，咸则所以泻心火之留寄肾中也。配以甘寒分利之滑石，则直从水道而下散矣，故主之。若此症经久失治，其阴精阴血，一则伤于邪火之内燔，再则耗于淋浊之下泄，则润槁逐瘀，为不可少，故又主滑石白鱼散焉，滑石甘寒以泻邪火，分利以通小便，白鱼扁窄而长尾，故其激水之捷，为鱼中之最，以之入散，欲其引滑石之速于走肾，而并用其分水之力以利小便也（白鱼，《开宝》名鲚鱼，以其认尾俱昂也。今江浙呼白条，亦曰鮀肩者是）。发为血之余，既取其有润槁之功。乱发（乱发经梳而自落去）为败血之余，复取其有逐瘀之性，烧灰则其味苦咸，所以败心火之下流肾部者，与蒲灰同义也。至若淋浊而小便不利，以致积饮聚水，而水饮之害，较之淋症为尤急，故以淡渗之茯苓为主，燥土之白术为佐，先利其小便以去水，加咸以润下，而并能泄心火之戎盐以治淋，则淋与小便不利同愈矣。况肾为脏，脏无泻法，利水以泻其腑者泻脏，则茯术亦未始非治淋之药也。曰并主之者，盖言总为浊淋之主方，而其所以应用者，又自各有区别也。

十三　渴欲饮水，口干舌燥者，白虎加人参汤主之。

白虎汤，方别见。

此条当冠淋之为病，小便不利二句，否则，不当入本门淋症之末矣。盖胸中热极，充塞中下，气机不行，故小便不利，又胸中热极，呵嘘真阴逼迫下注，故淋也。白虎汤为金风荡热之剂，加人参为金液润枯之药，已详《伤寒》本汤注。主此而膈中热解，则真气得以舒展，而小便自利，

又膈中热解，则真阴得以上滋，而渴淋俱除也。此因热而小便不利，因小便不利，则愈热而病淋者，故解热之外，而淋与小便不利，可不责而自愈矣。

十四　脉浮发热，渴欲饮水，小便不利者，猪苓汤主之。

猪苓汤

猪苓去皮　茯苓　泽泻　滑石　阿胶各一两

上五味，以水四升，先煮四味，取二升去滓，内下阿胶烊尽，温服七合。

此条当冠淋之为病一句，与上条同。夫脉浮发热，似属表症，渴欲饮水，似属里症，因其淋而小便不利，则知渴饮为积水内热，因而烫膈所致，而浮热为热水内蒸，因而外鼓所致也。主本汤者，重用猪茯泽泻，以利小便为主，随便加镇重甘寒之滑石，以降敛浮热，加滋阴补血之阿胶，以上止渴饮也。是此条又因小便不利，故致上渴外热而下淋者，此利小便之外，兼止热渴，而淋症可不责而自愈矣。

二条俱言热淋之治例也。

水气病脉证治第十四

一　师曰：病有风水、有皮水、有正水、有石水、有黄汗。风水，其脉自浮，外症骨节疼痛，恶风；皮水，其脉亦浮，外症跗肿，按之没指，不恶风，其腹如鼓，不渴，

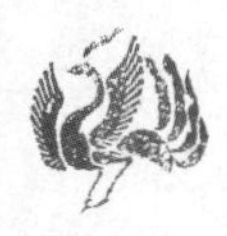

当发其汗；正水，其脉沉迟，外症自喘；石水，其脉自沉，外症腹满，不喘；黄汗，其脉沉迟，身发热，胸满，四肢头面肿，久不愈，必致痈脓。

本篇之水与二篇之湿，及前十三篇之饮，似属一因，而必列为三门者，固自有所区别也。盖自其无水饮之形，而但有其气者，曰湿。及聚湿成形，则曰饮，曰水矣。但湿从汗气郁于毛窍所致，则湿当仅在玄府矣。不知汗由胃腑之精悍所化，其潮热之气，自其既离脏腑，未出皮外者，俱能随地致湿。此汗剂之后，必用五苓、猪苓等汤，以泄汗梢，而湿门之仍主葛根汤者，此也。是湿为已成之津液，却化为汗而不得出，又不能复为津液之症也。若夫水饮二物，似属无辨矣，殊不知仲景之意，以为饮汤、饮水，滞于肠间，不能下注，因而上浮旁鼓。凡曰痰、曰支、曰悬、曰溢等症，是所饮者未曾变相而即为病，故曰饮。是水之所病，已由胃而小肠及膀胱矣。但因小便不利，膀胱为太阳之腑，太阳主经表皮肤，故其水气由太阳之腑而上浮外鼓，以及太阳之部者也。是水症虽亦由于饮，至此而已变为水相，故曰水也。然饮症中惟伏饮与水颇同，故论饮者亦间曰肺水云云者，此耳。

风水者，三时之风邪，客于卫分，而卫气自强，卫强则下阴之水气，上就而贴之之症也。皮水者，经脉虚于外，小便难于下，在下之水邪既实，而见吸于外络之虚受，故水走皮肤矣。正水者，水在正路，如肠中胃中是也。石水，言其沉坠似之也。黄汗者，后文三十条，言汗出浴水中，水入汗孔，且水寒激之，令卫气沉伏，卫无包裹之权，故湿热之气外溢，而为色黄之汗也。五症，俱为

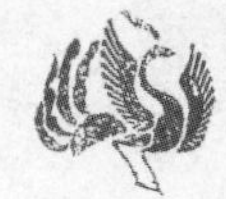

水因，且症颇相似，故连及之耳。太阳受风，卫气悬强，膀胱之水不由下注，而上蒸经络，故其脉自浮；风水相抟，渐致阴气不通，而阳气鼓塞，故骨节疼痛（骨节疼痛，单讲一边，便漏然是风因居多，此四条之症风因少，故不疼而重矣）；恶风者，风与风相入，卫气既经受邪，而外风直侵毛窍故也。皮水，由膀胱而上蒸，与风水同义，特外无风邪一症耳，故其脉亦浮；胕，足外臁胕骨也。胕肿者，水在下焦而外泛之应，按之没指，水至外薄于皮者，其下为尤甚也；无风因，故不恶风；其腹如鼓，水至外薄于皮者，其里为尤甚也；不渴者，既无阳邪化热之风因，且有腹中之水内拒耳；当发其汗，总承风水、皮水而言，以水在卫分及皮部中，俱以开府为便道耳。从膀胱而垫小肠及胃者，为正水，是虚寒而不能气化之候也。夫沉，为水脉；迟，为寒诊。脉之见沉迟也，宜矣。水寒之气上射，故喘。石水之脉单沉，是有水而不寒之应，有水，故腹满；不寒，故不喘也。但经言肝肾并沉为石水，则石水之腹满，当在肠外肝肾之部，始与正水有别耳。黄汗为水入汗孔，水入，故脉沉；水寒激伏其卫气，故沉而且迟矣；汗郁则身发热，水寒遏其汗气，而倒灌于胸分，则胸满矣；四肢，为阳气之充，头面，为阳气之会，水与汗两郁之，故肿也。郁久不散，气败则痈，气败以致血败，则脓矣。

二　脉浮而洪，浮则为风，洪则为气。风气相抟，风强则为瘾疹，身体为痒，痒为泄风，久为痂癞；气强，则为水，难以俯仰。气风相击，身体洪肿，汗出乃愈。恶风则虚，此为风水；不恶风者，小便通利，上焦有寒，其口

多涎，此为黄汗。

脉，当就全部而言，以后条各部俱有所指，故知独言脉者，为统论诸部也。风为阳邪，其性高扬，故浮，则知为风中于卫气属阳分，有余即火，故洪，则知为气郁在表也。风气相抟，风得气抬而益浮，气得风鼓而益洪之义。强者，劲直也，风强，言风邪燥血而经气干热，故皮中隐含斑疹而身体为痒，所以然者，因内无血液以送邪出表，而风自泄越，故痒，则名为泄风也。痒久，则变为疮痂，流为疥癞[1]，所必至矣。气强，言阳不内抱而怒发，则下水代营阴而上赴之，如龙水相吸之象，故气强，则为水也。难以俯仰者，以水风与气三者，争鼓于经脉中，而身体洪肿故也。汗出，则风水及气，俱从毛孔散去，而浮洪之脉自平，故愈。若前症具而更加恶风，是卫气虚甚之故，发汗药中，宜加滋阴养阳之品，在言外矣，此风水之正病也。不恶风五句，单顶肿字而言，非承全症也。盖谓若身肿而不恶风，是无风因，小便通利，是无水因，且上焦有寒，其口多涎，明系水寒之气，从汗孔而内注胸中，以致肺不能布津液之故也。是非风水，而为黄汗无疑矣。三十条言黄汗曰状如风水，故于风水条中，辨其似是而非者。

三　寸口脉沉滑者，中有水气，面目肿大，有热，名曰风水；视人之目窠上微拥，如蚕新卧起状，其颈脉动，时时咳，按其手足上，陷而不起者风水。

上条言周身之风水，故统六部而概曰脉，统上下而概

① 疥癞：皮肤病名，俗谓头癣。

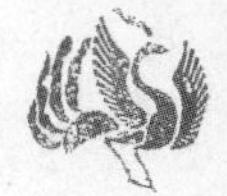

曰身体洪肿。此条言上半截之风水，故言脉，则但曰寸口；言症，则但曰面目、目窠、颈脉与咳，及手足之肿而已。寸口上应头目，内应胸中，外应卫表者也。今其脉见沉滑，沉，为气伏之诊；滑，为水聚之应。是其上焦及卫外之气，为风所贼而下伏，因而水气乘虚而上泛外鼓。其初机已见，故知其中有水气也。中字，非指在里在内之谓，犹云水肿之症，虽未全见，而此几微之中，便可预识矣。盖因下文所言者，俱经表之候，而非脏腑故也。以症合之，外症当见面目肿大，盖寸口上为面目之应。寸口脉沉，则在上之阳气伏于下，寸口脉滑，则在下之阴气乘于上矣，此言水因也。夫沉滑之脉，不当热而有热，岂非属阳邪而善能化热之风因所致乎，故曰风水。下文六句，又就沉滑之脉，而更推其最初之候也。言具此脉者，不必面目肿大及有热二症，而始知其为风水，但如此者即是。目窠上，即上眼胞也，蚕之渐长，凡三次脱皮者曰卧，卧起，则弯腰上扬如乙字，而光亮有水色。目窠上，为善动之地，阳气之所聚也，微微拥起，其光亮之状，如新卧起之蚕，若非风贼阳微，而水气安能乘善动之地乎？颈脉，足阳明第九穴人迎，所以布胃气于头面者是也。其脉躁急跳动，又岂非风因、水因两客于上而阻抑其上行之气之所致乎！肺逆则咳，风水之邪伤卫表，而倒灌胸分，故肺逆而时时咳矣。手足，为诸阳之末，微阳抟于风而内敛，则水得因虚而先犯之，故肿。但按之即起者，为气肿，气属无形，故一时而即能乍还；按之不起者，为水肿，水属有形，故经时而后能渐复也。曰风水者，言见此即是，无使滋蔓难图也。

门人问曰：卫阳为风所贼，水气即奔赴之而成风水，

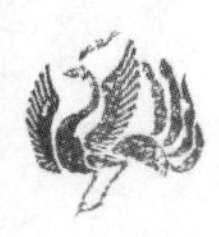

是矣。然水之所以奔赴风邪者，是何理乎？且何道之从而上与风邪相抟耶？又二条之脉，曰浮洪，三条之脉，曰沉滑，同一风水，而脉之所以悬殊者，抑又何说也？答曰：晴明太虚，风飙忽起，阳光渐薄，而阴云上乘，积阴成雨，阁而未下者，风水之象也。若夫地以水气而升为云，天即以云气而悬为雨，气之升沉，即水之变化，亦何道路之可拟哉！至于二三条之脉症，其卫气盛衰之所别也。卫气盛而被风，气就风而抟于外，故脉浮洪。然抟于外者，卫必虚于内，而水气乘之者，水天黄亮之象也。卫气衰而被风，气畏风而伏于下，故脉沉滑。夫伏于下者，气必空于上，而水气蒙之者，雨天沉晦之象也。法象莫大乎天地，仲景之书，直抉天地之奥者乎。

四　太阳病，脉浮而紧，法当骨节疼痛，反不疼，身体反重而酸，其人不渴，汗出即愈，此为风水；恶寒者，此为极虚，发汗得之，渴而不恶寒者，此为皮水；身肿而冷，状如周痹，胸中窒，不能食，反聚痛，暮躁不得眠，此为黄汗；痛在骨节，咳而喘，不渴者，此为脾胀，其状如肿，发汗即愈。然诸病此者，渴而下利，小便数者，皆不可发汗。

太阳病，统言太阳诸症，如头项强痛之类，其脉浮而且紧。夫浮为太阳脉，紧为寒为痛。太阳为风邪所持，其骨节之气郁而不得外通，则必疼痛。今脉症应疼不疼，而身体反重而酸者，以重属水因，而酸属风因也。盖脾肺恶湿气，而水滞其轻灵之用，故重。骨节喜通利，而风郁其外畅之神，故酸也。是脉之所以见紧者，以水寒之气，浮于太阳可知矣。不渴者，阳邪之风因较轻，而拒饮之水因

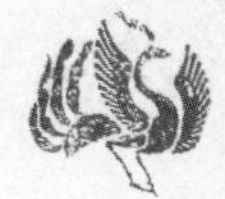

偏重也。风水之邪，两解于汗，故汗出即愈，此为风水。与二条之候不同，二条为风水，俱重之症，此则水多于风，风少故骨节不疼，水多故反重而不渴也。恶寒二句，是就未得风水以前而言，非指既成以后也盖谓恶寒之故，先因他病而发其汗，汗出则卫气薄而毛窍疏，毛窍疏故被风，卫气薄故水气外凑之，而致此病云。但按一条曰恶风，二条曰恶风则虚，本条曰恶寒者，极虚发汗得之，则风水之症，有必恶风者，以有风因，则毛孔疏泄，而畏外风之薄之者，如三条及本条之症是矣。有不该恶风者，卫盛而与气邪搏于外，则表实，表实而恶风，是其人卫气原盛，而先曾以发汗暴虚之之故，如二条之症是矣。其曰恶风则虚者，是不当恶而恶之义也，若此条，则不但恶风而并恶寒者，是其虚更甚，故二十四条之汤，君黄芪以补卫气，二十五条之汤，加附子以温卫气者此也。第一条言皮水，则曰不渴，此又曰渴而云云为皮水，非矛盾也。盖皮水，多由于肠胃之正水所外溢者，肠胃热而小便不利，因而热蒸于外而为皮水者，则热水蒸烫而渴。肠胃寒而医反下之，因而气虚水泛，而为皮水者，则水寒之气内拒，故不渴也。注详后文六条。至一条曰不恶风、不渴，此条曰渴而不恶寒，俱借风水之恶风、恶寒，而细辨皮水之所以异耳。不言正水、石水者，以皮水之初候，多由正水或从石水而成，是言皮水，而正水、石水，在其中故也。水与汗气同争表分，故身肿。水寒激伏其卫气，故身冷也。周痹者，周身之气俱卑弱①，客邪外入，故身肿。阳气内陷，

① 卑弱：衰微。

故身冷，其症颇同，故取以状之耳。胸中窒，见一条胸满注。不能食，详上焦竭则善噫下。水寒之气内逼，故聚痛。暮则微阳愈伏，而阴气出而用事，外与水寒之邪相接，则微阳有不安之象，故躁而不得眠也。此为黄汗之下，又承身肿聚痛二症，而辨脾胀[①]者，正所以详黄汗之症，而非添论脾胀也。盖言痛，若不聚胸中，而在骨节，并咳喘而不渴者，此为脾气满而作胀，便不得认为黄汗矣。以脾肺相须为用，脾胀而上侵肺，则肺气不行，故身肿。且骨节之神内郁，故痛。又肺逆则咳而喘矣，肺受脾胀之上冲，而肺中之津液，自结而不四布，故不渴也，此为脾胀，见非黄汗之水汗交郁者此，故曰如肿也，发汗即愈，统指上文五症而言。玩下文诸病此，并皆不可等字自见，然一切肿胀诸病，虽有渴症，但凡兼见下利，与小便数而自利者，则其气机已经下泄，而且上焦之液自干，又皆不可发汗，以上夺其气血，而使之立尽也。

《伤寒》、《金匮》之例，但凡言小便数者，俱作不利，盖言短而数也。独本条及后文六条，曰小便数者，皆指小便利而言，其指数而且长耶，细玩自见。

五　里水者，一身面目黄肿，其脉沉，小便不利，故令病水。假如小便自利，此亡津液，故令渴也，越婢加术汤主之。

---

① 脾胀：胀病之一。《灵枢·胀论》：“脾胀者，善哕，四肢烦悗，体重不能胜衣，卧不安。”《金匮翼·胀满诸论》：“脾胀，湿气归脾，壅塞不行，其脉濡，其体重，其便不利，大便溏而不畅……脾土受湿，不能制水，水渍于肠胃而溢于皮肤，漉漉有声，怔忡喘息，即为水胀是也。”可选用胃苓汤、温中丸及防己黄芪汤加味方施治。

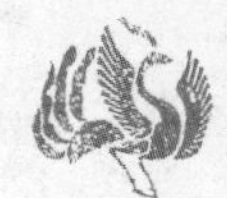

越婢加术汤

麻黄六两　石膏半斤　甘草二两　生姜二两　大枣十五枚，擘　白术六两

上六味，以水六升，先煮麻黄，去上沫，内诸药，煮取三升，分温三服。

里水者，谓水从肠胃，及肝肾之正水石水发根，水势内大，而弥漫于外者，与风水、皮水之外虚而招水者不同，故曰里水也。黄者，水泛土浮之象。肿者，水抬气鼓之象。一身面目黄肿，言一身以至面目，从下而上肿也。沉则内应于脉，小便不利，则外应于症，故令积水于内，而浮泛于外耳。若一身面目黄肿，假令小便自利，此必曾因汗、吐、下，以亡其津液，故令各吸其水以自润，因致渴而病水者，盖谓责在干处，吸饮而渴，故令黄肿，不宜责在小便矣。主本汤者，卫不虚，而水邪又实其营分，故君麻黄，泄汗以泄水也。水积汗闭，必有瘀热，此发黄之根蒂，且虞麻黄发越太猛，故佐辛凉镇坠之石膏者，一举而两得也。虽曰里水，其头已经上泛外鼓，而至一身面目，则其在上在外之标病为急，故佐守中之甘草，托之上行外出之义，然后以辛温之生姜，行其阳，以甘润之大枣，滋其液，则虽汗，而于气血无所损伤矣，此仲景主越婢之深意也。至于水之为性，既去而犹有余湿者，常也。重加理脾培土之白术者，譬之荡寇之兵在前，而扫除窜匿，抚绥流亡，却收功于和平敦厚之后军耳。但细按本方，以之主小便自利一症，允为的对，若上段之候，本文既曰里水，又曰小便不利，故令病水，汤意却全是治表，全是发汗，并无利小

便之品，若谓此方单主后段之症，而后文二十七条，又明明说出专主里水，不几疑此方之或少漏耶？不知气闭于上与外，则水提于内与下，汗疏而小便自利之理，不观水铛之气眼乎？按之则明有水道，而咽不流，指起即下注者，是其义也。仲景真格致之入微者乎！旧注谓此汤，当在故令病水之下，粗似近理，细按之，而自知其谬矣。

六 趺阳脉当伏，今反紧，本自有寒，疝瘕，腹中痛，医反下之。下之，则胸满短气。趺阳脉当伏，今反数，本自有热，消渴，小便数，今反不利，此欲作水（趺阳，即右关脉，详已别见。他注谓足面脉，非）。

自此条，合下文七八两条，俱从脉而言水之所由来。各不相同，此条，即趺阳之脉症而言，正水也。但前后两段，前段是言虚寒之正水，虚寒而耽延日久，泛为皮水者，则不渴；后段是言热实之正水，热实而耽延日久，泛为皮水者，则渴，如四条注中之所辨者是矣。

盖谓水病，脉当伏，以水性下趋故也，水病而趺阳之脉尤当伏，以趺阳为胃土，土不足以胜水，而脉反从其化也，然又有不可以伏脉概论者。比如趺阳脉当伏不伏，而反见紧，紧为寒，为痛，趺阳紧，则胃气自寒而且痛之诊，胃寒，则肾妖上犯，而疝症必起；肝血不舒，而瘕症亦见，且无阳气化导，而腹中切痛者，势也。医不知温之，而误以脉紧为弦，腹痛为实而下之，则愈寒而阴气上突，故胸满，膈气亏空，故短气也。夫所以呵嘘鼓吹，而渗泄水饮者，上中之阳气也，阳不足以渗泄，而停为正水者，此其一也。又趺阳当伏不伏，而反见数，数为热，趺阳数，是胃火有余而自热之应，胃热上炎则渴，下逼则小便数而利者，又势也。然

亦有气盛于上，则提挈而不注，气盛于下，则壅瘀而不行，故但渴而小便反不利者，夫渴，则入水既多，小便不利，则去水复少，此阳有余而停为正水者，又其一也。此欲作水，是双承上文而言，总详正水之所以异。失治，而浩洋以为里水，泛溢而为皮水，其渴与不渴者，俱准乎此也。

七　寸口脉浮而迟，浮脉则热，迟脉则潜，热潜相抟，名曰沉；趺阳脉浮而数，浮脉即热，数脉即止，热止相抟，名曰伏；沉伏相抟，名曰水；沉则脉络虚，伏则小便难，虚难相抟，水走皮肤，即为水矣。

此即寸、关两部之脉而言，正水变成皮水之症也，脉机之迁就，病气之从乘，不外乎虚吸实注之理。但有责在因虚而吸取一边，有责在因实而注授一边，有彼虚此实，此虚彼实，互相吸注而宜兼责两边，此条正彼此互相吸注之脉症也。盖谓寸口者，内应胸中，外应经络者也，寸口脉浮而迟，浮为经络之气因营虚而有余，故浮则知为表热也。迟为胸中之气因肾虚而鼓缓，故迟则知为气潜也。夫迟潜虚吸，浮热下从，下从者气沉，故名曰沉。又趺阳者，中主精悍，下主分布者也。趺阳脉浮而数，浮为胃液虚，而胃火外浮之应，胃液虚者，不能抱阳，故浮，则知其为独往而气热也。数为精气虚，而悍气独发之应，阳无根而不能终健，故数，则知其必去数而自止也。夫孤热外浮，乘止内息，内息者机伏，故名曰伏。寸沉、关伏，两相抟击，名曰水者，盖寸主经络，沉则经络之气内沉，而络脉外虚，关主分布，伏则分布之机下伏，而小便难，络脉虚，则在外者有内吸之机，小便难，则在下者有上漾之势，而水即乘虚而走皮肤，故为皮水之病矣。五句是自注沉伏相

抟，名曰水之义。

八　寸口脉弦而紧，弦则卫气不行（愚按此下，当有紧字，谨援各条文例补之，识者或不以为妄耶），**紧即恶寒，水不沾流，走于肠间，少阴脉紧而沉，紧则为痛，沉则为水，小便即难。**

此亦互相吸注之正水，而变为皮水之症也。但上条，系寸口与趺阳相吸注，此条，系寸口与少阴相吸注之异耳。又上条为热水，其症多渴，此条为寒水，其症不渴，不可不知也。盖谓寸口外主卫气，寸口脉弦而紧，弦为气削之诊，则其卫气之削弱而不行可知，紧为寒，弦而紧，则其因卫气之虚而恶寒，又可知。夫卫气根于胸中之宗气，卫气虚，则胸中之气不能呵嘘运布，以致水不沾流，走于肠间，而下行为小便，遂停于胃中而为正水矣。又少阴为水脏，若其脉紧而沉，紧为寒为痛，则其腰俞少腹必作凝敛拘急之痛。沉为水，以其寒而不能气化，故小便即难，而水又积于下矣。夫寸口之脉弦紧，而卫阳外虚，少阴之脉紧沉，而小便下难，亦即上条虚难相抟，水走皮肤之互词也。

九　脉得诸沉者，当责有水，身体肿重。

自此至后文十三条，广言水病之诊法治例也。脉得诸沉，谓寸口少阴，凡得沉脉，及沉迟、沉滑、沉紧者，皆是。盖水性亲下，故诸脉沉者，便当责其有水也。肿重，详已见。补言此者，犹云脉沉，尤当以身体肿重，为有水之确据耳。

十　水病，脉出者死。

此紧承上文脉沉而言。脉出，是水抬气鼓，逼其气血于在上、在外之象。真阳不得展舒以驱水，故死。犹之饮

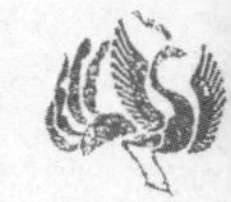

门之脉，以实大而数者，为不治之义也。

十一　夫水病人，目下有卧蚕，面目鲜泽，脉伏，其人消渴。

此申言六条趺阳脉当伏，今反数一症。而其诊法，注意在面目鲜泽句。盖面目为阳明胃腑之应，而鲜泽为水热交蒸之色，故知其在下，则小便不利，在上，则消渴而病水矣。其余症脉俱别见。

十二　病水腹大，小便不利，其脉沉绝者，有水，可下之。

腹大，是明有聚水之显征。小便不利，又明有聚水之确据，加之脉沉为水，脉沉而绝，为水势撑鼓，以致脉气不展舒之应，故可下其水。而腹大之外症自除，沉绝之伏诊自起矣。此条诊法之细处，在脉之沉绝处，盖脉沉而绝，人多弃为不治之候，而不知其不可弃也。意者其主木防已汤，或加芒硝者是耶。

十三　问曰：病下利后，渴饮水，小便不利，腹满阴肿者，何也？答曰：此法当病水，若小便自利，及汗出者，自当愈。

此设为问答而言，阴阳乍虚者，能致正水也。盖下利后，则阴伤而借资于水，故渴饮水。又下利后，则阳虚而不能运水，故小便不利。腹满阴肿，水积于肠胃而渗于阴器，故曰法当病水，然水病终以阳气为重。若小便自利，及汗出者，为阳气复而水邪自去之应，故当愈。

十四　心水者，其身重而少气，不得卧，烦而躁，其人阴肿。

心为火脏，水入脏中即猝死。此言心水者，水在心之

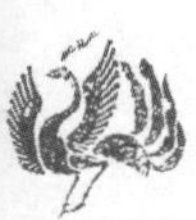

系，系终属心，故曰心水，四脏同义。后十九条，紧承五脏之水，而曰诸有水者，利小便、发汗，乃愈者，此也。心藏神，神为气之主，神郁于水，而气自滞，故身重而少气。不得卧者，灵道为水所阻，而不得下伏故也。水从火脏之化而热，故烦。肾不得心阳之下交，而其气自寒，故躁也。心肾同治少阴，而肾尤为水脏，心有水而肾更可知，故其人阴肿也。

十五　肝水者，其腹大，不能自转侧，胁下腹痛，时时津液微生，小便续通。

肝水者，水亦在肝之系，并肝外之部位，如少腹者是也。腹大，即下文胁下少腹大之谓，与脾水、肾水之腹大各不同，详十七八两条下。胁下腹痛，言正对胁下之少腹边旁痛也。三句一意，犹云肝偏左胁下之少腹，少腹积水以浸肝叶，故大而内痛，内痛，故不能自转侧也。又厥阴为三阴之枢，而性复疏泄，故其气上升，则有时而津液微生，其气下降，故有时而小便续通，与他脏之病水，口长干而小便常难者，不同。

十六　肺水者，其身肿，小便难，时时鸭溏。

肺水者，水亦在肺之系，并当肺位之胸分，贮水而蒸肺叶者皆是。肺水身肿，有二义，肺主气，得水则气壅而肿者，一也；又水乘气化，淫泆[1]而身肿者，二也。肺气壅而不能呵运水道，故小便难。夫温暖肺金者，胃中之阳土也。肺病水，则胃阳可知，故其所饮食者，因中上之化寒，而泻下者，色常青黑，而水谷不融，状若鸭之溏粪矣。

---

① 泆（yì）：同“溢”。

十七　脾水者，其腹大，四肢苦重，津液不生，但苦少气，小便难。

脾水，及下条肾水，俱与前三脏，同是系中水气，并其脏外之贴近处聚水也。若以为脏中之水，则脾形薄小，肾形贴脊，纵然肿胀，安得腹大耶？但脾悬胃外，为扇动而化食者，则脾水当在胃脘之外及脐下寸许而已，故其腹大亦当在此。与肝水之大在少腹旁，肾水之大在当脐者，各不同也。四肢为阳气之末，脾病水，而阳气不能远充，且阳衰而水先犯之，故苦重也。津液者，脾输胃中之精汁于肺，而游溢于廉泉者也。又气者，脾输胃中之悍气于肺，而充畅于息道者也。脾困于水，而精悍不能上行，故津液不生，但苦少气矣。脾肺合德于上中二焦，则下焦之化机自利，此小便之所以清长也。脾阳阻于水，而上不交光于肺，下不布化于小肠，故小便难也。

十八　肾水者，其腹大，脐肿，腰痛，不得溺，阴下湿如牛鼻上汗，其足逆冷，面反瘦。

肾水之腹大，在围脐，以肾位当脐故也，下文即曰脐肿者，此耳。腰为肾之府，肾系得水，而以胀急为痛也。不得溺，与小便难不同，小便难者，并无痛楚，但因气不下化，而出自艰难之义；不得溺，欲因腰痛而欲便不得也，盖溺者以气实少腹而送之，而实则还逼肾系，故其腰之胀痛益甚耳。阴下，通指肾囊及两腿缝而言，盖膀胱积水，气不下通，而旁渗于外，则入于睾丸阴器中，故外湿如牛鼻上汗者，即名脬[①]渗者，是也。肾病水，而肾阳不下贯，故其足

① 脬（pāo）：膀胱，借指尿。

逆冷，以肾气下主于足，而以逆冷呈肾水之象也。面者，诸阳之会，阳为水气所浮，而上聚于面，则水气不得上侵，故瘦。曰反瘦者，以周身之肿，有似于不瘦之意也。

十九　师曰：诸有水者，腰以下肿，当利小便；腰以上肿，当发汗，乃愈。

此承上文而总言脏腑经络，其病水治例之大法也。诸有水，不特单指五脏，即风水、皮水、正水、石水、里水，俱在其中。腰以下，为地之象，肿则江河沟渎之瘀塞，非决导不足以息其横流，故当利小便。腰以上，为天之象，肿则阴云湿雾之弥漫，非风雨不足以散其郁冒，故当发汗，而皆愈也。夫脏中贮水，真气阻绝，各致暴亡，岂俟利小便发汗，而且能复愈哉？我故曰：五脏之水，但在脏系，或在脏外之逼脏处者，此也。

二十　师曰：寸口脉沉而迟，沉则为水，迟则为寒，水寒相抟。趺阳脉伏，水谷不化，脾气衰，则鹜溏。胃气衰，则身肿，少阳脉卑。少阴脉细，男子，则小便不利，妇人，则经水不通，经为血，血不利，则为水，名曰血分。

此合下文二十一二，凡三条，言妇人血分之水病也。但此条，系阳虚而经血不行，久之而败血化水。下条，为阳实而胞血烧干，久之而血枯吸水之别耳。至按两条经旨，言脉，则从右寸，而递及趺阳，延至少阳少阴；言症，则从胸膈，而递及脾胃，延至经水胞门，则知人身以胸膈间在天之阴阳，为有生之大宝。譬之太阳，照耀九州，鸿铸万物；譬之甘雨，滋润大地，脉络重泉之象。苟业医者而不知此，则适以杀人；养生者而不知此，则还以自杀而已矣。况妇人女子，得坤地之道，更以心肺为根蒂，其寸口

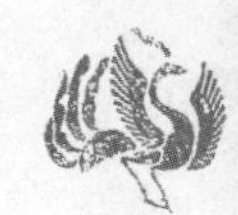

犹所贵重云乎哉。此仲景于脉机，必先言寸口；于病机，必先言胸膈之深意也。

盖谓右手寸口，内应胸中。脉沉而迟，沉为水脉，迟为寒诊，是水寒之气，聚于胸中，而太虚之阳火无照临化被之用，则土性之温暖灵醒者渐自冷寂，而趺阳脉伏，于是不能运水熟谷，而水谷不化。脾阳衰，则变化不纯而鹜溏；胃阳衰，则水寒薄卫而身肿。夫脾胃为后天之大仓库，气衰，则自顾不暇，犹能生精悍以及其他脏腑乎！少阳少阴，当指手经而言。盖手少阳三焦，尝以元真司运化之权，而手少阴心主，又以离德统营血之总。后天脾胃之气衰，则三焦之火渐寒，而少阳之脉卑而不起。心主之火渐熄，而少阴之脉，细而不充。三焦脉卑，则运化无神，而男子之小便不利。此症与男子同，故并及之，非专言男子也。心主脉细，则营血失御，而妇人之经水不通。夫经者，血也，血不流利，久则败死以化黑水。又血不流利，久则干枯以招外水，故曰则为水也。名曰血分，言水在血分中，当以治血为本，治水为标，斯称合法耳。

寸口，指右寸。趺阳，指右关。少阴，指左寸。少阳，指右尺。余诊此症多矣，其脉丝毫不爽。他注以此条少阴，谓言肾脉，大误。以细非肾部之病诊，惟心为夏脉，宜洪而反细，故为阳气瘦削之候也。

二十一　师曰：寸口脉沉而数，数则为出，沉则为入。出则为阳实，入则为阴结。趺阳脉微而弦，微则无胃气，弦则不得息。少阴脉沉而滑，沉则为在里，滑则为实，沉滑相抟，血结胞门，其瘕不泻，经络不通，名曰血分。

其又有右手寸口，脉沉而数，数为有余，而其势欲出

以外传；沉为不足，而其机欲入以内伏。盖欲出者，为阳火邪实之应；而欲入者，为真阴内结之征，是胸分中亢阳剥阴，残膏投焰之象。夫五六月间，酷热在太空，逼伤大地之生意，俾草尖苗叶垂头委顿，而失其生鲜之气，故趺阳脉微而弦。微则精悍不生，而无胃气；弦则少气不足供呼吸，而不得息。胃既无阴阳以上行，而少阴心主，因失后天之养，而流行之气遂结，故脉沉而滑。沉为在里之应，滑为结实之应，少阴之里，下系胞门，又少阴统血，故沉滑相抟于左寸，而知其血结胞门矣。瘕，死血也。经络，与他处不同，言行经之血络也。盖谓死血不泻下，则经水之络不通，旧血以不去而枯，新血遂不生而竭，于是干以名水，而成水症，亦名水在血分中者，又一也。

脐下同身寸之三寸，为关元穴，关元左二寸为胞门，右二寸为子户。胞门闭塞，气不得通，恶血不泻，血以留止，状如妊娠，皆生于女子，可导而下（不言血结子户而曰胞门者，以左寸沉滑，左以候左也）。少阴，俗注亦作足经，误。盖沉滑为肾部之善脉，惟心主沉滑，始为里血结聚之诊故也。

二十二　问曰：病有血分、水分，何也？师曰：经水前断，后病水，名曰血分，此病难治；先病水，后经水断，名曰水分，此病易治。何以故？水去，其经自下。

经水前断，后病水，即前二条之症。先病水，后经水断，言先病正水及脾水，则脾胃寒而营血无资始之源，即经所谓二阳之病发心脾，女子不月者是也，名曰水分。见同一经断之病，然水分症不得误以为血分，而责及无辜之意，但在血分者，血行而犹当责水，且行血颇难，而血后

之水为尤难。在水分者，水去而其经自通，且去水易，而水后之血可不问，此难易之所由别也。

二十三　问曰：病者苦水，面目、身体、四肢皆肿，小便不利，脉之不言水，反言胸中痛，气上冲咽，状如炙肉，当微咳喘。审如师言，其脉何类？师曰：寸口脉沉而紧，沉则为水，紧则为寒，沉紧相抟，结在关元，始时当微，年盛不觉。阳衰之后，营卫相干，阳损阴盛，结寒微动，肾气上冲，喉咽塞噎，胁下急痛，医以为留饮而大下之，气急不去，其病不除。后重吐之，胃家虚烦，咽燥欲饮水，小便不利，水谷不化，面目手足浮肿。又与葶苈丸下水，当时如小瘥，饮食过度，肿复如前，胸胁苦痛，象若奔豚，其水扬溢，则浮咳喘逆。当先攻击冲气令止，乃治咳，咳止，其喘自瘥，先治新病，病当在后。

问语中之症，凡三层：水肿，一也；冲气，二也；咳喘，三也。答语中之症，亦是三层：水寒伏结关元，一也；肾气上冲胸分，二也；胃阳虚于误下、误吐，外病水肿，内病咳喘，三也。是则结寒结水，为积久之旧病；冲气为年衰之新病；水肿咳喘，为误行吐下之变病。当看条端十句之问案，次看层层推测之微妙，庶可悟其诊法之例矣。仲景设为问答而曰，今有病者，以水为苦，其面目身体四肢皆肿，是水之外症可据矣。小便不利，是水之内症又可据矣。脉之是望闻问之大概，非持其脉之谓，乃对医者不言水肿之苦，反言胸中痛，气上冲咽。是二症者，必更苦于水，故不言彼而言此也。当微咳喘，犹言当下且见微微咳喘二候。审如师言二句，盖承二十及二十一两条，因脉而知其症，故此条即症以穷其脉耳。师曰：此症而欲逆推其脉。当于寸口，先见沉

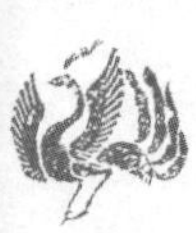

紧，沉为水而紧为寒，又沉为在里。寸，主气，而气之里为关元，故沉滑相抟于寸口，而知其水寒之气两结于关元，久矣。但始时病微年盛，多不自觉，四八之后，阳气渐衰，而胃中营卫之源，相干于阳气之盛衰，故阳衰者，则精悍薄而阳愈损。阳不足以御阴，而阴以凌犯而愈盛。阳损，则关元中所结之寒微动；阴盛，则肾中之气上冲。夫结寒与肾气之阴邪，犯喉咽，则呕不可出，咽不得下，故有塞噎炙肉之状；犯胸膈，则既似切责，复同拘急，故反言胸中痛也。但水寒之隐邪，虽同结于关元，阳衰而寒气上冲，于理可凭。安得骤然水肿，而致咳喘乎？是知医以数行误治所致矣。盖误以塞噎急痛为留饮，而大下之，不知气急为冲气而非饮，故气急不去，而其痛噎之病不除也。又误以其气在上焦，下之不除，或吐之而有合于高者越之之旨乎？不知吐则胃家虚而烦，液干而咽燥饮水，气提而小便不利，前后两行吐下，则胃阳几冷，而水谷不化。夫咽燥饮水，则入水既多，小便不利，则出水复少，加之水谷不化，则悍气内空，而卫阳外薄，欲其面目手足之不浮肿也得乎？然水症初起，或上或下，必由渐及，以至周身，此阳气有关隘，水性具盈科后进之道也。今上而面目，下而身体，远而四肢皆肿，苟非误中之误，安得至此！故知医家见水治水，又曾以葶苈丸下过，虽似相近，终属倒治，故小瘥后，必当于饮食过度，气阻而肿复如前也（此番不误在葶苈丸，而误在不治冲气先治水耳）。且愈误则阳气愈虚，故胸胁苦痛，水势洋溢，而浑身皆肿。于是冲气水气，两争胸分，而浮咳喘逆，如所言之症者宜矣。是此症以水寒之结于关元者，为旧病，而以冲气为新病。当先攻击冲气，令其止伏，乃治其水邪寒邪之咳。咳

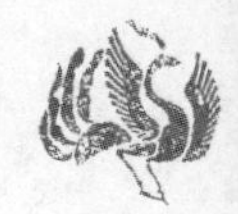

止，则水寒去而喘自瘥矣。先治新病，病当在后，言旧病当放在后治也。二语为凡属治病之要诀，故引此以实之耳。

或问曰：冲气在关元结邪之后，则冲气原为新病，若以误行吐下后之水肿咳喘较之，则冲气不又为旧病乎？既曰先治新病，而以水肿咳喘为后治者，何也？答曰：水肿咳喘，虽成于冲后之误治，而其水病之根，实伏于早年之沉紧相抟时，故终以冲气为新病矣。

二十四　风水，脉浮身重，汗出恶风者，防己黄芪汤主之，腹痛加芍药（方见湿门）。

此与风湿之症尽同，故其方治亦一也。盖汗出恶风两症，并无少别，惟水与湿，略有分辨者，以湿为汗气内留，就地所化，水为小便不利，从下所蒸，一也。且湿则有气而无水形，水则已从气而见阴象者，又一也。然皆在经表，皆因汗出卫虚，又水湿之邪，皆为阴性，故脉症略无差别，而方治亦何容更改也，症详风水诸条下。方论虽见湿门，而其实在注意，以防术去水，以甘草浮之在上在外，使水气趁汗而尽出也。君黄芪者，先则助防术之力以驱水，后则密卫表之气以扶正也。不兼治风者，因风邪以水为依辅，且观天道之郁风化雨，则风邪或从水化，此责水而不责风之意耶。此与下条俱言风因轻而水因重之治例也。

二十五　风水，恶风，一身悉肿，脉浮，不渴，续自汗出，无大热，越婢汤主之。

越婢汤

麻黄六两　石膏半斤　甘草二两　生姜三两　大枣十五枚

上五味，以水六升，先煮麻黄去上沫，内诸药，煮取

二升，分温三服，恶风，加附子一枚，炮（方后恶风二字，当是恶寒之讹，盖四条恶寒者，此为极虚发汗得之之候也，且本文已有恶风一症，何必于方后重提，且何不于原方中列附子，而曰不恶风者，去附子耶）。

恶风身肿，脉浮不渴，详已见。此条当重看续自汗出，无大热二语，盖四条曰汗出即愈，是水湿二候，轻易不得见汗，故有肿胀沉重等症。见汗，则风邪有欲散之机，故无大热也，风邪欲散，故不必责风，但以镇重之石膏，监麻黄之发越，而托以甘浮之甘草者，令趁其自汗之机，而微助之，则阳气动而送水外出者，正使水气载风而尽去，其兵家用贼以驱贼之义乎！

二十六　皮水为病，四肢肿，水气在皮肤中，四肢聂聂动者，防己茯苓汤主之。

防己茯苓汤

防己三两　茯苓六两　黄芪　桂枝各三两　甘草二两

上五味，以水六升，煮取二升，分温三服。

四肢于人身，有边鄙之象，其阳气为少薄，故水先犯之而肿也。风水之水，在卫分，皮水之水，在皮里膜外，故曰在皮肤中。聂聂，虫行之貌，水气与虚阳互相胜负，故其皮中之动机有如此也。防己逐水，故尊之为主病之君，茯苓两膺上渗下泄之任，故倍用之，以为防己之伊霍①也；本以卫气虚而致水，故佐甘温实表之黄芪；本以四肢虚而先肿，故佐辛温外达之桂枝也。夫治风水皮水之例，利小

① 伊霍：商伊尹和汉霍光，后常并称，泛指能左右朝政的重臣。

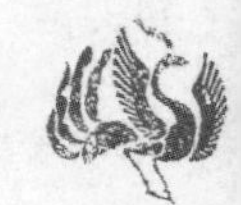

便之功十之三，而发汗之功十之七，以水邪在上与外故也，则甘浮之甘草，从中托之者，其可已乎。

二十七 里水，越婢加术汤主之，甘草麻黄汤亦主之。

甘草麻黄汤

甘草二两 麻黄四两

上二味，以水五升，先煮麻黄去上沫，内甘草，煮取三升，温服一升，重覆汗出，不汗再服。

里水，主越婢加术汤，注详五条。下水大而上注，且卫气自密，包水而不汗者，则可径情任麻黄，而不必以石膏镇其发越，但用甘草托之、缓之而已，足矣，故亦主之也。但此条重在甘草麻黄汤一边，言病里水而卫气少衰者，因当主本汤，若卫气自密者，又当主此汤也。

二十八 水之为病，其脉沉小，属少阴；浮者，为风；无水虚胀者，为气；水病发其汗即已，脉沉者，宜麻黄附子汤；浮者，宜杏子汤。

麻黄附子汤

麻黄三两 附子一两，炮 甘草二两

上三味，以水七升，先煮麻黄，去上沫，内诸药，煮取二升半，温服八合，日三服。

杏子汤

麻黄四两 杏仁五十个 甘草二两，炙

上以水七升，先煮麻黄减二升，去上沫，内诸药，煮取二升，去滓温服一升，得汗止服（林亿谓此汤未见，恐

是麻黄杏子甘石汤。愚按汤后诸语，与仲景之方微别，或后贤之所缀补者乎）。

此总言风水、皮水、里水之治例，故不列名。而但曰水之为病也，脉沉为水，脉小为无阳，少阴属水脏，而又为诸阳之根蒂，今脉沉小，则其为水脏无阳，而聚水可知，故曰此水属少阴也。风为阳邪，其性上扬外鼓，故病水而脉浮者为风水。若不渴而小便自利，及面无光亮者为无水，则此胀系虚胀，虚胀为气，除此症不在例内，余则凡属病水，俱以发汗为正治，而水自已。但脉沉为发根于正石之里水，故宜同用麻黄发汗以去水之外，配附子以壮火之源者，所以消阴翳也。脉浮为风水，风为木邪，肺气起而能胜之，故于麻黄发汗之外，配杏仁以利肺者，是欲以金胜木，而尤欲以燥化胜水也。诸方俱佐甘草者，不特取甘浮为汗剂之助，且所以厚土力而障狂澜之意云尔。

二十九　厥而皮水者，蒲灰散主之（方见消渴）。

厥，详《伤寒》及寒疝门。但此厥，既非四逆、白通等汤，宜温之寒厥，亦非大承气汤，宜下之热厥，虽与四逆散之邪实阳明，治宜通散之滞厥颇同，而实异者也。盖因胃中先屯正水，水久化热，热水闭塞胃阳，不与经表之气顺接，故厥。然厥则皮气外虚，正水乘虚蒸冒，而成皮水之症矣，故曰厥而皮水者，是正水为本病，因正水而致厥者为标病，因厥而渐成皮水者，又标中之标病也。厥愈而皮水之后病，仍从汗例可矣。蒲草行根水中，善泄土气，烧灰，则味咸性寒，咸则渗水，寒能清热，与甘寒而分理阴阳之滑石相配，是欲腾空胃中之正水，行为小便，而使胃阳宽展，出与经气相接，则厥当自愈，若夫因厥致水，

其皮气原非虚以吸水之比，今厥愈而胃阳复起，则皮水亦当散于自汗，而可以不必治矣。此蒲灰散之另一方义，与淋门之用意迥别者也。

三十　问曰：黄汗之为病，身体肿，发热，汗出而渴，状如风水，汗沾衣，色正黄，如药汁，脉自沉，从何得之？师曰：以汗出入水中浴，水从汗孔入得之，宜黄芪芍桂苦酒汤主之。

黄芪芍桂苦酒汤

黄芪五两　芍药三两　桂枝三两

上三味，以苦酒一升，水七升，相和煮取三升，温服一升，当心烦，服至六七日，乃解，若心烦不止者，以苦酒阻故也。

此假问答，而详黄汗之所从得，并其治例也。津液外泄而为汗，且以发热烧之，故渴，肿、热、汗出、脉沉，注详一条及四条下，但总按黄汗之症。一条曰发热，本条亦曰发热，则当身热矣，其四条则曰身肿而冷，三十一条又曰两胫逆冷，假令发热，此为历节。盖谓发热，便非黄汗之义，即下文曰汗出已反发热云云，亦言不当热而热之意也，则黄汗又似无热者矣。仲景错杂言之，几令人不能探其意旨。而黄汗之症，无确据矣，不知人之卫气，其平日各有盛衰，卫气盛而汗出入水，水寒激伏其气元，虽与表气相脱，而其表气之受病者，犹然自实也，故发热。卫气衰而汗出入水，水寒激伏其气元，却与表气同伏，而水寒之病表者，并能内窥也，故不发热。而且肿冷，及两胫逆冷矣，是一条与本条，论卫气素盛之黄汗四条，及下文

三十一条，论卫气原衰之黄汗也。夫卫气与水相并，而实于外，气元为寒所激，而微于内，则补发其气元，出而与卫气相接，使大气一转，其病乃散矣。然而鼓万物而燥万物者，莫大于风，经言在脏为肝，在天为风，故以芍药、苦酒之酸收者，敛补气之黄芪入肝脏，而以辛温畅达之桂枝，上引外引之，则内伏之气复起，而与卫阳合德，其蒸被之化，可使郁汗及水寒之邪并散矣。是此汤系责气元之下伏，而提之使出之意也。

方后曰心烦者，肝木上生心火，而液不胜也，心烦不止，因苦酒酸而阻滞之故，则六七日黄汗解后，或可服辛凉以散其所阻乎。

三十一　黄汗之病，两胫逆冷，假令发热，此属历节。食已汗出，又身常暮盗汗出者，此劳气也。若汗出已，反发热者，久久其身必甲错，发热不止者，必生恶疮。若身重，汗出已，辄轻者，久久必身瞤，瞤即胸中痛，又从腰以上必汗出，下无汗，腰髋弛痛，如有物在皮中状，剧者不能食，身疼重，烦躁，小便不利，此为黄汗，桂枝加黄芪汤主之。

桂枝加黄芪汤

于桂枝汤方中，加黄芪二两，余如桂枝法，取微汗。

若卫气素虚，又因水入汗孔，而得黄汗之病，则微阳伏而水气与肾脏相召。两胫为肾之府，阳气缩而不贯，又肾得水寒之气，而症见其府，故两胫逆冷。此症原不该见热，假令发热，此为历节，而非黄汗矣。盖历节、黄汗，虽同为汗出入水所得，水气内入骨缝，则为

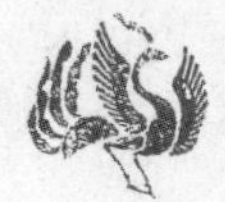

历节。但在经表而窥探脏腑，则为黄汗。黄汗有热有不热。历节以气郁骨缝，而无不热者故也。若两胫逆冷，但凡食已而汗出者，又或暮夜而盗汗者，此为宗气因劳而馁，故不能出而固密之所致，亦非黄汗也。若两胫逆冷之症，起初不热，汗已而反发热者，是汗出伤阴，又水气郁而化热，故虽卫微而见热也。然水邪化热则气滞，气滞则血凝，故知其身必斑驳而甲错。发热不止，则凝滞久而溃烂，故知其必生恶疮也，此从血分上言。若逆冷而兼身重，是水邪沉着之应，水从汗减，故汗已辄轻，但汗则伤气，久则气虚，而经脉瞤动。经气根于胸中，身瞤则胸中之气，匀走经络，而内生虚痛矣，此从气分上言。夫甲错恶疮，身瞤胸痛，特就腰以上有汗，而推其症耳。其腰以下无汗，则水邪自在，故从腰及腰下之髋髀（腰下之大骨也）板骨，沉坠如弛脱而痛。腰下之皮中如有物状者，皆水持身重之应也。此从上部解，而下部不解者言也。剧，指水寒之邪深重而言。寒气从表，而内注胸中以及胃脘，则谷熟之化迟，而不能饮食。气郁则痛，水滞则重，逆其汗气，故烦。欲汗出而不得，故躁。水寒之气犯胸，而胸阳不布，故小便不利，此为黄汗。承上文历节劳气，而言如此种种，为黄汗之确症耳。主桂枝加黄芪汤者，本为水寒激伏其卫气，主行阳解表之桂枝汤以发之。本为卫虚而表气不摄，遂致汗出而气血两伤，故加补气之黄芪趁便固之。一补一散之中，而具剿抚并行，攻守兼备之道矣。

三十二　师曰：寸口脉迟而涩，迟则为寒，涩为血不足。趺阳脉微而迟，微则为气，迟则为寒，寒气不足，则

手足逆冷。手足逆冷，则营卫不利。营卫不利，则腹满肠鸣相逐。气转膀胱，营卫俱劳，阳气不通，即身冷。阴气不通，即骨疼。阳前通，则恶寒。阴前通，则痹不仁。阴阳相得，其气乃行，大气一转，其气乃散，实则失气，虚则遗尿，名曰气分。

本条及下文三十三、三十四共三条，言气虚而病水者，当在十九条之后，二十条之前，次黄汗之后，无谓，疑错简也。盖先气分而后血分，先男子而后妇人，既为合法，且其文其义，与二十及二十一条实同故也。本条历言气虚召水之由，下条言气分之正病正治，末条言变症变法也，但气分有方，而血分不出方者，以血分之水，其治例与男子同，已散见各条。而治血诸方，详妇人杂病门并疟门。鳖甲煎丸中之小方，及虚劳门之大黄䗪虫丸等方，故不赘也。右手寸口，内应肺与胸中，外应营卫者也，其脉若迟而涩，迟则阳气虚寒，故其鼓动之机，不能连贯；涩则阴血不足，故其形体之神，不能流利也。夫寸口者，所以为胃腑行精悍，而外出为营卫者也，今气寒而血不足，则其内外已可知矣。及按趺阳，趺阳为精悍之源，脉微而迟，微则其气虚微，故有无力鼓努之象，迟则与寸口同断，而亦为胃气虚寒也。胃中阳虚而寒，因而其气不足，则不能从肺与胸中而贯及手足之末，故手足逆冷。夫胃中阳气之所以贯及手足者，先从膈而外出经络之营卫，然后从营卫而充行手足者也，手足逆冷则营卫先已不利可见矣。营卫又根于胸膈，营卫不利于经络，则膈间之宗气衰微，不能化被中土，故腹满。腹满略减，则其气下行而为肠鸣，于是腹满肠鸣，循环不已，有如相逐之状矣。又膀胱之气，本属下化，今不行而其水气有上蒸之象，

营卫之气，本自充满，今劳馁而其经络有嘘吸之机，故曰气转膀胱。营卫俱劳者，正言病水之根脚，而水气之所以上走皮肤也。阳主护外，阳不通于表，而阴邪外出阳分，故身冷，阴主固内，阴不滋于里，而虚热余于骨间，故骨疼也。四句即营卫俱劳而言水病之症，阳前通则微阳复而不足以自温，故反知恶寒，阴前通则孤阴出而不足以外健，故痹而不仁也。四句又即营卫俱劳而言水病欲愈不愈之症，惟运气月日之官旺，与脏腑之气血生扶，使阴阳相得，则其气乃流行而无偏弊。盖阴阳合德，为天地得一之大气，大气一转，亦何六淫之邪之不散乎？于是邪实者，则得后与气，而快然如衰。正虚者，犹将膀胱不约而遗溺，曰实则失气，虚则遗尿者，是言病邪欲散之佳兆尚如此，非言病机也。条中虽曰涩为血不足，又言卫而并言营，以气根于血，卫附于营，故并及之。然始终以气虚致水，气转病散，气偏通，则似减而实未减，故名为气分也。

三十三　气分，心下坚大如盘，边如旋杯，水饮所作，桂枝去芍药，加麻黄附子细辛汤主之。

桂枝去芍药加麻黄附子细辛汤

桂枝三两　麻黄一两　附子一枚，炮　细辛一两　甘草二两　生姜三两　大枣十二枚

上七味，以水七升，煮麻黄，去上沫，内诸药，煮取二升，分温三服，当汗出如虫行皮中，即愈。

此即上文寸口脉迟而涩，趺阳脉微而迟之症治也。盖寸口之膈气虚寒，趺阳之胃气亦虚寒，则水聚膈下胃上，而正当心之下矣。承上文而言气分之症，心下坚大，其形

如盘，旋杯旋盘，即车床刮刀，旋转所成之器，言其边之圆转如旋杯也，此系上中二焦之气，不能分运，故水饮聚于中上两间之所作也。譬之太虚，阴云湿雾，沉滞痞塞之象，不得风以鼓之，雨以泄之，太阳之真火照耀之，则此气猝不可散。故其主桂枝汤者，鼓天地之大气而发之以为风也，加麻黄者，振龙雷之起蛰，而沛为雨泽也。佐辛热之附子、细辛者，风雨之后，云开日朗，所以收水性之余湿也。但其病在气分，其部在心下，独于桂枝汤中，去酸收下行之芍药者，所谓汗之而愈，仍从腰以上之例也。观本条紧承气分，而此及下条，俱曰水饮所作，是与黄汗何涉？而徐氏谓上条为泛论病机，又与本门何涉？惟置之血分以前，允为恰当，有识君子，当不以为妄耶。

三十四　心下坚大如盘，边如旋盘，水饮所作，枳实白术汤主之。

枳实白术汤

枳实七枚　白术二两

上二味，以水五升，煮取三升，分温三服，腹中软，即水散也。

此非承接寸口迟涩，趺阳微迟之脉而言，乃就上条心下坚大，而言气实致水，似同实异之变症也。但除诊脉外，其外症颇难辨认，惟是气中虚而致水者，其心下则中平而边高，气中实而致水者，其心下则中高而边平，为少异耳。杯深而高，盘浅而低，故取以为辨也。然所谓气实者，非充实之谓，乃即胸痹门之留气，留气实于心下，而水饮上升，于是气以提饮，饮以附气，留气留饮，两相抟击，而成坚大之

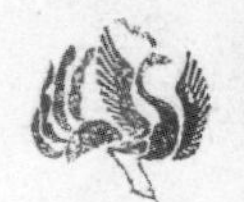

形者，譬之干云在天，其色常白，郁久不散，地气上升，地乃湿气，云湿相并，其色渐黑，沉浓郁滞，悬而未下之象，故以破气之枳实为君，先散留气，以燥湿之白术为佐，并去留饮，则气泄而水自下注，故曰腹中软，即水散矣。若于寸口迟涩，趺阳微迟之脉，上焦中焦，寒气不足之症，投以破损高真之枳实，用至七枚，其不心愦愦而忙乱欲死者，几希矣。我故曰：此实气致水之变症变治也（留气，见胸痹注，留饮，见痰饮注）。

黄疸病脉证治第十五

一　寸口脉，浮而缓，浮则为风，缓则为痹。痹非中风，四肢苦烦，脾色必黄，瘀热以行。

后贤辨黄症者，纷纷不一，而终未有确解。愚按《内经》及《伤寒》本经之旨，大概由于湿热相抟，中宫脾土之气，郁滞而不流贯四脏，则浮横如天地之雾，而其色黄，散漫于皮肤诸窍者也。但先从湿因、水因起，而后生热者，则湿水为本，而热为标，故名湿黄[①]、水黄[②]。先从阴虚病热，其后因热而生风聚湿，及积水者，则热为本，而风湿与水为标，故名疸。其意以治其本，而黄自已，故症同而名异耳。犹之水门之先病水，而后经断者，名水分，先经

① 湿黄：湿疸，为湿重于热的黄疸。

② 水黄：三十六黄之一，《太平圣惠方》卷五十五："水黄者，身面青黄，脚膝浮肿，心腹胀满，上气烦闷，语声不出。"治用大黄甘草汤等方。

断而后病水者，名血分之例也。故除却十一、十三、十八、二十四，四条泛论诸黄及黄家，另行方治外，其本门所列谷、酒及女劳、三疸，所主诸方，凡茵陈汤、硝矾散、栀子大黄汤、膏发煎、茵陈五苓散、大黄硝石汤，大概俱咸寒苦寒之品，则其用意在去热者，可见矣。若夫水湿生热而病黄者，其治例，宜发汗者，十之七，而宜利小水者，十之三，此本篇各条，有但曰诸黄及黄家者，有直名某黄疸者，不可不细察也。

首条，从脉而总言诸黄之所由发也，头面皮肤之症，法当先诊寸口，以寸口上应头目，外应皮肤故也。若寸口脉浮而缓，浮为真阴不足，而邪热生风之诊，故浮则为上行外骛之风。缓为真阳不充，而亢火食气之诊，故缓，则为正气卑弱之痹也。夫平常之所谓痹者，原以外中风邪，卫气沉削之症，此为内热生风，故非中风之比，但以水不胜火，而四肢惟觉燥热而苦烦，于是内干，则召外湿（外湿非指主窍所入之谓，盖指水饮之气而言），湿热相蒙，而热化偏发，有如亢旱之天，雨露不滋，土气不摄，浮尘满空，黄埃飞布之象。故脾色之黄气，随瘀热而周行于躯壳间矣。

二　趺阳脉紧而数，数则为热，热则消谷，紧则为寒，食即为满。尺脉浮，为伤肾。趺阳脉紧，为伤脾，风寒相抟，食谷即眩，谷气不消，胃中苦浊，浊气下流，小便不通，阴被其寒，热流膀胱，身体尽黄，名曰谷疸。

趺阳，主中土，脉宜优柔和平以象土德，若体紧而至数，数为热，趺阳热，则火邪盛而善于杀谷，故热则消谷；紧为寒，趺阳寒，则真气衰而食气压火，故初食则满也，

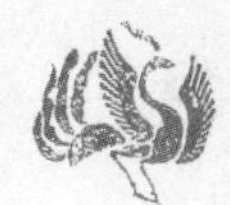

夫消谷则不宜满，满则不宜消谷，其所以互见者，盖肾中精足，则火尝畏伏而不敢自见。尺脉浮，则精虚，而肾气有不固之象，故知伤肾。肾伤，故趺阳以数见矣。又脾阳德健，则气尝温畅，而不致结束，趺阳脉紧，则阳衰，而脾气有凝敛之象，故知伤脾。脾伤，故趺阳以紧见矣。二句，是自注上文之所以寒热互见也。风寒，非指外感，谓风生于热；寒生于虚之候，热风虚寒，两相搏击，于是热风之性，喜于上炎，虚寒之气，力不下运，故食即晕眩，谷气不消，与上文热则消谷，非矛盾也。盖消谷，就形质之易于腐化而言；不消，就谷气之不能分消而言。以邪火所杀之谷气，堆贮胃中，则胃不空灵，而以秽浊为苦矣。浊气下流，则热瘀而化机壅滞，故小便不通。夫脾寒之气，内被少厥两阴，则分运谷气之权愈微；胃热之邪，下流膀胱诸腑，则留闭水饮之候兼作。热湿交蒸，身体尽黄，名曰谷疸[①]者，其因如此也。

三　额上黑，微汗出，手足中热，薄暮即发，膀胱急，小便自利，名曰女劳疸。腹如水状，不治。

女劳之疸[②]，固因房室太过，精虚生热，为本候，然单系精虚，则当见血痹虚劳等症，而不得成疸也。惟多欲而兼勒精者，始有此病。以多欲则膈气过劳，而火浮于上；

① 谷疸：黄疸类型之一，因饱食失节，饥饱不匀，湿热、食滞阻遏中焦所引起，主要症状有食即头眩、烦闷、胃中不适、腹满、大便溏泄、小便不利、身面发黄等。

② 女劳疸：黄疸类型之一，主要由于纵欲房事，肾阴亏损，阴虚内热，或感受寒湿之邪，郁于肌表；或肾病及肝，肝血瘀滞；或热与血结，血蓄下焦，致使血运受阻，胆泄失常而发生，证见身黄、额上微黑、膀胱急、少腹满、小便通利、大便色黑、傍晚手足心发热而反觉畏寒。

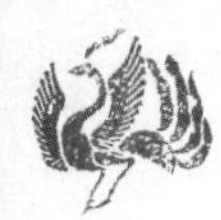

勒精则肾气摇动，而火郁于下。邪火内炎，则真阳不布，真阳不布，则中土之气，浮横散漫，而发为黄疸，如本条及十六条之候矣。若谓单系精虚生热所致，则当不主犀利之硝矾散，并散后不列滋阴补精之药者，概可思矣。额上，内应胸分，黑为肾色，肾火冲炽胸分，有烟煤之象，故黑；邪热内蒸，故汗出。手足之心属少阴，少阴火盛，故手足中热；薄暮属阴分，阴火盛，故薄暮即发；热势下流膀胱，故急；小便自利，故知系干热而非水也，名曰女劳疸。其意以腹不胀者为可治，脾胃尚有滋息之源故也。倘非水而腹如水状，是脾阳衰败而作胀，将真阴无精悍以奉之，而邪火不可息矣，故不治也。

四　心中懊侬而热，不能食，时欲吐，名曰酒疸。

酒性热湿而浮，热湿浮于膈上，故心中液伤而懊侬。热湿浮于中焦，故胃中气伤而不欲食。热湿浮于中焦，而且欲上冲膈上，故时欲吐也。谓非因酒而致疸之症乎，故名酒疸①。

五　阳明病，脉迟者，食难用饱，饱则发烦，头眩，小便必难，此欲作谷疸。虽下之，腹满如故，所以然者，脉迟故也。

此言谷疸之变脉变症也。阳明病，指阳明之腑病而言，如病风寒暑湿燥火之后，皆是。盖谓谷疸之脉，不止趺阳紧数一种，凡阳明腑病之后，其脉迟者，以脾胃之阳气内虚，故其至也，不能珠连鱼贯，而见迟迟漫发之状。倘减

---

① 酒疸：黄疸类型之一。因酒食不节，以致脾胃受伤，运化失常，湿浊内郁生热，湿热交蒸而成，主要症状有身目发黄、胸中烦闷而热、不能食、时欲吐、小便赤涩、脉沉弦而数等。

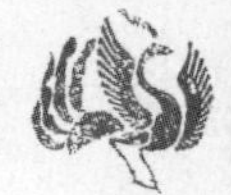

谷自节，则其气犹能胜食而渐化，故食难用饱，饱则气滞而生热。且将胃脘中之残液，渗入食中，不能腐化以自还，故烦（已成之津液渗入食中方能成腐化之妙，此造酒用醸之理，故平人饭后必渴者此也）。烦热之气，浮于中者，必炎于上，故头眩。气机不下运，则水谷混停，故小便必难。夫热烦湿滞之邪，固结胃中，脉虽异于二条之紧数者，而其胃中之苦浊则同，故知亦欲作谷疸也。下之，指后文十五条茵陈汤之谓。盖茵陈汤虽下其热烦谷滞，而腹满如故者，以脉迟阳虚，而作虚胀故也。愚鄙拟之，或于本汤加干姜，以为反佐，则寒热标本，针锋互对，而无弊矣。

六　**夫病酒黄疸，必小便不利，其候心中热，足下热，是其症也。**

病酒热而小便利，则热随便减，而不得成疸，故病酒黄疸者，必先以小便不利为候也。酒性热而浮且湿，热从浮见，浮则上炎，故其候，心中热。热从湿见，湿多下趋，故其候，足下热。此三者，为酒疸之确症也。

七　**酒黄疸者，或无热，静言了了，腹满，欲吐，鼻燥。其脉浮者先吐之；沉弦者先下之。**

此言酒疸之初症变症也。酒于酸、苦、甘、辛、咸中，无正味，其味屈曲，而性从木，故先入肝胆。肝胆受热而乘其所胜，故脾胃为酒黄疸之总根，但脾通于肺，胃浮于脘，而症从上见，故有上条之心中热，及本条之腹满、欲吐、鼻燥等候，脾热满而还注少厥二阴，胃热满而下注大小肠、膀胱，故有上条之小便不利，及足下热。并二十条之茵陈五苓散，十七条之栀子大黄汤等方。此条，特揭其总法耳。

盖谓因酒而黄疸者，其上下因多热候，然又有一种阳衰阴盛之人，伤酒之热湿，虽经中土因无阳气以抟之，故其初症，竟或上而心下，下而足下，俱无热者。夫心下病热，则液短而生烦，烦则语言必冒突而急错。今静言了了，故知其无热也。湿自胜，故腹满，热自胜，故欲吐、鼻燥，此皆上炎之症。上炎者脉必浮，脉症俱高，故宜吐以越之也，此句是主。若腹满诸症虽具，加之足下热，小便不利，则湿热下逼，脉必以沉弦下应，脉症俱深，又宜导而下之之为便矣。曰先吐、先下，则吐后再下，下后再吐，其随症施治之意，又在言外矣。但下药，则有栀子大黄汤，而吐药不列方者。其意或以吐惟瓜蒂一散，故不复赘耶。旧注谓宜栀豉汤，若论主酒疸之本汤内，两用栀豉；主谷疸之茵陈汤，并泛主黄疸之大黄硝石汤，俱单用栀子，则主栀豉汤，似于本门为近理。殊不知栀豉，非吐剂，辨详《伤寒》本汤注，岂服此而探以为吐乎？是有待于高明之鉴定焉。

八　酒疸，心中热，欲呕者，吐之愈。

心中热，欲呕，为热湿上冲之应，故亦宜吐以越之。承上文，言不特无热而腹满、欲吐、鼻燥者，宜用吐法，即有热而下部之症未见者，其例亦同，且与但见下部之症，而不见上症者，其当遵攻下之例，交相互发也。

九　酒疸下之，久久为黑疸，目青面黑，心中如啖蒜齑状，大便正黑，皮肤爪之不仁，其脉浮弱，虽黑微黄，故知之。

此言酒疸所变之黑疸，与三条及十六条之女劳疸。黑虽同，而症自悬绝之辨也。酒疸，有宜吐、宜下两症，热

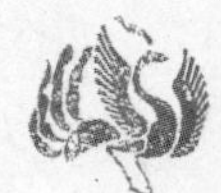

湿在心下者当吐，而先下之，则徒伤其阴，而心下之热湿仍在也，且热邪以阴伤而愈炽，热极则血欲枯，而其色渐黑，故久久则为黑疸（疸以下为正治，宜吐者不过言其用药，但究竟不能废也）。目为胆之果，胆热则蒸其汁于上，故目青；面为胃之应，胃热如焦其土于中，故面黑。心中如啖蒜齑[①]者，阳液不足供热邪之暴残，而刻削嘈杂似之，故借以为状也。大便正黑者，亢火夺中土之化，故其所下者，有草灰木炭之象也。皮肤不仁者，热逼少阴，心主之神灵，中阻而不外贯也。其脉浮弱，浮为热，为在上，浮而弱，为阴虚。夫阳分上热而阴分下虚，岂非宜吐之酒疸，而误下之所致乎，但额黑便黑，分明女劳疸之候，而谓成于酒疸之变症者，以黄为酒疸，今虽黑而微有黄色（虽黑微黄，当兼面色、便色而两言之），故知其非女劳也。

十　师曰：病黄疸，发热，烦喘，胸满，口燥者，以病发时，火劫其汗，两热所得。然黄家所得，从湿得之，一身尽发热而黄，肚热，热在里，当下之。

此言黄疸之治例。以汗为逆，以下为顺也。盖疸症之热俱在内，故从内而蒸其黄于外，未有作表热者。今发热，则非其症矣，加之心中热干而烦，肺中热湿而喘，湿热鼓塞于膈间，则胸满（热干就津液言，热湿就病因言，当分别观之）。津液不布于廉泉，则口燥。此因病初发时，误认汗可解热，而火劫其汗，既伤其阴，而内外之两热交煽，且里热因汗而提之在表在上，故得此发热等候矣。然单热不能成疸，故黄家必从热而生湿得之，今一身尽发热而黄，

---

① 齑（jī）：捣碎的姜、蒜、韭菜等。

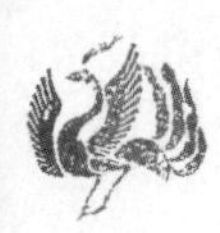

是热湿在肚内，夫热湿在里者，法当下，与湿黄在经表之宜汗者不同也（肚热，热在里，两热字俱有湿字，在内湿生于热，故但言热，下其热而湿随热俱去矣）。

十一　脉沉，渴欲饮水，小便不利者，皆发黄。

沉为水脉，内水拒饮，本不当渴，乃渴欲饮水，是其水饮化热，内烫上熏之所致也。然令小便自利，则热饮下泄，其势不聚。若再不利，则湿热两胜，故皆发黄，此因疸而泛论水饮之黄也。

十二　腹满，舌萎黄，躁不得眠，属黄家。

此与谷疸相似，而实非谷疸者，以谷疸者，先热后湿，此则先湿后热故也。腹满为湿，舌黄为实，湿而热实，则津液下掣，故胞精短，而其舌且委顿而黄也。又热实，则神机不能内伏，故躁不得眠，湿热相蒙，此发黄之可必也，故属黄家叙症。从腹满起，故知先湿后热，同是脾家寒湿，胃家热实，故曰与谷疸相似，而实非者也。

十三　黄疸之病，当以十八日为期，治之十日以上瘥，反剧者，为难治。

黄疸为火土病，期者，生死之期也。土气分旺各十八日，官旺之时，真气犹在，故可乘其胜而攻去其亢热，则愈，否则至其所不胜而死之理也，故以之为期。火生于二，而成于七，是九为火之合数也，治之十日以上，则火为退气之候，故当瘥。反剧，则邪火成燎原之势，而反常矣，且真阴有不支之惧，故难治。然则中宫之土气，惟恐其或衰，而亢烈之火威，但虞其不熄，是为治疸之要义也。

十四　疸而渴者，其疸难治；疸而不渴者，其疸可治。

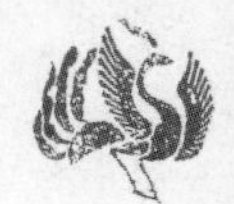

发于阴部，其人必呕；阳部，其人振寒而发热也。

疸而渴者，热甚，一也；阴虚，二也；湿重，三也，故难治。不渴之可治者，可想见矣。阴部，指中焦脾脏及下焦肾脏而言（发于脾肾，脾言酒疸、谷疸，肾言女劳疸）；阳部，指上焦胸中而言。发于脾肾，则热邪从中下而上冲胃脘，故其人必呕；发于胸中，则热邪从胸膈而外犯卫气，故其人先振寒，而后发热也。此与上文二条，统论三疸之死生微甚，及其所发之上下不同也。

十五　谷疸之为病，寒热，不食，食即头眩，心胸不安，久久发黄，为谷疸，茵陈蒿汤主之。

茵陈蒿汤

茵陈蒿六两　栀子十四枚　大黄二两

上三味，以水一斗，先煮茵陈，减六升内二味，煮取三升，分温三服，小便当利，尿如皂角汁状，色正赤，一宿腹减，黄从小便去也（以栀子大黄利小便，真是奇制）。

此申言谷疸之症候治例也。寒热，注见上条，发于阳部，盖中焦胃浊，蒸于胸分，故其邪热先发于此。夫宗气与卫外之气相贯，邪热逼伤宗气，则其卫气有自败之象，故寒，继则卫从热化，故寒而复热也。不食及食即头眩，详二条注。心胸不安，即六条酒疸心下热之义，茵陈味苦性凉，而气最重，味苦，入心胸，性凉，除邪热，气重，则为气分专药，以之主阳部之疸，是欲其走心肺之夹空，而消散其气分之瘀热也。但因热从膻中而上蒸，故配苦寒降润之栀子，又因热从脾胃而中发，故加苦寒攻下之大黄，至栀子、大黄，本为溏泻之品，得茵陈之走气分者，重用

而先煮之，则栀黄俱从茵陈之性，而以清凉之气为化矣。故不利大便，而黄从小便去，三味药中，恍如一天酷热，恰逢秋气半空，金风翼翼，玉露垂垂，而烦襟顿涤之象也，方药云乎哉！

十六　黄家，日晡所发热，而反恶寒，此为女劳得之。膀胱急，少腹满，身尽黄，额上黑，足下热，因作黑疸。其腹胀如水状，大便必黑，时溏，此女劳之病，非水也。腹满者难治，硝矾散主之。

硝石矾石散

硝石　矾石烧，各等分

上二味，为散，以大麦粥汁，和服方寸匕，日二服。病从大小便去，小便正黄，大便正黑，是其候也。

此申言女劳疸之症候治例也。言发黄之家，但凡薄暮而日将晡时，便发热者，大似阳明胃实之症，然胃实者，法当恶热，而此则反恶寒者，此为阴虚于阴分，至其时而相火以无附而充炽，真阴不支亢烈，故发热。卫气不胜邪火，故恶寒。谓非得之女劳，不至此也。膀胱急十二句，所言诸症，见三条注。硝石咸寒降润，矾石酸凉敛抑，以之主火气飞扬之候，允为至当。但酸咸之性，易于趋下，故以填心益气之大麦，作粥汁而和服之，欲其少为留恋，俾矾石刮垢磨光之性，徐徐澄彻而下，则热随黄黑之大小便而俱去矣。但三条曰腹如水状不治，此条曰腹满者难治，是女劳疸病，诸症具而腹不满者，生；满甚而如水肿状者，死；腹若已满，虽不甚，而生死即相半矣。此仲景论女劳疸之深意也。

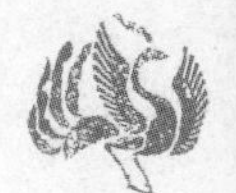

十七　酒黄疸，心中懊侬，或热痛，栀子大黄汤主之。

栀子大黄汤

栀子十四枚　大黄一两　枳实五枚　豉一升

上四味，以水六升，煮取二升，分温三服。

此申言酒疸之症候治例也。心中懊侬而热，见四条注。痛则热气炰[①]炙，而腔内悬强拘急之应，然即六条注中，所谓热从浮见，浮则上炎之应，故以苦寒之栀子，降膻中之热，苦寒之枳实，散胸中之滞，重用香豉者，所以滋胃液也，佐以大黄者，所以下胃热也。但以凭高润下之剂，热黄从大小便去者居多。旧注，谓为吐剂，则失之远矣。按前人误谓栀豉汤能吐者，因瓜蒂散中重用香豉，遂认吐为香豉之性，殊不知吐由瓜蒂，赤小豆特引瓜蒂少为下行之使。香豉，用以滋阴安胃，恐吐后致烦，故预为伏案耳，详瓜蒂散本注。吐利用香豉，犹之风剂中用防风之义。愿天下同志，留神试用，同为驳正，不令仲景叫冤，栀豉抱屈，则幸甚矣。

十八　诸病黄家，但利其小便。假令脉浮，当以汗解之，宜桂枝加黄芪汤主之（方见水门）。

自此至篇终，凡七条，因疸而广论诸黄之治例也。诸病黄家，皆系湿热。小便利，则湿去而热亦随之，故以利小便为法也。假令脉浮，则湿热在上在表，又当以汗解之，为便道矣。盖桂枝本汤，泄汗以解热，加黄芪，以助卫气而送湿出表，故宜主之。利小便，不特十五条之茵陈蒿汤，

---

① 炰（fǒu）：蒸煮。

十九条之膏发煎，二十条之茵陈五苓散，凡水饮门之渗泄诸方，俱在其中。

门人问曰：黄症俱由热湿，故疸病诸方，多用苦寒咸寒，及克削之品，既闻其义矣。本条曰诸病黄家，则疸症似亦在内，而独主辛温而热之桂枝汤，并加补气之黄芪，以主脉浮者，不虞其热以济热者，敢问何说耶？答曰：仲景之书，每条各有主症主见，苟不求其立言之旨，与方治针锋逼对处，则问津无路矣。盖本条以卫气外虚，而先招湿水之候，湿水生热，湿热郁于皮肤经络而发黄者，是卫虚，为第一层病；湿，为第二层病；热，为第三层病。请问卫气虚者，有不宜桂枝之辛温，及黄芪之补益者乎？且热在湿中，湿为本而热为虚假之标病，则遵汗例以去湿者为本治，而热自无所容矣。下文十九条，为津血虚而生热之黄；二十条，为胸先热而招内水，及久蓄化热之黄；二十一条，为中焦热实，上冲下结之黄；二十三条，为中焦热实，不冲中路胃脘，而冲两旁胁下之黄；二十二、二十四两条，上焦之宗气虚劳，不能传送，因而便难，渐致下结上浮之黄，病因不同，故其主治亦别也。

十九　诸黄，猪膏乱发煎主之。

猪膏乱发煎

猪膏半斤　乱发如鸡子大，三枚

上二味，和膏中煎之，发消药成，分再服，病从小便去。

诸黄中又有一种津血短少，而阳气偏胜者。夫津血短少，则勾留水气而生湿，阳气偏胜，则郁蒸火气而生热，

是湿热又以津血虚竭为本病矣，则滋津血以替湿，而湿自下行；养阴血以润气，而气自流转。湿热去，而黄将自散也。猪膏生津，乱发补血，其主之也宜矣。

二十　黄疸病，茵陈五苓散主之。

茵陈五苓散

茵陈蒿末十分　五苓散五分

上二味，和，先饮食，服方寸匕，日三服。

诸黄中，又有一种先因热而致水，后又积水，而更化热者。先因热起，故从黄疸之病例而曰黄疸，亦从黄疸之治例而主茵陈。此热黄、水黄相兼之症，故从两治也，茵陈及五苓散义各别见（一水夹两热，故兼黄疸湿黄两例以施治）。

二十一　黄疸，腹满，小便不利而赤，自汗出，此为表和里病，当下之，宜大黄硝石汤。

大黄硝石汤

大黄　硝石　黄柏各四两　栀子十五枚

上四味，以水六升，煮取二升，去滓，内硝更煮，取一升，顿服。

但凡黄家，俱是毛窍闭塞，小便不利，湿热交盛于上下内外之所致。然惟湿黄、水黄如此，以汗出，则水湿之势，泄于上与外。小便利，则水湿之势，泄于下与内故也。若夫疸病，起于热因，内热既盛，则虽有汗，而在内之热不减，故仍作黄候也。盖谓疸病，又有一种不横传于表，其热但在中焦，因而上侵胸膈，下彻肝肾，而作直竖之症

者。如腹满，为里湿之应；小便不利而赤，为里热之应，是里病矣。里病湿热，法当外传于表，今自汗出，则其经络皮毛，无郁热而表和。夫表和里病者，当以下之，为正治矣。主本汤者，因实热在中焦，故以苦寒之大黄，咸寒之硝石，从承气攻下之例，且中热者，必上熏阳位，故加善走膻中之栀子以降之。又中热者，必下贯至阴，故加阴沁肝肾之黄柏以坚之，至咸以胜热，苦以燥湿，又其余蕴也（方后曰顿服，是取并力下趋之义，故知从大便攻下）。

二十二　黄疸病，小便色不变，欲自利，腹满而喘，不可除热，热除必哕。哕者，小半夏汤主之（方见痰饮）。

此言黄疸病，又有一种下焦无热，故小便不变色而淡白；中焦无热，故大便欲自利而不实，但以脾气湿重而腹满，膈气劳热而肺喘者，以劳热与湿气相蒙，久亦成疸故也。但此为因劳而神火浮动，故生虚假之热，与彼热实者不同，故不可用攻下以除其热也。热除，则膈虚胃寒，以寒犯虚，故知其必哕矣。哕者主小半夏汤，以其能填胸温胃，降逆除寒，而哕可平，故主之，汤意详饮门注。

二十三　诸黄，腹满而呕者，宜柴胡汤（大小柴胡汤方，俱别见）。

诸黄，是兼黄疸，黄家而言。宜柴胡汤，是兼大小柴胡而言。此总言先热后湿之疸，先湿后热之黄，流贯少阳之症治也。腹满已见，少阳得热，则从胁下而上逆，故其症善呕，但热疸湿黄，二者俱有此症，盖因热召湿之疸症，脾胃率多热实，脾胃热实之气，偏从腹之两旁而上熏于胁，便是少阳之部，因湿生热之黄家，胸膈率多湿热，胸膈湿热之气，偏从胸之两旁而横溢于胁，亦是少阳之部，故皆

能致呕。但曰宜柴胡汤，而不指明大小柴胡者，因疸以热为本，而湿为标，治热宜攻下，则主大柴；黄以湿为本，而热为标，治湿宜发汗，则主小柴。欲俟人之神而明之耳，大小柴胡汤意，俱别见（胸湿以汗为使，故宜小柴；腹实以下为近，故宜大柴）。

二十四　男子黄，小便自利，当与虚劳小建中汤（方见虚劳）。

此因前二十二条，但立救误之方，而无正方，故补言之也。小便自利，即前条色不变之义。盖膀胱得热，则癃闭。而其色黄赤，利则不变者，即在其中矣。但小便自利，则热泄湿减，安得发黄，故知此黄，为宗气因虚致劳，幻生假热者所致，是宜以辛温之小建中汤，填其在天之气，则太阳朗照，而龙雷之阴火，岚气之阴湿，自当伏藏消散矣。

女子黄，小便自利，大概产后及崩漏者多，故不得以虚劳为诊。此症之黄，淡而不焦，俗名乏力黄者，即是，妇人无用力之任，故无此病也。

惊悸吐衄下血胸满瘀血病脉证治第十六

一　寸口脉动而弱，动即为惊，弱则为悸。

寸口，指关前而言，动脉，形圆体短，厥厥动摇，而兼滑象者是也。弱，如弱水之弱，有不能载物之象。惊，非外来，惕然自儆也。悸者，怯怯虚馁之状，两物相击，轻小者动，亦受击者动。寸口脉动而弱，寸口应心下，弱

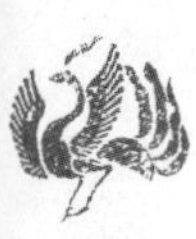

则其气轻小，动则下焦之气有击之者之止冲也。心下逼神君之座，下气突犯，故动即主惊。又心下为宗气之城，本气虚微，故弱则主悸。诸解，格格可笑。

本经及《伤寒论》凡言脉有二例，而俱以而字为界。一则以上字为经，而以而字以下为病，如脉浮而紧，脉浮而缓之类，盖以浮脉定太阳，而以紧缓别风寒也。一则如本文脉动而弱，后文脉浮而大之类，盖又以上一字为浮取，而以而字以下为沉取也，余仿此。

二　心下悸者，半夏麻黄丸主之。

半夏麻黄丸

半夏　麻黄等分

上二味，末之，炼蜜和丸，如小豆大，饮服三丸，日三服。

此双顶上文脉之动弱，症之惊悸而言，非单言悸也。而半夏麻黄丸一方，却又是治惊之药，而非治悸者。古人文章，其承接处往往错综如此。盖谓心下惊而且悸者，虽以心下之本气虚微，而为下焦之气冲犯之地。究当先责其冲气以治惊为正，故主半夏麻黄丸，下平其冲气，则脉不动而惊且自止矣，此春秋罪主令之法也。若寸口脉弱而动，只消于浮沉处倒见，则当责心下之弱为主，而主下条桂枝救逆，及《伤寒论》中苓术桂甘，并小建中等汤，而于此丸无取矣。

客有问余者曰：本文明明单言悸，而子以为双顶惊悸，本方明明是治悸之丸，而子又谓是单治惊，是谁为子言之也？余曰：仲景于不言之表为我言之也。夫弱为寸口之本脉；动为从下上冲，寸口之标脉。故悸为心下之本病，惊

为从下上犯心下之标病。言悸而惊在其中者，从本之义也。至本方之妙，千古无人揭出，不妨因子之问而细剖之。麻黄空细如毛，性极疏泄，用于桂甘姜枣之中，乘辛暖甘浮之化，又得杏仁之清利以为使，则疏泄之性，从上外向，故能由胸达表以为汗，此麻黄、大青龙二汤之正用如此。若夫监以辛降平逆之半夏，敛以酸收下走之白芍，又得茯苓之淡渗以为使，则又使疏泄之性下向，而利膀胱渗化之机，此小青龙一汤，为下焦之变用又如此。至于本方，脉则以动乘弱，症则因悸而惊，是上焦不足，中焦有余，以有余之火，侵犯不足，故只用对配辛降平逆之半夏，使疏泄之性从中下散，又恐汤性易竭，丸则取其缓发，蜜则润其偏干，小丸少服者，徐图渐减之义。此本方一丸，为中焦之平用者更如此。要之，动弱惊悸，脉症俱是两层，弱脉悸症，在主虚一边，下条桂枝救逆，及《伤寒论》中苓术桂甘并小建中等汤，扶弱以补不足；动脉惊症，在客实一边说，故用此丸。除强以损有余，譬之墙垣低矮，以招外盗者，彼桂枝救逆等方，增益墙垣以治悸，半夏麻黄一丸，驱除外盗以治惊耳，客复何言哉？

三　火邪者，桂枝去芍药，加蜀漆牡蛎龙骨救逆汤主之。

桂枝救逆汤

桂枝二两，去皮　甘草二两，炙　生姜三两　大枣十二枚，劈　牡蛎五两，熬　龙骨四两　蜀漆三两，洗去腥

上为末，以水一斗三升，先煮蜀漆，减二升，内诸药，煮取三升，去滓，温服一升（以取三升而服一升计之，当

如服桂枝汤之法，作三日服矣，特不饮热粥耳）。

此条及方，旧本错编在本篇十二条下。细按汤意，确是治惊悸之方，且其文气，又确是依靠上文心下悸者而来，则火邪者三字，方不突兀，故移于此。有识者，自能辨之也。承上文言实者责之，固主半夏麻黄丸，责中下之有余以治惊，又有以火逼劫其汗，汗为心肺之液，汗出而心肺夹空之气两虚，以致神明之宰，无所依着，而招中下之逆而惊悸者，是火邪者也，火邪之为惊悸者，责在上焦之虚，舍桂枝救逆一汤，其能填此阳气阳液乎？盖桂枝汤之桂甘姜枣，最为招来阳气阳液之檄，已见小建中注。东垣[①]称蜀漆入心经，有飞针走线之功，先煮之以为主，则引桂姜甘枣之性，直达心肺之空，以填其虚，然后以牡蛎之静藏水底，龙骨之镇摄山灵者为佐，则神明之摇动浮越者自安，是桂甘姜枣所以治悸，而龙牡所以定惊也。至于心肾同治少阴，而其气尝相升降，心气虚者，畏肾中之贼阴上凌真宰，故合牡蛎之水族，而与龙骨同用者此也。

四　师曰：尺脉浮，目睛晕黄，衄未止；晕黄去，目睛慧了，知衄止。

尺脉之脏为肾，肾之腑为膀胱，足太阳膀胱之隧道，与手太阳小肠之经，由巅顶相会，而交通于鼻。夫沉为在里，浮为在表。今尺浮，是太阳膀胱之气，由经道而直上巅顶之象也。又本经第一篇三条言鼻，曰色黄者，便难。夫鼻居中

---

① 东垣：即李杲，字明之，金元时期著名医学家，晚年自号东垣老人，是中国医学史上“金元四大家”之一，是中医“脾胃学说”的创始人，主要著作有《脾胃论》、《内外伤辩惑论》、《用药法象》、《医学发明》、《兰室秘藏》、《活发机要》等。

央，为中土之应，阳明之气，燥结而不下通，故于本位浮出火土之色。今由鼻而黄晕于目睛，则其黄更高矣，且目睛为肝肾之光华，肝主血液，肾主精汁，目睛晕黄[①]，是阳明燥热之土气，而为炎蒸水液之诊也。足阳明胃家之隧道，与手阳明大肠之经，相会而挟于鼻，故于二者之中，或色或脉，但见一诊，即知衄未止矣。晕黄去，阳明之热下解，目睛慧了，肝肾之气展舒，故知衄止。上一句，合太阳阳明而言正衄之诊。下三句，单就阳明而言衄止之诊，则太阳之衄，其止于尺脉之浮去而见沉者，可类推矣。

五　又曰：从春至夏衄者太阳，从秋至冬衄者阳明。

此即上文之尺浮、晕黄而申言之也。夫春生夏长，天地生阳之气内盛，而人身以太阳之经气相应，故春夏之衄属太阳。秋敛冬藏，万物成熟之气内实，而人身以阳明之里气相应，故秋冬之衄属阳明也。但此及上文二条，明明言衄血，有太阳、阳明两症，及下文方治，却只有泻心一汤，几疑单是治阳明之衄，而遗太阳一边之治例矣。不知四条曰，尺脉浮，衄未止，八条曰，脉沉弦者衄，夫尺为在里，浮为上出，与沉为在里，弦为上出同断，是太阳之衄，为实邪从里，外穿经隧，从下上升巅顶之症，自当责之在里在下，则外穿者内伏，上升者下熄矣。夫责在里在下之实邪，离大黄芩连，将谁属乎？故虽衄症有太阳、阳明之分，而其主泻心则一也。

六　衄家不可发汗，汗出必额上陷，脉紧急，直视，不能眴，不得眠。

---

① 晕黄：在烟雾或尘土中泛现的黄色。

衄家发汗，则额陷，注详《伤寒论》。脉非单指手太阴也，由本文之言额、言视、言眴[1]、言眠观之，当指上部之天地人及人迎等处，以衄家伤巅顶之血尤多，故偏言头上耳。紧急，亡阴躁疾之象。直视者，目系干涩，失流动之神也。不能眴、不能合，不得眠、不得寝也，皆阴虚于上，而阳往从之之义。上文言春夏之衄属太阳，恐人以发汗为太阳之治例，而误投之于衄家，则逆矣，故戒。

七　病患面无血色，无寒热，脉沉弦者。衄，浮弱，手按之绝者，下血，烦咳者，必吐血。

此条前三句，是就色、脉、症，而正言衄血之诊法。下文脉浮弱两段，古人借水叠桥，又即衄诊而趁便及之，为下文吐、下条内之省笔也。脏腑之精华，浮于面而色红且润者，血之所荣也。六经外邪之症，惟少阳、厥阴，属木，而为阴阳之枢，属木，故面色以青应木。为阴阳之枢，故表症，阖则为寒，而辟则为热也。又脉弦急，故病此者之脉状必弦，若病患面无血色，而血不荣，又无寒热之表症，是非少阳、厥阴之表邪为病，而其面以青色见也。可知今脉又沉弦如厥阴，则必为衄病无疑矣。夫沉弦为肝家邪实之脉，且弦以沉见，是浮处未尝弦也，以有余弹射不足，则衄之上出如矢者，乌能禁哉？衄血之诊法如此。若面无血色，而其人之脉，举之但浮，取之则弱，重按之至沉处，则弱甚而绝，是浮为上焦有余之邪火。凭凌胃中之血液，故中取之则弱，灌注大肠之虚脱而下，故按之绝也，则面无血色，又系阳明脱血以致脱气者之诊也。若面无血

---

① 眴（shùn）：使眼色，眨眼之意。

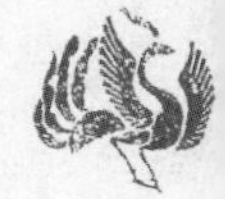

色，而脉又浮弱，按之即绝者，多烦咳一症，则其按之即绝，为下焦虚寒之应，其脉浮弱者，为虚寒之邪，上冲而致咳，咳多上顿，而气亦升浮之应，血随气逆，合之面无血色，则其血之伤于上出，而见于吐者可必矣。此条当熟读细玩，始见后文汤意之妙。否则，柏叶、黄土、赤豆、当归及泻心等汤，无从觅针线矣。

八　夫吐血，咳逆，上气，其脉数而有热，不得卧者死。

吐血、咳逆、上气，勿作一症，当分三症看，因此条原是言吐血之死脉死症，其咳逆上气两症之死诊，与吐血相同，故连及之。若以吐血、咳逆、上气为一人之病，则何必以不得卧为短期耶？夫吐血有阳明胃实，上冲胃系一症，主麻仁丸，或调胃承气汤可愈。有少阳风热上逆一症，主小柴胡汤可愈。有厥阴风火，上冲心胸一症，主当归四逆汤可愈。然阳明胃实之脉涩而浮，仅于日晡见潮热。少阳风热之脉弦而微大，但见往来之热。厥阴风火之脉弦细而浮，小见微热，或无热而恶寒也。若吐血而脉数，且有或表或里之热，则数为无阴，而阳气有急疾之诊，热为离阴，而孤阳有浮脱之象，已成危候。所赖静则生阴，犹得假一卧以留连其阳气，若更不得卧，则气不归肾，而神莫栖，血不统肝，而魂欲散，其不死也得乎？咳逆者，忌邪实；上气者，忌息高，脉数有热。邪实息高之诊，其不得卧与吐血者，同一下脱上绝而死也。

九　夫酒客咳者，必致吐血，此因极饮过度所致也。

酒性浮热，热则动血，浮则上气，气浮血热，故咳则必致吐血也。夫饮食之邪，本经列为不内不外因，极饮过

度，而致咳而吐血，延至脉数有热，不得睡卧，同归死候，岂不大可惜哉？长沙揭此，其戒之耶，抑谓于方咳而未吐血时，或辛凉以解热，降渗以平浮，犹得挽回生路耶！

十　寸口脉弦而大，弦则为减，大则为芤，减则为寒，芤则为虚，寒虚相击，此名曰革，妇人则半产漏下，男子则亡血失精。

寸口，应上焦。脉弦句，谓举之见弦，按之见大也。或曰：右寸见弦，左寸见大，此说亦合。减者，瘦削之状，脉体如圆茎，气血之充也。今浮之而形细如丝弦，若沉之而仍弦，是浮沉俱细，虽细而不失其为圆茎之体矣。乃按之见大，则浮处之见弦，是两肩减去其圆形，而成荞麦之象，故曰弦则为减。非弦脉尽减，以浮弦而沉大，故知其上焦之气，不能充满脉体，而为减削之貌也。芤，为中空之草。凡物之中实者，则外气内固，而形自坚小，今浮弦而沉处独大，则大非本相，而为中虚散漫之象，故曰大则为芤也。减为上焦之阳气外削，故曰寒；芤属下焦之精血内空，故曰虚。上焦之阳气外削，则贼阴上乘；下焦之精血内空，则元阳下脱。阴阳之贼气与妄情相得，则梦接鬼交；肺肾之余灵与残境相乖，则幻生惊怖。此寒虚相击之道也。革者，鼓革之义，弦坚大空，有鼓革之象，故合状之如此。半产，凡不满十月者皆是；漏下，谓血崩及赤白带下之类。亡血，指尿血、便血之下出者而言；失精，凡有梦无梦及滑脱者，皆在其中。夫在上之阳气削弱，不能提挈；在下之阴津虚滑，不能握固，故见种种下脱之症也。

此是虚劳脉症，故入虚劳门者为正例，因有亡血一症而复入此也。

十一　亡血不可发其表，汗出则寒栗而振。

亡血，凡吐衄、便血者皆是。夫分而言之，虽有阴阳气血之殊，其实则阳载阴中，气根血分者也。亡血者气亦虚，复发其表，则气愈虚矣。且汗为血中之阳液，汗出则重伤其卫气，一也；又气血两虚之人，其阴阳之气，非极力交并于上，已有不辨之势，汗出则虚阳之极浮者，必反而为极伏，二也。寒栗而振，其能免乎？亡血者发汗，躁烦者居多，然犹可借阳气以生阴液，若伤气而至寒栗，则为逆滋大矣，可不惧哉。

十二　病人胸满，唇痿，舌青，口燥，但欲漱水，不欲咽，无寒热，脉微大来迟，腹不满，其人言我满，为有瘀血。

此及下文二条，症极错杂，理极微奥，原难理会，注家俱泛指心、肺、肝、脾，而终不辨血瘀何地，症属何因，殊为梦梦。盖不特心为神明之府，肺为宗主之城，高贵清虚，略不可犯。瘀心，则惛乱猝死；瘀肺，则喘满立绝；即或瘀脾瘀肝，亦必肿胀晕眩。苟延旦夕，岂止胸满、唇痿等症已也。不知本文明明从上焦历叙诸症，故作疑案，然后点出脉之微大来迟，而结穴于腹。夫大即洪脉，洪为阳明土腑之诊，又大为虚脉，虚为胃家伤血之形，且腹本不满，而其人自以为满，则血之瘀于阳明胃络，络脉因阻而胀，故如腹满耳。此古地仙随龙而顺觅穴之法，学者便可得穴而逆步龙矣。胃之大络贯于胸，胃络胀而满，故贯其满于胸矣。唇痿者，谓重滞而不轻便，几有不能收摄之

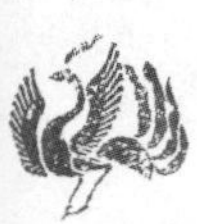

状，唇为胃之华，胃络滞，故唇亦以委顿外应也。李注，谓枯燥无血色，非痿字之义。舌青，非中寒中恶，猝厥而至危亡顷刻之青，特舌心不红而青白，非重症也。盖舌之本色，边白而中青，外阳内阴者，离之象也，胃以后天精捍之气充之，则红润而有色，以胃之别络系舌本而通酾泉之窍故也。今络瘀而血液不上滋，故舌青而且口燥者，亦此理也。津液干于上，故欲漱水，胃络血瘀，不但不供津液于上，亦且不行水饮于下，中湿拒水，故不欲咽也。以上错叙诸症如此，当看下文，层层逼入微妙，真所谓独见若神也。一层，以外症无寒热，知非少阳；二层，以脉大，知在胃腑；三层，以脉大无力而微迟，知非阳明结热，而但属瘀血；四层，以腹本不满，而自觉为满，知结者不在胃中，而瘀在胃络，故直断之曰，为有瘀血也。盖谓胸满唇痿等六症，大似少阳风火之邪上逆，然少阳逆热必见寒热，而此则无寒热之表症。脉又非少阳之弦，而但微大而迟，大脉博厚宽裕，其象为土而属胃，胃中热实之气上冲，或见种种等候，然必脉至有力而不微，数而不迟，是为合诊。今见微迟，则大非实热可知。夫大为胃脉，又大则为芤合断之，明系胃中伤血之应，且微为气体不充，迟为发机沉滞，俱壅塞之诊，故知胃有瘀血。但血瘀胃中，法当膜胀而腹满，今腹不满，而病人自以为满，则知满在胃络，而为血瘀之所致也。

十三　病者如热状，烦满，口干燥而渴，其脉反无热，此为阴伏，是瘀血也，当下之。

烦满、口燥而渴，本非热因，以血瘀而生阴不滋之应，故曰如热状，且曰脉无热也。阴伏者，一切生气，俱畏鬼

气，如灯火恶烟、树根恶炭之类。血瘀而营阴恶之，不复上滋，而有伏藏之象，故曰阴伏。此条，虽比上条多烦渴二症，言不必如前症之全，即此已为阴伏，便当用攻下之法，以通其瘀矣。不出方者，岂以《伤寒论》中，已有桃核承气，并抵当汤丸，以治结血之例耶。前条之血瘀在胃络，胃络瘀，故上不行津，而唇痿、舌青、口燥、漱水等干症，见于上，下不行水，而中湿拒水，故不欲咽水之症见于中；此条之血瘀在大肠络，故并中焦之胃，亦在津液短少之内，其烦而干燥且渴者，此也。当下之三字，是总承二条，非单言此症也。

十四　吐血不止者，柏叶汤主之。

柏叶汤

柏叶三两　干姜三两，炮　艾叶三把

上三味，以水五升，取马通汁一升，合煮取一升，分温再服。

此承七条脉浮弱，按之绝，烦咳者必吐血句。夫吐血，因下焦虚寒之气，上冲而致咳，咳多上顿，而气亦升浮，因之血随气逆而上涌，故用柏叶汤温下焦之寒气，而逆自平，血自止矣。其意以干姜辛热，辛能平逆，热能散寒，加之炮黑，则守而不走，更能入血分，而温其按之欲绝之脉，且肺肾为子母，温肾即所以温肺，而尤能止其烦咳也。艾叶性温，气味俱重，味重入血，味重而气亦重，则入血而尤能行血中之气，与姜为佐，既济其温暖之功，复援其入血之用也。又恐温药与寒气不相入，故用苦寒而不畏霜雪之柏叶以为反佐，则深入下焦虚寒之地，而使姜

艾得行其回阳之力，亦犹白通之用人尿胆汁之义也。加马通汁者，马为午兽，得丙火之正，故其为畜，尝病热而不病寒，以其脏腑多阳气故也，且吐血不止，其血由胃与大肠之络脉，渗入肠胃而上出者，故用其下走肠胃之汁，以平上逆耳。仲景但欲生千古之吐血者，而不自惜其呕出心肝矣，痛哉！

十五　下血，先便后血，此远血也，黄土汤主之。

黄土汤

白术　附子　干地黄　阿胶　黄芩　甘草各三两　灶中黄土半斤

上七味，以水八升，煮取三升，分温三服。

此承七条脉浮弱，按之绝者下血句。夫浮为上焦有余之邪火，凭凌胃中之血液，故中取以弱应；灌注大肠之虚脱而下，故按之以绝应。先便后血，便在大肠而血在胃，是血从胃而下注大肠者，胃比大肠较远，故曰远血。主黄土汤者，以浮为上焦之实热，故用黄芩，撤胸膈之火，以缓其吹嘘之势。弱为中取而见，则知脾胃之阴阳两空，故以灶中黄土为君，白术、甘草为臣，而益其中焦之气，以地黄、阿胶为佐，而并益其中焦之血，然后殿之以附子者，盖又以辛热而托其按欲绝之脉，并以提其下焦之血也。

十六　下血，先血后便，此近血也，赤小豆当归散主之（方见狐惑门）。

先血后便，血在广肠之末，故曰近血。赤豆蔓生，且色红脐黑，蔓生具经络之象，色红则入血分，脐黑则又走

下焦者也，浸令芽出者，取芽性之生阳上锐也。仲景之意，以脉之按欲绝者，为下焦气脱血陷之诊，则中取之而弱，轻取之而浮者，但当于下焦之虚处责之可矣。故用赤豆走下焦血分之性，令其芽出而上锐，领补血之当归，直走广肠，而复提血气以上行也，要之。上条之血，渗自上焦，故于浮弱按欲绝之脉，三部俱责，以浮为上焦实邪，按欲绝，为下焦虚寒，以实邪奔迫虚寒，直将中焦血液随势逼下，故三焦俱治，此律家不分首从之议也。此条之血，单责在按欲绝一边，以血在魄门相近，其症最低，与按之欲绝之里脉逼对，则知但因下焦之虚脱，而招上中之下陷耳。上焦之血下陷，故轻取之脉以浮见，中焦之气下陷，故中取之脉以弱见，只用补其下而复提之，不特血返故道而病愈，且血宁则气聚，而欲绝之脉自起，并中上二焦之气血得还，而浮弱之脉亦可渐变矣。此春秋讨罪，而独严主令之义也。又上条之血，从足阳明之胃络，渗入胃中而下，故黄土汤之方意，瞩目在胃中者居多。此条之血，从手阳明之大肠络，渗入肠中而下，故赤豆当归散，只注意在大肠而已，诸解梦梦，俱道不著。

十七　心气不足，吐血衄血，泻心汤主之。

泻心汤

大黄二两　黄连一两　黄芩一两

上三味，以水三升，煮取一升，顿服之。

此承本篇第四条尺脉浮二节，并七条之面无血色、脉沉弦二句，而言治衄之法，吐血二字，特因同源异出者而连及之耳，泻心非吐血之正例也，与柏叶汤症细辨自见，

误用则立死矣。心气不足，兼下焦有余之实邪而言。详首二条惊悸下，以下焦之有余，而凌犯上焦之不足，病神志则为惊悸，病气血则为吐衄。神志杳冥，天之道也，故主清虚之气药，补上以泄下，桂枝救逆汤、半夏麻黄丸之辛甘而温者，是也。血气形质，地之化也，故主重浊之药味，平地以成天。本方大黄、连、芩之苦寒，是也。

门人问曰：柏叶汤症，则主温剂，泻心汤症，则又主寒剂，几不知仲景之所谓心气者何在？毕竟是寒是热，且柏叶泻心两症之所以异，并泻心一症之何以或吐或衄也？余曰：悉哉，问也。夫心气者，托于心之血，而又为神之奥宅，外与心肺夹空之宗气相因。譬之于水，心气如井泉，心下之气如江河，虽不相通，然而井泉尝视江河以为消长者也。其性温温，其道存存，如太和生气之在春，故遇寒则畏结而不伸，遇热则恶焦而欲奔，尝立于不寒不热之间，而独尊者也。若夫沉取脉绝，虚寒在下，上冲于肺，肺恶寒湿，形缩喘咳，气血上并，涌出内络，是为寒因，寒者热之，理所宜也。至于寸口动弱，沉弦在尺，动弱上虚，沉弦下实。虚者招侮，实则上击。以实乘虚，地僭天德，阳位扁浅，气血逼侧，出从上窍，其理可得，掘地疏河，神禹妙策，地平天成。圣人之则，是为寒热，寒者通之，热者寒之，乌可已哉？脏腑内主，经络外裹，内外相通，各有玄窍。经络实，而胸分之气虚者，实热之邪，从肠胃之大络而扛抬其气血于直上，则由喉嗓而见于吐。宗气充，而经分之气虚者，实热之邪，从脏腑之别络而外逼其气血于经隧，则由巅顶而见于衄矣。吐衄虽殊，而其为实热上冲则一，故皆主泻心，以泻其亢害耳。

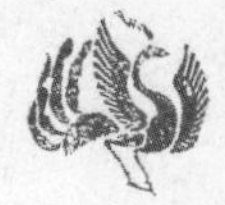

呕吐哕下利病脉证治第十七

一　夫呕家有痈脓，不可治呕，脓尽自愈。

前人以无物为呕，有物为吐，或云声缓为吐，声急为哕，虽似确当，而愚谓就病因而论，三者俱有虚实寒热之不同。但因虚、因寒者十之七，而因实、因热者十之三。就高下而论，则呕为最高，吐次之，哕则直由极深极低而迸出者。就脏腑而论，呕属足之阳明少阳，吐属手少阳三焦之上部及足太阴，哕属足之少厥二阴者也。呕出足阳明者，奈何？夫胃脘一寒，欲下趋其腑者，势也，胃不受邪，则逆以拒脘，脘即以不下纳而上涌，故作寒呕者一，伤寒太阳之呕是矣；胃脘犯客热，热为火，火性上炎，而其气闪烁不定，故作热呕者二，内热而实，中暑及暍，并酒客清晨之空呕是矣。所谓阳明脘中之呕，从中路而上逆者，如此。呕出少阳者，奈何？少阳之部在胁，其性善逆，不拘风热寒邪犯之，则其逆气上冲咽喉，故作呕酸、呕苦者，从木化也，凡柴胡汤症之呕是矣。所谓少阳胁下之呕，从两旁而上逆者，如此，以其病机在胃之脘。胆之标，而不在胃腑，故呕则无物，而且曰最高者此也。若夫吐之为病，实在胃中，故其位居呕之次，但脘外及膈中之气，其温暖化被者，实司消谷之半（膈气与脾，合司熟谷之化，故曰消谷之半），此气一虚，则胃中冷而不能消谷，谷停则败，败则胃不见容而作吐者，一也，下文四条之脉症是矣。又

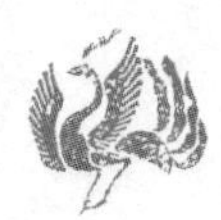

胃虽受谷，而胃外之脾气，虚寒而不能扇运，则迟迟作吐者，又一也，下文七条之脉症是矣。所谓吐由手少阳三焦之上部，及足太阴脾脏者，此也。至于哕虽亦由胃家，其实胃气总虚，苟非肝肾之贼阴乘虚上撞，安得从胃底而上迸，声出重浊乎？此二十四条之兼厥，二十五条之兼逆，谓非肝肾上侮阳明之候耶，故曰哕则极深极低，而发于少厥二阴者，此也。然呕而不吐，吐而不哕者有之，若吐哕则未有不呕者，以呕高而为吐哕之门户，此十四、十五、十八三条，言吐而皆曰呕吐。二十五条言哕而曰呕吐者，可证矣。他如因疑而呕吐者，出于心，因闻秽而呕吐者，出于肺，因饿而嘈杂，以致渗淡之液上泛而呕吐者，出于胃。凡种种平人所偶见而非病者，皆不与焉。

本条见《伤寒》厥阴文，注详其下，但在《伤寒》，是言厥阴风热，上见少阳之痈脓，因而致呕者，入此，则系泛论痈脓之呕，为微别耳。自此合下文二三两条，先提过别症之带呕，而后言呕家之正病正治也。

二　先呕却渴者，此为欲解，先渴却呕者，为水停心下，此属饮家。

呕属胃脘有寒，故先不渴，呕则寒去，而且能提气于上，使胃阳来复而作渴，故先呕后渴者，知其呕将欲解也。后三句，见饮门三十五条，注解其下。

三　呕家本渴，今反不渴者，以心下有支饮故也，此属饮家。

经注俱见饮门二十八条。

四　问曰：病人脉数，数为热，当消谷引食，而反吐者，何也？师曰：以发其汗，令阳微，膈气虚，脉乃数，

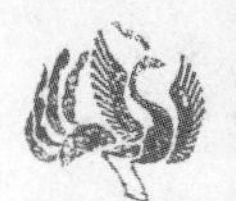

数为客热，不能消谷，胃中虚冷故也。

此言膈虚胃冷之吐也。仲景设言胃气以温热消谷者，理也。病患脉数，数为内热可知，当消谷引食矣，而反拒食而吐者，是何理也？答曰：此膈自热，故脉数，胃自冷，故吐也，推原其理，此必因不当汗而发汗，汗乃胸中胃中之阳气所化出者，阳气既泄于汗，则膈虚胃冷而吐者，宜矣。至其脉数之故，以发表之药不远热，且聚其气以作汗，汗出而其热势未散，故脉数者，为游行暂托之客热，不主消谷之化，而胸中之真阳，其虚冷者自若，此脉数与吐互见矣。本条重脉数字，言吐有因于误汗者，其脉如此。

五　脉弦者，虚也，胃气无余，朝食暮吐，变为胃反。寒在于上，医反下之，令脉反弦，故名曰虚。

此言胃虚之吐也。虚吐冷吐有辨，冷则如酒酝之不沤发而致酸，虚则如舟车之不胜载而致覆之象也（胃冷本属一体，火衰者责在冷，气衰者责在虚耳）。承上文冷吐而谓吐，又有一种脉弦者，脉弦之体状，细削而拘紧，细削为阳气不能扩充，拘紧为阳气不能柔养，皆气虚之诊，故曰虚也。夫胃气无余，则朝食不运，至暮便吐，久而吐机渐熟，变为胃反矣。寒在于上，即上条膈气虚之义，言此胃反之来由，因其人膈气原虚，不易化食，医误为积滞而攻下之，遂令胃愈虚而脉反弦，故名曰虚也。本条重脉弦字，言吐有因于误下者，其脉又如此。

六　寸口脉微而数，微则无气，无气则营虚，营虚则血不足，血不足则胸中冷。

此又推原上条寒在于上之故，而言此种脉症，万勿误

行吐下，致成或数或弦之脉，而变为胃反也。如寸口之脉，所以外诊经络，内诊胸中者也。倘其人脉微而数，数为客热，已见四条，但就微论，则微为气不能鼓之应，故知其无卫气。夫营卫互相根抱者也，今微而无气，则营虚可知，营阴又为血中之精华所神化者，营虚，则周身之大血其不足又可知。血不足，则宗气无生化之源，而胸中冷矣。倘于此而以阳药汗之，则脉数者愈数，而为四条之候，以阴药下之，则脉微者变弦，而为五条之候，可不慎乎！

七　趺阳脉浮而涩，浮则为虚，虚则伤脾，脾伤则不磨，朝食暮吐，暮食朝吐，宿谷不化，名曰胃反，脉紧而涩，其病难治。

此言脾虚之吐也，趺阳之脉浮而涩（吐脉沉之多涩，以水谷上涌而不下行故也），姑且不论涩，即从浮断，夫浮以诊腑，而浮之底面即诊脏，浮脉底虚，趺阳之底虚，谓非脾气受伤之故乎？脾伤，则胃受谷而脾不磨，于是朝食暮吐，暮食朝吐，宿谷不化，败坏上出，致成胃反者，又一也。紧者，弦紧之谓，趺阳弦紧，法当下逆为利，上逆为吐之脉；涩者，血不足以生气之诊也。言浮涩而胃反之脉，渐变紧涩，则紧为无阳，而吐不欲止，涩为无阴，而脾不受温，故难治。合四条、五条及本条观之，则胃反之症，因于膈虚者一，因于胃中虚寒者二，因于脾伤者三，应病用药，而仲景之旨，不皎然乎！

八　病人欲吐者，不可下之。

此泛论欲吐之禁，不专指胃反也，故曰病人云云。欲吐者，不可下，其义有二，吐则胃寒者居多，下之，则愈

寒，而吐益甚者，一也；又吐则气机已在上涌，下之，则又下夺其气，恐致分驰而中绝者，又一也，故禁。

九　哕而腹满，视其前后，知何部不利，利之则愈。

哕，兼呕吐在内，腹满，指实痛光亮而两言之，非谓按之则软之满也。此承上文吐以下为禁，然间亦有可下，并可利小便者，又不容不细辨也。如哕而其腹实痛光亮，则为有形之满，而非虚满矣。夫有形之满，又有水食之别，视其前阴不利，则知蓄水以致满，而其腹光亮。后阴不利，则知积食以致满。而其腹实痛，俱气闭于下而逆于上，故令哕耳。利之，则下气通而逆自平，故愈。哕深于呕吐，言哕而呕吐者，可例推矣，故曰兼呕吐在内。

十　呕而胸满者，吴茱萸汤主之。

吴茱萸汤

吴茱萸一升　人参三两　生姜六两　大枣十二枚

上四味，以水五升，煮取三升，温服七合，日三服。

自此至十七条，杂言诸呕之治例也。胸为胃脘所经，及脘外膈分之总名，此处闷满，系虚寒之气，上痞①阳位之应。夫呕虽有寒热之不同，若呕而胸满，则为寒气乘虚之呕无疑，故君苦温降逆之吴茱萸者，盖苦温所以除寒，降逆所以止呕也。然后佐甘温之人参以补其虚，辛温之生姜以暖其膈，而以甘浮之大枣，上托诸药而至膈分，则满消而呕自愈矣。此与下条，即所谓胃脘寒而欲下趋其腑，胃不受而还以拒脘之呕也。

---

① 上痞：上焦闭塞不通所致痞症。

十一　干呕，吐涎沫，头痛者，吴茱萸汤主之。

古人无物曰呕，是无食物之谓，然而或痰或饮，所不能免，若并无痰饮而作空呕者，则曰干呕。吐涎沫者，非呕而吐出涎沫之谓，盖言呕时无物，而口中尝欲吐清淡之涎沫，此因膈寒遗肺，肺逆而津液不布，以致上浮之候也。虚寒之气，既已上塞，又得干呕以提之，则其逆气直浮巅顶，而头上之脉络作胀，故痛也。则除寒降逆，补虚暖膈之吴茱萸汤，所当兼任者矣。夫上条之呕，本条之干呕，同出胃脘之中，上条之胸满，本条之吐涎沫，又同出脘外之膈，故皆主此汤耳。文见《伤寒》厥阴，特少头痛一症，但在《伤寒》是言厥阴寒热之邪（《伤寒论》厥阴本文与痈脓之呕并列一条，故曰厥阴寒热之邪），假道少阳而上胸膈，其根深。入此，则单言膈寒肺逆之呕，其根浅。而李氏旧注，因厥阴伤寒主此，遂认吴茱萸为厥阴专药，硬将本条之呕为厥阴症，则大非也。盖本汤为上中二焦，温补降缉之剂，并非厥阴正药，其治厥阴寒逆之理，以中焦虚寒，不能下御，故肝中木邪，如要荒远寇直从中原穿过，上犯神京之象。故以本汤之温胸温胃者，为尊攘夷之义师，而嬴秦荆楚，畏慑窜伏之道也。若本条之主此汤，又以膈自虚而胃自寒，如前四五两条之候，犹之畿辅[①]凶荒，流离失业，故从就地温补，而为抚绥安缉之法而已。且仲景明明自言曰，食谷欲呕者，属阳明也，吴茱萸汤主之，夫亦可想见此汤之意旨矣。

十二　呕而肠鸣，心下痞者，半夏泻心汤主之。

---

① 畿辅：畿，京畿；辅，古代夹在车轮外旁的直木，每轮二木，用以增加车轮载重支力，合指京都周围附近的地区。

半夏泻心汤

半夏半升，洗　人参　干姜　黄芩各三两　黄连一两　甘草二两，炙　大枣十二枚

上七味，以水一斗，煮取六升，去滓，再煮取三升，温服一升，日三服。

此胃脘虚寒，肠中浮热，因而痞塞致呕之治例也。肠为胃之下口，而丽腹中，脘为胃之上部，而当心下。夫在天之膈气充周，则胃脘之化机温暖，斯从上制中，从中制下，而营运无弊矣。若呕而肠鸣，是其肠中有走注之气可知，又心下痞，是其肠中之气，因上虚而倒贯又可知，谓非呕生于痞。痞生于肠鸣，而肠鸣又生于膈虚脘寒，因而下吸浮热之所致乎。故君降逆之半夏者，所以专责呕逆之由于上痞也；膈虚，故佐益气之人参以补之；脘寒，故佐暖胃之干姜以温之，肠鸣之气为浮热，故加芩连之苦寒者，以坚浮泄热耳。然后托之以甘草，浮之以大枣，而使诸药直从至高之胸膈，徐徐降下，则痞开而呕自止矣（此条之呕，与四五两条，同是膈虚胃寒，而方治独异者。以四五两条，为膈胃虚寒之本病，此条尤多一痞症，故专责痞，而带治虚寒也）。

十三　干呕而利者，黄芩加半夏生姜汤主之。

黄芩加半夏生姜汤

黄芩三两　半夏半升　生姜三两　芍药二两　甘草二两，炙　大枣十二枚

上六味，以水一斗，煮取三升，去滓，温服一升，日

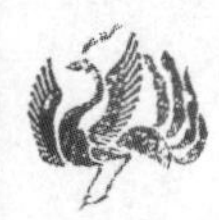

再服，夜一服。

此上焦虚寒，下焦积热，与上条同。上条为因虚而其热并于上，故痞而单呕，本条系下热不与上虚相并，而自为奔迫下陷，故寒自呕而热自利也。黄芩苦寒而直根，为下焦泻热之要药，得酸敛之芍药，甘缓之甘草为使，则引入肝脾而泻其热，热势缓而奔迫者自平，故利可止。姜半温胃降逆，而以甘浮之大枣为使，则温降之性，留恋膈间，而寒逆又平，故呕可止也。

十四　诸呕吐，谷不得下者，小半夏汤主之（方见痰饮）。

呕吐勿平看，当重呕一边，以此条言呕症治例故也，犹云诸凡呕甚而致吐之谓。夫呕吐而致谷不得下，则是寒逆已甚，生姜辛温以散寒者，为治呕之本，半夏辛敛以降逆者，为治呕之标，此小半夏汤之所以可任也。

十五　呕吐而病在膈上，后思水者解，急与之，思水者，猪苓散主之。

猪苓散

猪苓　茯苓　白术各等分

上三味，杵为散，饮服方寸匕，日三服。

呕吐与上条同是因呕而吐之义，病在膈上，即首条膈气病虚寒之谓也。呕吐之后思水，因呕能提气以实虚，吐能提火以去寒，故知其解于胸阳之来复耳，但当迎其机而与之以水便下运之神，借水而利，则上逆者自平，而呕遂真解矣。急与之义有二：盖呕吐则液干，不急以水济之，致生烦热懊侬之变者，一也；又虚阳新复，而饮机自动，

不急应之，则神机燥涩，而其阳终伏者，二也。然病后饮水，又恐行迟积饮，此渗泄培土之猪苓散，为不可失矣。

十六　呕而脉弱，小便复利，身有微热，见厥者，难治，四逆汤主之。

四逆汤

附子一枚，生用　干姜一两五钱　甘草二两，炙

上三味，以水三升，煮取一升二合，去滓，分温再服，强人可大附子一枚，干姜三两。

呕有虚寒、水饮两症，脉充于阳明之精悍，弱则胃无悍气可知，加之小便复利，则非水饮而为虚寒之呕无疑。虽表有微热，亦是阳热之应，然与厥症同见，则微热为胃中虚寒已甚，而微阳外窜之候也。温之而胃阳来复则生，不复则死，生死相半，故曰难治。以生附、干姜大辛大热之品，而总托于守中之甘草，正所以温胃阳而续其残照也。文见《伤寒论》厥阴篇，但在《伤寒》，是言厥阴寒逆之气，中凌胃阳，故主此温胃之外，而尤以味辛者胜木邪也。入此，是言辛甘而温，为阳明本寒之治例而已，其用意不同者，以呕而脉弱诸症，有责肝责胃之辨故也。

十七　呕而发热者，小柴胡汤主之。

小柴胡汤

柴胡半斤　半夏半升　黄芩三两　人参三两　甘草三两　生姜三两　大枣十二枚

上七味，以水二斗二升，煮取六升，去滓，再煎取三升，温服一升，日三服。

呕因胃中虚寒者居多，故轻易无发热症，除上条虚阳格于寒而作微热之外，凡呕而发热者，是少阳之逆气，从两胁之边旁而上冲，故呕且上冲者，必兼外浮，故发热也。小柴之降逆以止呕，解肌以退热，为正治矣。汤意见《伤寒》少阳，文见厥阴，意亦微别，详本注。

十八　胃反呕吐者，大半夏汤主之。

大半夏汤

半夏三升，洗　人参三两　白蜜一升

上三味，以水一斗二升，和蜜扬之二百四十遍，煮药取二升半，温服一升，余分再服。

自此至二十二共五条，凡曰呕吐，及干呕吐逆，又当重吐一边，以五条俱言胃反及吐故也（犹云胃反而吐，因表见呕者）。此申言四条膈虚胃寒之治例，为胃反之正病正药，盖以甘滑之蜜和水而扬乱其下流之性，是令其浮于膈中，而多停时候，然后佐以益气之人参，君以降气之半夏，则从膈而渐渐下平矣。然本以发汗而虚其膈气，因致胃寒之吐，故只消即补以为温也。

十九　食已即吐者，大黄甘草汤主之。

大黄甘草汤

大黄四两　甘草一两

上二味，以水三升，煮取一升，分温再服。

此胃热上熏之吐，为吐家之变症变治，而非胃反也。火性炎上而躁急，胃中火盛，上冲胃脘者势也，以食压而实之，则火势受屈而迸出，故食已即吐也。以苦寒泻火之

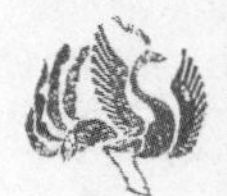

大黄为君，而佐以守中之甘草，不特浮大黄下趋之性，使从胃脘而下，且治急冲者，惟宜以缓降胜之也。

二十　胃反，吐而渴，欲饮水者，茯苓泽泻汤主之。

茯苓泽泻汤

茯苓半斤　泽泻四两　白术三两　桂枝二两　甘草二两　生姜四两

上六味，以水一斗，煮取三升，内泽泻，再煮取二升半，温服八合，日三服。

胃反，本属寒因，然吐则阴伤，而虚火上动于膈，积饮内热于胸，故渴欲饮水。不知饮水多，则本病之虚寒与水逆相济，而吐愈不可止矣。故以茯苓、泽泻之渗泄者为君，而以培土之白术佐之，则热水下渗，而虚火随之，故渴可除，以桂枝、生姜之辛温开畅者为主，而以甘浮之甘草配之，则仍从温补膈气以暖胃之例，而胃反可除矣。夫吐而内有水饮，极宜半夏，而独不用者，以症中病渴，而半夏性燥故也，仲景用药之细密，每如此。

二十一　吐后，渴欲得水而贪饮者，文蛤汤主之，兼主微风，脉紧头痛。

文蛤汤

文蛤五两　麻黄三两　石膏五两　杏仁五十粒　甘草　生姜各三两　大枣十二枚

上七味，以水六升，煮取二升，温服一升，汗出即愈。

吐后，虽承上条胃反，其实且兼诸吐在内。但曰吐后，则吐已暂止可知，故汤意重责水饮，而不责胃反者此也。

此即上条之症，而分别尤在贪饮二字，盖贪饮是逆热上提者更甚，而积饮内热者更多也。夫逆热积饮，停而不去，以致贪饮，不特水逆而吐将复作，且防变出饮症，而见喘满肿胀等候，故以治饮为急也。但上条为胃反未止，又表药多致水逆，故茯苓泽泻汤，从五苓以利小便之变，此条为吐后而吐止，其渴而贪饮，为逆热在胸，逆热者可借水以泄汗，故文蛤汤，从越婢发表之变也，至统以咸寒拒水之文蛤，副以清肺利气之杏仁，则越婢之全汤。从文蛤杏仁之化，而发去水之汗，此所以收止渴除烦之功效矣。微风不当脉紧，紧脉为寒为水，今其头痛，既为风而非寒，则其脉紧，不当责寒而责水矣。但既曰微风脉紧头痛，是其人平日原有水饮，因中微风而致有表症之头痛，则其治例，似宜桂枝加术，即带渴而贪饮之上症，亦宜加文蛤杏仁于桂枝汤为合，而竟以此汤主之者，盖以水饮家多属无汗，而脉紧，终为水性带寒之诊，故非麻黄之疏表散寒不可也。

二十二　干呕吐逆，吐涎沫，半夏干姜散主之。

半夏干姜散

半夏　干姜等分

上二味，杵为散，取方寸匕，浆水一升半，煎取七合，顿服之。

言干呕而因于吐逆者，又于不呕吐时，而亦常吐涎沫，则其寒逆已甚，故主半夏以降逆，干姜以温寒也。杵为散者，欲其并服渣质，而少停于胃，煎取浆水，取谷气之为胃所喜，且以味酸者收逆，又以性凉者为温药之反佐耳。

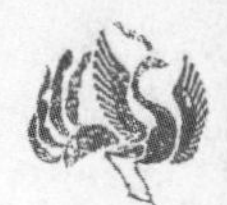

二十三　病人胸中，似喘不喘，似呕不呕，似哕不哕，彻心中，愦愦然无奈者，生姜半夏汤主之。

生姜半夏汤

生姜汁一升　半夏半升

上二味，以水三升，煮半夏取二升，内生姜汁，煮取一升半，小冷分四服，日三服，夜一服，呕止停后服。

此言胃寒之气，上浮心下，以及胸中之症治也。盖谓胃居中土，为熏育上焦，控制下焦之关键，胃中自寒而阴沁，则肺气畏缩而不下引，故似喘，然而肺管未塞，故不喘。膈气飘忽而不安顿，故似呕，然而膈非本病，故不呕也。其胃无阳光以熏育上焦之候如此。又胃中自寒而招侮，则肝气纵送而常上胜，故似哕，然而肝非首难，故不哕也。其胃中阴翳而吸受下焦之候又如此。但觉从胸至心，彻上彻下，而不可指着，愦愦然无可奈何，而不能名状者，盖因上焦之气，受之阳明之腑，今胃寒而阳气失根株之依辅，譬之兵凶饥馑，穷黎有流亡无策之象也。但此条之症，为寒因特重，故似喘似呕似哕，逆气较轻，故不喘，不呕，不哕，而方意亦多用辛温之生姜为君，减用辛降之半夏为佐，其立言立方之妙，概可知矣。

门人问曰：胃寒而上沁下吸，温之降之，固为正治，其温胃而不用甘草者何也？答曰：生姜辛温而性善走，取汁用之，则过嗓即发，是所以温上焦之似喘似呕也，配半夏以降之，则辛温之性，渐渐下沉，是温胃之外，尤欲以辛胜肝，而并治其下焦之欲哕，故于甘草之守中者无取焉。

二十四　干呕、哕，若手足厥者，橘皮汤主之。

橘皮汤

橘皮四两　生姜半斤

上二味，以水七升，煮取三升，温服一升，下咽即愈。

此及下文，凡两条，言哕症之治例也。干呕、哕，犹云哕而干呕之义，盖胃寒不能御下，肝气从而胜之，故哕。然木邪上逆，必经少阳之部，故并见干呕矣。又胃阳虚而下招肝木之寒逆，则其气既不外贯，而且至阴之气，代为行令，故手足厥也。以辛温宣发之生姜为君，辛温沉降之橘皮为佐，盖性温所以专暖胃阳，而味辛所以兼平肝逆，则呕哕厥逆，有不立愈者乎？

二十五　哕逆者，橘皮竹茹汤主之。

橘皮竹茹汤

橘皮二斤　竹茹二升　人参一两　甘草五钱　生姜半斤　大枣三十枚

上六味，以水一斗，煮取三升，温服一升，日三服。

逆者，即上条手足厥之互词，且兼逆气上冲在内，以汤意按之，此与上条之症，颇同而较重者。盖上条为胃寒而下招肝伤，是肝无倡乱之罪，特以胃寒而吸之所致。故橘皮汤，主生姜以重责胃寒，佐橘皮以轻责肝逆也。此条之胃寒，既比上条为甚，而尤多胃虚一症，且肝中寒逆，原有上犯之势，是肝逆为首恶，而胃中虚寒而不能守御，罪止为从耳。故本条之橘皮竹茹汤，主橘皮而重责肝逆，佐生姜以兼责胃寒，佐人参以并责胃虚也，竹茹具肌肉之

象，而通上下之节者，用以为使，是欲其佐参姜以达阳明之气，佐橘皮以通厥阴之逆，故加之也。然后以大枣、甘草，抬高诸药，令其从上历中，复从中至下，而渐收沉降温补之功效也。

《本草》载前人论橘皮，辛苦而温，谓是脾肺气药，遂以消痰下气实之，夫谓之气药固矣，至以为专走脾肺则非也。愚按橘之物理（橘皮之性温降而小散之形象。橘皮得大枣则走脾，得甘草则走肺，而不下行矣），不但凌霜变黄，交冬成熟，其性从上降下，得敛伏之气，且瓣则酸甘，皮则辛辣，酸甘具乙木之阴象，而似血液，辛辣具甲木之阳象，而主神气，况诸果之外皮，俱属包裹收藏之性者乎？则橘皮为厥阴肝经温降之气药无疑，至于从味之辛而走肺，从气之温而走脾，不过为经历之小憩处，而非其性情之所向也。性味温降而散，故入肺以豁痰，入脾以宣气者，不过为旁试之小效处，而非其精专之本技也。仲景呕哕方中，君此之深意，不从可识乎！

二十六　夫六腑气绝于外者，手足寒，上气脚缩，五脏气绝于内者，利不禁，下甚者，手足不仁。

此总言下利之死症重症，为后文二十八、三十八两条之纲领也。腑脏两气字，俱指阳气而言，因人身以阳气为生死之根蒂故也。六腑行五脏之气，而主充贯之用，腑气外绝，则充贯无根，手足为阳气充贯之末，故先寒，又腑气自绝，不但不能充贯，而且有上散下脱之势。上散，故其胸中之气，但上浮而不下纳；下脱，故其脚下之气，有上缩而不下伸矣。五脏藏六腑之气，而主提挈之神，脏气内绝，则提挈无力，肠胃失关键之权，故利不禁（既无势力，又无度数，

方谓之不禁)。此下利者，以手足寒，上气脚缩，及不禁者，为死候也。下甚两句，又就上文之死症，而言下犯之重症，因下甚，有似于脏绝，手足不仁，有似于腑绝，而实有分辨故也。盖下甚者，或倾肠倒肚，而泄注有势，或连三带五，而遍数有度之谓；若不禁，则肛门不收，宛如漏下者是也。又手足不仁，是气虚于内，而灵醒之妙用外微，手足寒，是火熄于中，而照耀之余温退气，于此而失辨，不致误为脏腑垂绝而弃之者，几希矣。

二十七　下利，脉沉弦者下重，脉大者为未止，脉微弱数者为欲自止，虽发热不死。

文见厥阴并注。

二十八　下利，手足厥冷，无脉者，灸之不温，若脉不还，反微喘者死。

经注俱见厥阴。

二十九　少阴负趺阳者为顺也。

此少阴正文，注详其下，但入下利，当看反面，如云趺阳负少阴者为逆，以少阴负趺阳，无利下之症故也。

三十　下利，有微热而渴，脉弱者，令自愈。

三十一　下利，脉数，有微热，汗出，令自愈，设脉紧，为未解。

三十二　下利，脉数而渴者，令自愈，设不瘥，必圊脓血，以有热故也。

以上三条，俱见厥阴注并见，但在厥阴，合三条作一条耳。

三十三　下利，脉反弦，发热，身汗者，自愈。

反弦，对前二十七条沉弦而言，盖谓下利之脉，本当

沉弦，以弦脉为虚寒，为拘急之应；沉为向里向下之应，夫以虚寒拘急之气，向里向下，岂非泄利而下重乎？今下利而其脉弦则弦矣，但应沉反浮，故曰反弦也。脉得反弦，则下利之邪，有上浮外散之机致，合之发热身汗，则脉症相对，邪从汗解，复何下利之不自愈哉？

门人问曰：下利而脉反弦，若不发热身汗者，将奈何？答曰：必见呕逆。又问：下利脉反弦，发热而身不汗者，又奈何？答曰：久则为疟矣。曰：治之何如？曰：主小柴胡汤，而因症以为进退，则得矣。

三十四　下利气者，当利其小便。

此与后文五十条之气利不同。下利气者，水泄下利，而兼失气之谓，是下利为主病，而失气为兼症也。利小便，则水气从小肠而渗走膀胱，故下利可止。其小肠之气，与水俱行，而随机化去，故大肠之失气，亦可止矣。若五十条之气利，为气陷肠溏，而溏垢因气俱出，是气陷为主病，而肠滑之似利者，为兼症也。诃黎勒，温暖固涩，温暖，则升陷以理气，固涩，则托滑以除利。粥饮和而顿服，使留恋于胃，而下提大小肠之陷滑耳，此曰下利气，彼曰气利，其叙症先后之次，即断病重轻之案也。

三十五　下利，寸脉反浮数，尺中自涩者，必圊脓血。

此反字，又对下利而言，盖谓下利，则气从下趋，其脉多是沉弦、沉滑、沉迟、沉紧之类，即系热利，亦宜沉数、沉洪者为合，乃病则下利，而其寸口之脉，反不沉而浮，且不弦滑迟紧，而于浮处又反见数。夫数为热，热从浮而见寸口，则其上焦之邪热甚炽，而有下逼之势矣。又尺中属下部，尺中见涩，涩为血液凝聚之诊，合而断之，

谓非阳热下劫阴血之候乎，故知其必圊[①]脓血也。

三十六　下利清谷，不可攻其表，汗出，必胀满。

此言脾胃虚寒而下利者，不特禁下，并且禁汗也。盖下利清谷，则中寒而不能变化可知，若攻其表而汗出，汗乃上中二焦之阳液所化，汗出则阳气更虚，而阴寒痞塞[②]，故必胀满而不能食矣。

三十七　下利，脉沉而迟，其人面少赤，身有微热，下利清谷者，必郁冒汗出而解，病人必微厥。所以然者，其面戴阳，下虚故也。

迟则为虚为寒，沉为在里在下，沉处见迟，正里虚下寒之诊，故下利清谷。下寒则逼微阳于上，故其面少赤，里虚则浮真气于外，故身有微热。微阳郁而不得下通内伏，故其躯壳如上眩外鼓而冒，汗出则郁冒外透，故面赤身热俱解矣。然中下虚寒，而表阳薄泄，则其气一时不能顺接，故必微微见厥，以戴阳者必下虚，故知之也。文见《伤寒》厥阴条，宜与彼注参看。

三十八　下利后，脉绝，手足厥冷，晬时脉还，手足温者生，脉不还者死。

注见《伤寒》厥阴文。

三十九　下利，腹胀满，身体疼痛者，先温其里，乃攻其表，温里宜四逆汤，攻表宜桂枝汤。

注详《伤寒》厥阴。

四十　下利，三部脉皆平，按之心下坚者，急下之，宜大承气汤。

---

① 圊（qīng）：本义：圈内精英。此处圊脓血，即便下脓血。

② 痞塞：郁结，阻滞不通。

自此至四十四，凡五条，言下利之脉症，有尚宜攻下者。此条从脉平，而心下坚看出，盖谓下利，不过寒热二因，若是上焦热，而为吹嘘奔迫之利，则当于上部见沉数之脉。若是中下寒，而为分理不清之利，则当于中下二部见沉迟沉弦之脉。今三部脉皆平，则下利之非寒热可知，加以按之而心下坚，其因胃有积滞，而胃气不行，以致无分别水谷之权明矣。故宜以大承下之，使胃气流行，而下利者必自止也。

四十一　下利，脉迟而滑者，实也，利未欲止，急下之，宜大承气汤。

此条，从脉迟而滑看出，脉字，当指右关阳明而言，盖谓病下利而右关脉迟，犹似胃气寒而失分理阴阳之应。然胃寒而利，则津伤气泄，而脉迟见涩者，常也，乃迟而兼见滑。夫滑为宿食凝聚之诊，滑从迟见，谓非凝聚而致气机不流行之故乎。故知其胃实也，胃实不去，则化机不醇，而利岂能愈哉？是宜主大承以通其塞矣。此与上条两急字，恐缓则津液竭尽，而不任下，多致亡阴而死也。

四十二　下利，脉反滑，当有所去，下乃愈，宜大承气汤。

此即上条之初候，而抽言之也。盖谓下利，脉当涩，而反见滑，便知当有所去，即宜以大承愈之。否则，坐失机会，使滑久而胃气阻滞，致成上条迟滑之脉矣（此条为上条之初症，故曰下乃愈，上条系此症之耽延，故曰急下之见，不可再误也）。

四十三　下利已瘥，至其年月日时复发者，以病不尽故也，当下之，宜大承气汤。

五行各有休囚[①]官旺，而代谢因之。年月日时者，天地流转之五行，五脏六腑者，人身内具之五行，其生扶克制，内外尝相应者，感通之道也。下利之病，乘时而发于脏腑，病尽固瘥，病不尽，而得运气之子气以制其鬼，亦能瘥也。若遇所病之期，复见所病之症，则知其非新病，而为未尽之旧病，得流行之鬼气而复发也，是宜以大承涤荡之，而毋使滋蔓矣。

四十四　下利，谵语者，有燥屎也，小承气汤主之。

注见《伤寒》厥阴。

四十五　下利，便脓血，桃花汤主之。

桃花汤

赤石脂一斤，半剉半筛末　干姜一两　粳米一升

上三味，以水七升，煮米令熟，去滓，温七合，内赤石脂方寸匕，三服，若一服愈，余勿服。

注详《伤寒》少阴，方论并见。

四十六　热利下重者，白头翁汤主之。

白头翁汤

白头翁　黄连　黄柏　秦皮各三两

上四味，以水七升，煮取二升，去滓，温服一升，不愈更服。

注详《伤寒》厥阴，方论并见。

---

① 休囚：五行的术语，事物发展的状态，按强弱程度有五种：旺、相、休、囚、死。

四十七　下利后，更烦，按之心下濡者，为虚烦也，栀子豉汤主之。

栀子豉汤

栀子十四枚　香豉四合，绵裹

上二味，以水四升，先煮栀子得二升半，内豉煮取一升半，去滓，分二服，温进一服，得吐则止（此四字系后人所添，详别见）。

文见《伤寒》厥阴，有注。

四十八　下利清谷，里寒外热，汗出而厥者，通脉四逆汤主之。

通脉四逆汤

附子大者一枚，生用　干姜三两，强人可四两　甘草一两，炙

上三味，以水三升，煮取一升二合，去滓，分温再服。

下利而至清谷（饮食变化于胃，胃寒不能熟谷，则完谷自下，大小肠无变化之犹故也），则里寒已甚，阴寒格阳，故外热；微阳自遁，故汗出；里寒而阳气外泄，故其气不相接而厥也。是宜以大热之姜附为主，而佐以守中之甘草，使先温其里，则表阳从类而内附，故热汗可除。悍气得温而外通，故厥亦可愈也。究之胃阳复而变化自神，脾气暖而水谷自别，则下利清谷当与诸症同解矣。名之曰通脉四逆者，以脉气行于中焦之精悍，里寒外厥者，其脉必伏，或沉迟，温中而精悍自起，则气行而脉通故也。文见《伤寒》厥阴，另有注。

四十九　下利肺痛，紫参汤主之。

紫参汤

紫参半斤　甘草三两

上二味，以水五升，先煮紫参取二升，内甘草，煮取一升半，分温三服。

下利肺痛，其因有二，以利则下虚，而膈间之气，有下趋之势，肺为气之总司，而作悬痛者一也；又利则虚热上浮，而肺管如作胀痛者，二也。紫参味苦气寒，性畅功补，用为主病之君，盖以味苦气寒者，坚其悬痛，而以性畅功补者，除其胀痛耳。然后佐以甘浮之甘草，是欲其托之在上，而直行肺中者可见矣。

五十　气利，诃黎勒散主之。

诃黎勒散

诃黎勒十枚，煨

上一味为散，粥饮和，顿服。

注见前三十四条下。

疮痈肠痈浸淫病脉证治第十八

一　诸脉浮数，当应发热，而反洒淅恶寒，若有痛处，当发其痈。

疮者，怆也，伤也。风寒暑湿等之外因，客于经络，而其气血不和，有凄怆之象，因而浥烂伤损者是也。痈者，

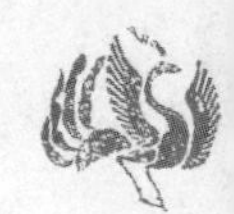

壅也，拥也。或七情之内火，或六淫之外邪，流于隧道，郁于经穴，以致血气不通，而壅塞拥起之象，故名痈。是疮小痈大，疮浅痈深，且疮之所见，不拘十二经络，及任督两脉，痈即发于脏者，亦必移热于腑，而见三阳及任督诸部者；以疮毒小而浅，故浮散而见各经之表；痈深而大，非阳经之热，不能成焮肿溃烂之势故也（根深而大，或见于阴经者，则肿而不痛，或痒，甚至三四月溃出，而无脓者，名疽，阴阳之别也）。

首条言诸痈初发之脉症也，诸脉，指六部而言，浮为在表，数为热，浮脉见数，故症当发热，乃不发表热而反皮毛洒淅恶寒者，是脉症不相对矣。若加上中下三部，或有一定之痛处，此为发痈之脉症，盖热毒之气外聚经络，故其脉见浮数。及卫表之气，初得痈热，逼之而乍负，故洒淅恶寒也。痈处分上中下，而浮数，以寸关尺及左右分应之，故曰，诸脉浮数也。

二　师曰：诸痈肿，欲知有脓无脓，以手掩肿上，热者为有脓，不热者为无脓。

肉腐皮薄，热毒外逼，故以手掩肿上，热者为有脓，不热则热在里而尚未透出，故无脓。又按肿上，跳动顶指者为有脓，不顶指者为无脓，此法甚准，故并附于此。

三　肠痈之为病，其身甲错，腹皮急，按之濡，如肿状，腹无积聚，身无热，脉数，此为腹内有痈脓，薏苡附子败酱散主之。

薏苡附子败酱散

薏苡仁十分　附子二分　败酱五分

上三味，杵为散，取方寸匕，以水二升，煎减半，顿服，小便当下。

此及下文两条，就诸痈而抽言肠痈之病脉症治也。但本条为小肠痈，下条为大肠痈之别耳。小肠之痈，起于阳虚，不能运水而聚湿，湿久则生虚热，湿热交蒸于小肠，则肠中之气血壅塞，而拥起成痈矣。大肠闭结，而其气积热，气热而郁滞，则血不流行，故痈。此前后两方，一系责阳虚，而除湿热；一系责血热，而攻气滞之不同也（此条脓未成，可下之而消散之故也）。

小肠紧承胃之下口，其气虚寒，则不能胜湿而化热，小肠湿热，则上逼胃中，胃土外应肌肉，湿热熏蒸，则血色不化，故身必甲错，湿热外浮，而腹与小肠为尤近，故其皮如急状，盖湿鼓而腾热之应也。然湿热蒸腹皮，而痈肿在肠内，与皮内肠外之空处无涉，故按之濡，腹如肿状，而实非肿者，此也。夫腹中有积聚，则气机之往来短促，而脉数于里者有之，身有表热，则阳浮气胜，而脉数于表者有之，若俱无此，而见脉数，则数为气血不通，而热聚搏激之应，以症推之，则为腹内痈脓无疑矣（腹肿按之不濡，而且痛而不受按者，此为腹皮里面之痈，而非肠痈矣）。主本方者，湿为本病，故君甘寒之薏苡以除湿，但除湿者，非扶真阳以呵导之，则其湿不能骤去，故佐以生阳之附子也，热为标病，故兼用苦寒而攻暴热，及善破痈脓之败酱耳，为散，水煎而顿服，欲其少停胃中，所以并治身之甲错，及腹皮之急如肿状也。小便当下，合未脓已脓而言，盖未脓而小便不通，则附子扶阳，薏苡渗湿，败酱泄痈脓于扶阳渗湿之中，而痈自消散，已脓而小便下

通，则败酱破脓，薏苡泄毒，而以生阳之附子，为内合疮口之助。仲景之方，真海市蜃楼，顷刻万状者也。

四　肠痈者，少腹肿痞，按之即痛如淋，小便自调，时时发热，自汗出，复恶寒。其脉迟紧者，脓未成，可下之，当有血。脉洪数者，脓已成，不可下也，大黄牡丹汤主之。

大黄牡丹汤

大黄四两　牡丹皮一两　芒硝三合　桃仁五十个　瓜子半升

上五味，以水六升，煮取一升，去滓，内芒硝，再煎沸顿服之，有脓当下，如无脓，当下血（玩有脓当下四字，知脓未成而可下者，非此汤矣）。

此言痈在大肠之病脉症治也。大肠承小肠之下口，而丽少腹，痈则气血壅塞而拥起，少腹外肿而如痞。大肠与膀胱之下口相贴，热势从邻近而逼溺管，故按之而肠痈自痛，溺管自急如淋状，所以知其非真淋者，以小肠无病，而小便自调故也。小肠之痈为寒因，故不作表热，大肠之痈为热因，实热上蒸外被，故时时发表热也。自汗与大承症之自汗同义，肠实者，胃亦实也。恶寒与白虎症之背恶寒同义，里热者，外反寒也，前后四脉字，当指右尺而言，以《内经》之候大肠者，在此也。脉迟，为气阻之诊，脉紧，为聚痛之应，气方阻而尚在聚痛，故知脓未成耳。可下不可下，非谓下文之大黄牡丹汤，当指大承及桃核承气，或抵当丸而言，盖初起而痈势未成，大承下之，则实去热消，而痈固可散，即痈成而未脓者，犹可以桃核、抵当等方下之，泻血以泻气，而痈亦可除故也。若夫洪为阴虚，数为火炽，痈脉阴

虚，非营血内溃而何，痈脉火炽，非热毒外抟而何，内溃之势已欲外抟，故知脓已成矣。脓已成者，不特大承之徒下实热不可任，即桃核、抵当之单下瘀血，亦不可任，故曰不可下，犹言此不得以寻常之例下之耳。主大黄牡丹汤者，妙在用瓜子（瓜子当是甜瓜子，以甜瓜具痈象，而其子尤易发故也）一味，盖瓜子生在瓜穰中，而其仁则饱具生阳，常有努芽欲出之势，故能善入痈中，而主透痈溃毒之用，佐气窜性行之桃仁，以破瘀逐血，味咸润下之芒硝，以软坚消肿也。牡丹皮详肾经注，本方取以为使，却又另是一番妙义，盖牡丹之皮，固为升降生阳之品，入肾气丸之桂附阳药中者，取其升性而正用之，所以使之上补心气，而蒸填虚悸，入于本方之硝黄阴药中者，又取其降性而倒用之，所以使之外摄寒热，而下趋大肠也，然后统以苦寒沉雄之大黄，扫除涤荡之，则实热脓血俱去矣。名之曰大黄牡丹汤，而三物不与者，是以芒硝桃仁，达左攻右取之勋，瓜子奏诈降内应之捷，及其成功，元戎之外，惟檄文露布之参谋，转得同垂史册之道也。

李氏旧注，谓本方当在脓未成可下之之下，误。如果为下未脓之方，则成脓者，将死不治乎？抑别有方未传，或传而残缺耶，且方后不得曰有脓当下矣。

五　问曰：寸口脉微而涩，法当亡血，若汗出，设不汗者云何？答曰：若身有疮，被刀斧所伤，亡血故也。

此合下条，言金疮之病脉症治也。左寸，心与膻中，为血液之宗主。右寸，肺与胸中，为阳气之根蒂。其脉微涩，微为阳气虚，涩为血液短可知，但阳附于阴，气根于血，是此脉以责涩为首，责微为从，故诊法为吐衄等之亡

血，并若发汗而汗出之脉，以亡血汗出致阴虚故涩，遂因阴虚而阳亦虚，故微也。设不汗出句，并亡血亦互在内，犹云设若不曾汗出，反吐衄等亡血，则此脉当云因何而见也。答曰，此必身有疮，且此疮为刀斧所伤之金疮，先经血气暴亡，故其脉，与吐衄及汗出者，同也。

六　病金疮，王不留行散主之。

王不留行散

王不留行十分，八月八日采　蒴藋细叶十分，七月七日采　桑东南根白皮十分，三月三日采　黄芩　芍药　厚朴　干姜各二分　甘草十八分　川椒三分，除目及闭口者炒去汗

上九味，桑根皮以上三味，烧灰存性，勿令灰过，各别捣筛，合治之为散，服方寸匕，小疮即粉之，大疮但服之，产后亦可服。如风寒，桑东根勿取之，前三物，皆阴干百日。

金疮，即上条刀斧所伤，并跌扑亦在内。首卷所谓不内外因是也，其与疮痈之疮不同者，血液暴亡，气奔伤处而多热，热则血液宣流，而轻易不可止遏者，一也；故用苦寒之黄芩，酸敛之芍药，所以清其热而敛其血也。又血液暴亡，血奔伤处，而经络以血去而气虚，气虚则寒，寒则其气不贯不密，而疮口不能完合者，又一也；故用辛温而生气之干姜，辛温而固气之川椒者，所以充贯其气，而且使固密之也。王不留行，行血中之气；蒴藋[1]细叶，主绝

① 蒴藋（shuò dí）：中药名，接骨草的别名，具有祛风除湿，活血散瘀之功能，治风湿疼痛，肾炎水肿，脚气浮肿，痢疾，黄疸，慢性气管炎，风疹瘙痒，丹毒，疮肿，跌打损伤、骨折等。

伤而续筋骨；桑根白皮，形如丝麻，象同肌肉，具续绝完合之性，烧灰则色黑味咸，黑则入血而止敛之，咸则消肿而降润之；茎叶取其秋成，故采于七八两月，根皮取其生气，故采于三月，而且择向东南也。时日风寒，则生气缩伏而不全，故以取为戒耳，三物皆阴干百日，勿欲以烘晒及朽烂伤其药性也，君甘草而佐以厚朴，且为散而连服滓质者，以气血生于胃中之精悍，重用甘草，使全药从其性而停留胃腑，配厚朴以宽展胸膈，并使营运伤处也。此王不留行一散，为金疮之圣药也。

小疮伤气血者尚浅，故可就近末之，以取完合，大疮伤经络之气血以掣脏腑，故必服之，从内外托，而遁及伤处也。产妇宜生新逐瘀，与金疮同义，故亦可服。

七　浸淫疮，从口流向四肢者可治，从四肢流来入口者不可治。

湿热之毒，发于皮肤肌肉，其浸淫沿染，如淫佚之波靡者，故曰浸淫疮，四肢于人身，有边远之象，譬之么魔小寇，不足为社稷之害，口为饮食之所从入，其象如粮饷要路，且阳明之经气，终于唇口，故从口流向四肢，而自内外散者，为可治。从四肢流来入口，而自外内犯者，为不可治。然言四肢与口，而内外可知，言浸淫疮，而诸病可知矣。

八　浸淫疮，黄连粉主之。

黄连粉方缺，或即黄连而独为粉耶。浸淫疮，为湿热流浸，而使营气缓散之症，黄连苦寒，而形性拘结，苦以燥湿，寒以清热，而形性拘结者，尤能坚其缓散之气故主之。

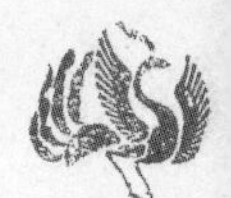

趺蹶手指臂肿转筋阴狐疝蛔虫病脉证治第十九

一　师曰：病趺蹶，其人但能前，不能却，刺腨入二寸，此太阳经伤也。

趺，蹲踞也。蹶，颠踬[①]也。趺蹶者，盖言立则能持，若蹲踞而趺，则颠踬而蹶[②]，从俯覆矣，与诸经之言蹶者大殊。旧注，引痿厥，踝厥，误甚。其人能前，不能却二句，正言所以趺蹶之故；刺腨入二寸两句，又言所以能前，不能却之因也。前却，指一身之可以曲折处而言，前如脚凹环跳，凡能曲而折向前者即是，却如腿弯项后，凡能曲而折向后者即是，盖谓趺而致蹶之故。因其人之脚凹环跳，但能前折，而腿弯项后，不能却折，故欲趺下，则腿弯强直，但任其能前者而蹶，从俯覆矣，所以然者，太阳之经脉，由项后历背部，而下行腿肚，缠足外臁之后侧者也。太阳之经气通畅，则和软而能却。今不能却者，此必刺足肚之腨[③]肉诸穴，深入二寸，以致伤其经血经气，故强直趺蹶。则芍药附子、芍药甘草诸汤，可变通加减，而施其治矣。以其不能却，故知伤在身后之太阳，以其蹶由下部，故知刺伤太阳之腨肉，仲景诊法之细密何如哉！

---

① 颠踬（diān zhì）：跌倒。

② 蹶（jué）：跌倒。

③ 腨（shuàn）：小腿肚子。

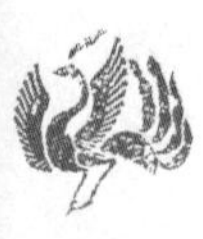

俗解以刺腨入二寸，谓是趺蹶之治法。诚如所言，以仲景之文例推之，当曰：此太阳经伤也，刺腨云云矣。且按王太仆所注针刺，及《针灸大成》，除环跳肉厚穴深，刺入经寸之外，余无有至二寸者，若以为治例，则误人无限矣。

足肚之白肉曰腨，凡委中、承山、飞扬等穴，其附于腨者，俱以深入为禁可知。

二　病人常以手指臂肿动，此人身体瞤瞤者，藜芦甘草汤主之（方缺）。

此经络之气上虚，而胃中湿热之火外贯之候也。盖经络之气上虚，故手指及臂俱肿，湿热之火外贯，故气机流注而自动也。然必其人身体瞤瞤跳动，当有流移薄疾之候，方为确切。以大寒善吐之藜芦为主，而以甘浮之甘草托之，则寒能去火，吐能去湿，且一吐而提其气以上实外实，则经络之因虚而肿动，及瞤瞤者俱愈矣。

三　转筋之为病，其人臂脚直，脉上下行，微弦，转筋入腹者，鸡屎白散主之。

鸡屎白散

鸡屎白

上一味，为末，取方寸匕，以水六合和，温服。

阳气之柔者养筋，阳虚故筋如纽转而坚痛，又阳亲于上，足下阳气常少，故转筋之病，臂少而足多也。脉上下行，气虚不能外鼓，但从寸及尺，伏行往来之谓，气衰则微，气削则弦，故上下行之脉体，微而且弦也。腹为肠胃之所托，悍气之根蒂也，转筋入腹，则其气更虚可知。鸡于卦为巽，而立东南之位，得生气向明之用，鸡屎通肠胃

之精悍，以柔养筋脉之义也。

四　阴狐疝气者，偏有大小，时时上下，蜘蛛散主之。

蜘蛛散

蜘蛛十四枚，熬焦　桂枝半两

上二味，为散，取八分一匕，饮和服，日再服，蜜丸亦可。

疝详寒疝下。狐疝[①]者，言其出没无定，如妖狐之象，即下文大小上下之义，曰阴狐疝者，以单指前阴之睾丸而言，所以分别五脏之疝。肾为水脏，阳气最贵，而与阴寒相召，阳气偏有虚实，虚者寒气贯之而偏大，实者阳气自治而偏小矣。又阳主提挈，气虚不能自举，故卧则上入少腹，起则下坠囊中矣。蜘蛛腹大，为下入少腹之专药，且性主提携束缚，以辛温生气之桂枝为配，则温补关元、气海之阳神，以驱客寒，得升举收煞之功用，以坚弛坠，阴狐疝病宁有不愈者哉？

五　问曰：病腹痛，有虫，其脉何以别之？师曰：腹中痛，其脉当沉，若弦，反洪大，故有蛔虫。

此言病虫之脉也，盖谓腹痛之因颇多。若因病虫而痛，其脉当以何者为分别也。师言沉为在里，腹中病，其脉当以沉应，又弦为急痛，腹中痛，其脉当以沉而且弦应。今不沉弦而反洪大，洪大者，气乱之诊，故知有虫，以扰乱其气而作痛，与风寒积滞之脉不同也。

六　蛔虫之为病，令人吐涎，心痛，发作有时，毒药

---

① 狐疝：小肠坠入阴囊，时上时下，平卧或用手推时肿物可缩入腹腔，站立时又坠入于阴囊，如狐之出入无常，故名，类于腹股沟疝。

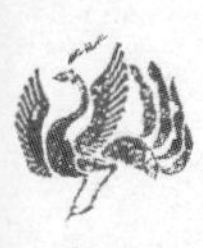

不止，甘草粉蜜汤主之。

甘草粉蜜汤

甘草二两　粉一两　蜜四两

上三味，以水三升，先煮甘草，取二升，去滓，内粉蜜，搅令和，煎如薄粥，温服一升，瘥即止。

此与下文两条，俱言病虫之治例。但下条责在脏寒，脏寒而蛔上膈上，故烦而厥，温之而蛔下安，则愈。故乌梅丸除温脏之外，但用辛辣酸苦等味，令其俯首蜷缩而已，此为饮食相犯而生之蛔，责在虫多，虫多则胃系缓而廉泉开，故吐涎；上扰胃脘，胃脘上当心部，故如心痛；虫动而自疲，则伏为休养，故发作有时。毒药、虫所不食，故不止；是非去其虫不可也。胡粉（粉系黑铅所化者），体重，而性能杀虫，与甘草、蜂蜜共煮，虫为脾胃之土气化生，而性嗜甘，因甘中粉，则强重而死，故瘥。脏不寒，故于杀虫之外，无余药也。

七　蛔厥者，当吐蛔，令病者静而复自烦，此为脏寒。蛔上入膈，故烦，须臾复止，得食而呕又烦者，蛔闻食臭出，其人当自吐蛔。蛔厥者，乌梅丸主之。

乌梅丸

乌梅三百个　人参六两　当归四两　桂枝六两　附子六两，炮　干姜十两　细辛六两　川椒四两，去汗　黄连十六两　黄柏六两

上十味，异捣筛，合治之，以苦酒浸乌梅一宿，去核蒸之，五升米下，饭熟，捣成泥，和药令相得，内臼中与蜜杵二千下，丸如桐子大，先食饮服十丸，日三服，稍加

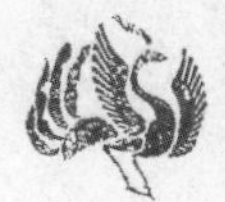

二十丸，禁生冷滑臭等物。

论文方意，注见《伤寒》厥阴。

妇人妊娠病脉证治第二十

一　师曰：妇人得平脉，阴脉小弱，其人渴，不能食，无寒热，名妊娠，桂枝汤主之。于法六十日当有此症，设有医治逆者却一月，加吐下者则绝之。

桂枝汤（方别见）

经言阳搏阴别，为有子，盖谓脉之外廓，沉柔而得阴脉之常，但中间一线阳脉，高起而搏指，特与本部之阴脉各别，是阴中另具一阳也，非有子而何哉？又言左尺滑者妊也，夫滑为气血交聚之诊，左尺应胞门，胞门之中，阳精如端居贵人，而妇人之气血，会聚而包裹之，其脉安得不以滑见耶？二说俱就左尺而言之也（阳搏阴别言脉之中间滑则言其两旁也）。又曰：手少阴脉动甚者，妊子也。盖谓心肾同主手足之少阴，而司精血相通之妙者也。夫两物相击，轻小者动，亦受击者动，已见动脉下，今心主之脉，无端而动甚，岂非下焦肾中，得外阳以实之，而上击之所致乎？故知妊子也，此从寸口而言之也。然三说虽各不同，而其理则一，以尺脉之两边，沉柔细滑而得阴体，故其中始见弦长，而别为搏指，因之上冲寸口，而见动甚矣，此诸脉与外症之晕眩呕逆相符也。本经平脉，不特尺不阳搏阴别及不滑，并

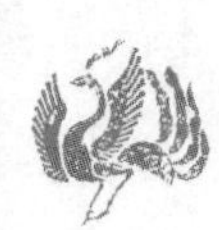

手少阴不动之类。凡不沉浮迟数者，皆在其中，此仲景于经旨之外，又言妊娠之变诊也。阴脉，以下文小弱，及桂枝汤脉之阳浮阴弱推之，当指沉按而言，以阴脉小弱，言四脏之心肝脾肺，而不言肾，肾中得别阳以实之，岂有小弱之理，惟是四脏之精气，趋裹胎元，故见弱小。正与前人三说，相为表里，盖惟肾脉搏别滑实，故致四脏之阴脉小弱，则仲景丢开尺脉，而言四脏之阴脉，与经文撇开足少阴，而言手少阴者同义也。但凡渴而不能食者，多有寒热之外症，以少阳中风寒，则渴而默默不欲食，且寒热往来耳。今既有此而无彼，合而断之。脉平，为人病脉不病，四脏之阴脉小弱，为脏真趋赴肾经以养胎。渴为津液下掣，不能食为生气上冲，故知为妊娠矣。桂枝汤养阳以益阴，故主之。养阳，则实上以御下之冲气，故能食，养阳以益阴，则阴脉不小弱，而渴亦可止也。六十日胎气已成，阴血奔赴，故于法当有前此之脉症，以胎气已成，则向长之机势上侵，而不能食，阴血奔赴，故阴脉小弱而渴也。设或医家以微渴而误清上焦之火，则上虚而胎气益张，因少不能食而误伤中土之阴，则胃干而脏真失养，胎气下张而上冲，故不食既早。脏真自虚而下顾，故于渴先形。前项脉症，遂减却一月，而于三十日见矣。若逆甚而因渴以吐之，因不能食而下之，吐则上提，而阴血不下贯，故不渴。下则下泄，而生气不上冲，故反能食，遂绝然无前此之脉症矣。然至阴血不下贯，生气不上冲，岂妊娠之佳兆乎哉？

此处主桂枝汤，当但服药，而不啜热粥为合，盖啜粥是助桂枝辛甘之性以祛邪，不啜粥则任芍药酸敛之性以养脏故也。绝之之义，钱塘娄氏，谓绝止医治，本经从无此

喷饭之文。槜李徐氏，谓绝止吐下，仲景又无此不传之药，且于文于理，明明言常例，该迟至六十日，治逆则早见三十天，逆甚则母气不相顾，子气不日增，而无此矣，盖危词也。呜呼！吾安得知音者，而与之读《金匮》之文耶（妊娠至六十日，其恶阻一候，如音律之相生，损母以育子，为天地自然之候，太过不及俱不详也。余诊视三十年，而见呕吐五六十日，水米不受者，虽母无死法而将来子必夭已，全无呕吐晕眩等候，除其母甚壮，不以长阴胎为病者，不过十之一二。外余则子皆孱弱而难于养育，因恶阻太过，则致无暇养胎。全无恶阻又系不善养胎，皆为胎病故也，况因吐下而绝之乎？则仲景绝之之义，概可知矣）。

二　妇人宿有癥病，经断未及三月，而得漏下不止，胎动在脐上者，为癥痼害。妊娠六月动者，前三月经水利时，胎也。下血者，后断三月衃也，所以血不止者，其癥不去故也。当下其癥，桂枝茯苓丸主之。

桂枝茯苓丸

桂枝　茯苓　芍药　丹皮　桃仁各等分，去皮尖，熬

上五味，末之，炼蜜和丸，如兔屎大，每日食前服一丸。不知，加至三丸。

本条十一句，凡两段，前五句为一段，辨似胎而非胎之病。后六句为一段，言虽病而暗妊之胎。总以本方为主治，诸注混淆，不得经旨，癥，死血也，详癥瘕注。痼者，固也，癥痼者，病之坚固宿疾也。妇人之经血，其精悍之源，起于阳明胃腑，然后由脏腑而充贯经络，与男子同。但男子

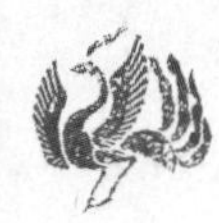

藏而不泻，妇人则十二经各从内络，而渐注于血室。血室者，胞门在其左，子户在其右，形器相隔，而以窈冥之细络相通者也。胞门中清虚无物，则血室满而气盈血溢，从贴脊而下，却前行由少腹，而出从溺管之下，阴庭之上一窍，以为月水。若胞门贮有阳精，则血室中之气血，如朝觐[①]会同之象，而旁从窈冥之细络，趋赴胎元而辅翼滋养之，使血空虚而不满，且吸取十二经之精汁以为供奉，故经断也。然妇人前阴，列有三窍，假令道路不明，则是动是漏，总不能辨，且后文腹痛，小便不利等症，亦安能了然耶？故不惜饶舌，琐屑言之。膀胱，浮居少腹（膀胱居盘肠之中，谓浮居少腹，盖对阴庭及血道而言也），其窍在外一层，阴庭即交接处，上通胞门子户，其位次之，血室路经贴脊，其位最下，但其道自腰俞之下，却从络脉而前行少腹，又缠中道而出向阴庭之上壁，故曰溺管之下，阴庭之上者此也。是胎动之血，已于血室中通过胞胎，而为撒手失护之血，其道从胎中，直由阴庭正道而下，下多，则胎落而不可安也。胎漏之血，因血络为癥痼所阻，未及到胎，而为血室失守之血，其道由贴脊之腰俞，历少腹而下者，较之胎动落胎，为可少耽时日，而安之十得其七也。诊法以腰俞酸痛，少腹沉满者为漏，无此而但腹痛，及垂垂气陷者，为动，又血多而骤者，为动，血少而谩者，为漏也。

盖谓妇人宿有癥病，如平时少腹坚硬，按之有形，或临经腰腹胀痛，不可宁耐等症即是。夫经断似为有子，若未及三月，而漏下不止，便非有胎欲堕之候，再验其如胎动之

---

① 朝觐（cháo jìn）：谓臣子朝见君主。

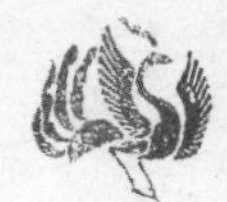

状，而在脐上，便不得认为胎动，而投以安胎等剂矣。盖未及三月，其胎尚在少腹，安得动在脐上。其为癥滞气鼓无疑，故知从前经断，为癥痼之旧血不去，而害其新血渐生。现今漏下，为癥痼之死血阻塞，而害其生血归元之所致也。若前症后，漏止经断，又过三月，是六月矣，至六月而复动下血者，是前三月漏下时，经水少利而受胎，故此三月中，仍然经断，而今复下血者，又后断三月中，不抱胎之衃血[1]耳，其所以不抱胎而血不止者，以其癥痼不去，而阻塞荫胎之路故也。则主化癥之桂苓丸，癥去而血得抱胎之路，复何漏下不止之病乎？夫癥痼俱起于气寒而经尾不运，故用生阳补气之桂枝以温之，又癥痼俱成于气滞，而瘀血不散，故用升阳通气之丹皮以动之，然后以入血之芍药，引至癥所，而以破瘀之桃仁，逐之使下也。本经言血不行则为水，故又用渗泄之茯苓，仍从前阴而去耳。一丸至三丸，而不宜多服者，盖取其渐磨，而不欲急攻以动胎血之义。

三　妇人怀妊六七月，脉弦，发热，其胎愈胀，腹痛恶寒者，少腹如扇，所以然者，子脏开故也，当以附子汤温其脏（方缺）。

妇人怀妊，除少阴君主之官，其经气血，不堪供应胞胎，手太阳与心经为表里，随心为主，故俱不养胎外，其余经脉，逐月轮滋，故一月始胚，足厥阴肝脉养之；二月始膏，足少阳胆脉养之；三月始胞，手厥阴心包脉养之；四月形体成，手少阳三焦脉养之；五月能动，足太阴脾脉养之；六月筋骨立，足阳明胃脉养之；七月毛发生，手太阴肺脉养

---

① 衃血（pēi）：凝聚成紫黑色的瘀血。

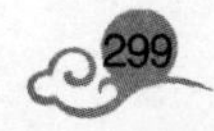

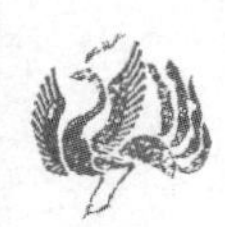

之；八月脏腑具，手阳明大肠脉养之；九月谷气入胃，足少阴肾脉养之；十月诸神备，足太阳膀胱脉养之，即产矣。妊娠六七月，是胃与肺养胎之候，胃为悍气之源，肺司诸气之总，二者化醇，则阳气之柔者养筋，而脉不瘦削弦急，阳虚故脉弦也。又里寒则逼微阳于外，故发热也。里阳充满而包裹胎气，则胎气受持而相安于不觉，阳虚而失包裹之用，故其胞纵放，而殊觉愈胀也。腹痛者，里寒之应，表虚，故恶寒也。少腹如扇，言少腹中如以冷风扇入之状，正阳气失守，而不能温胎之应也，子脏开者，非子脏开解之谓，盖阳主护卫周密之用，阳虚而不护不密，故曰开也。附子辛咸温热，辛以散寒，咸以润下，温热以补助阳气，故可为下焦子脏之温药也。原方虽缺，以鄙意拟之，或以附子为君，而加肉桂、芍药，及当归、茯苓之类耶。盖肉桂为皮，其性内裹，能伏表热以温里，芍药酸敛，其性内行下走，能引桂附直至子脏，且气因于血，气虚者，血必虚，故加温经补血之当归，又内寒者，多聚水，故加茯苓以渗泄耳。并附于此，以正高明（此就胎中之脏腑逐月成形，而母气即以此应之，若荫胎二经气血无有不到者）。或曰：六月胃脉养胎，七月肺脉养胎，二经所喜，辛甘温畅，似于干姜、甘草无忤乎？

四　师曰：妇人有漏下者，有半产后，因续下血都不绝者，有妊娠下血者，假令妊娠腹中痛，为胞阻，胶艾汤主之。

胶艾汤

阿胶二两　艾叶三两　当归三两　芎䓖　二两　芍药四两　干地黄三两　甘草二两

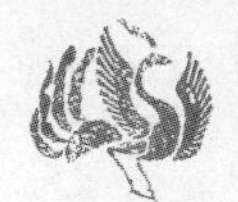

上七味，以水五升，清酒三升合煮，取三升，去滓，内胶，令消尽，温服一升，日三服不瘥，更作服。

此辨胞阻[①]之症治也。言妇人血症，种种不同，即妊娠下血，尚有各别，必下血而腹痛，然后谓之胞阻，勿误认误治也。漏下是临经不畅，经后陆续见红，如渗漏之状，故曰漏下。即二条所谓癥痼害，而漏下不止者也，此就未妊者而言，故曰妇人半产后，下血不绝。妇人杂症十一条曰，寸口脉弦而大，弦则为减，大则为芤，减则为寒，芤则为虚，虚寒相抟，妇人则半产漏下，是半产之故，由于上焦气减，不能提挈，下焦血虚，不能固守之所致，则产后之下血不绝，益可知矣。妊娠下血不止胞阻，其胎动胎漏，虽已详二条注，但胎动之故，除心肺间之天气上空，不能下提，以致自陷自脱。如瓜果无力而萎黄落蒂之外，余皆登高临深，弯腰扭体，以内伤其胎。如瓜果之突遭冰雹，风摇而落者，故其血由子脏而下，而其症重也。若胎漏之故，其因不外三者：气虚失提，亦漏中之一；癥痼，二也；胞阻，三也。夫气虚失提，犹为易辨，独癥病、胞阻，分别甚微，不可不察也。癥病为气血尚能养胎，特胎络为死血所逆，失其入胎之路而下，故桂苓丸，惟去癥而不补血者此也。胞阻为胎络并无郁瘀，特其血室中气血两虚，而自阻其养胎之妙，故名胞阻。血虚失养，故腹痛。气虚失守，故下血。此本汤大补其血，而并温其气，且绝不用破癥之药者，又可证也。汤意合胶归芎地而全用者，以阿胶之皮性，善外走，芎䓖之撺性，善上走，所以滋十

① 胞阻：多因胞脉、胞络气血运行不畅所致。指妊娠期间小腹隐隐疼痛，时作时止，尚未引及胎元的妊娠疾病，本病相当于西医学所说的妊娠期宫缩痛。

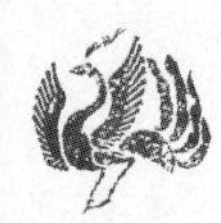

二经脉之血，而内注血室也。以当归之直根者，深入厥阴，以地黄之黑色者，下入少阴，所以滋肝肾阴脏之血，而浮注血室也，然后重用行阴之芍药，以统御之，则由血室而渐可灌溉胞胎矣。艾叶辛苦，而气性温浮，盖辛能利入胞之络，苦能坚下脱之血，气温性浮，得甘浮之甘草，以为副，则又能养气而上提其血矣。酒性温润浮行，温则为艾叶、甘草之使，润则为胶、归、芎、地、之臣，浮以固脱，行以走滞，且醇酒味厚生热，清酒薄则生气，将并气虚失提之漏血者，亦可主治也（漏下在妊娠宜桂枝茯苓丸，在妇人宜温经汤或下瘀汤，半产后下血不绝，宜小建中汤及温经汤或本条胶艾汤，俱所酌用）。

五　妇人怀妊，腹中㽲痛，当归芍药散主之。

当归芍药散

当归三两　芍药一斤　芎䓖半斤，一作三两　白术四两　茯苓四两　泽泻半斤

上六味，杵为散，取方寸匕，酒和，日三服。

此胞胎吸血以自养，血不足而因燥留饮，且以水气应胞胎之候也。血不足则腹中之络脉急痛，因燥留饮，而且以水气应胞胎，则胎中之络脉格痛，以下行内走，而善于养营之芍药为君，而以辛温补血之归、芎两佐之，则血足而已，有替去其水之地，然后以滋阴而善于利水之泽泻为臣，而以培土燥湿之苓、术两副之，则腹中与胞中之水气俱去矣，其㽲痛宁有不愈者哉？

六　妊娠呕吐不止，干姜人参半夏丸主之。

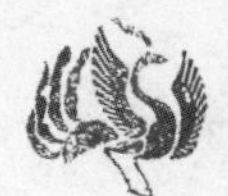

干姜人参半夏丸

干姜一两　人参一两　半夏二两

上三味，末之，以生姜汁为丸，如梧子大，饮服十三丸，日三服。

妊娠呕吐，其因有二，分母体之气血以养胎，于是母气自虚，虚则生寒，而饮食之机不下运，因而上出者一也；又胞胎在下，其生气潜滋暗长，有日增之势，而上鼓上冲者，二也。妊娠呕吐不止，是二者兼而有之。故重用降逆之半夏，以止呕吐之外，又佐干姜、人参以温补中气而安胃，则一举而两得矣。盖胎中之生气，于五行为木，于四时为春，于方位为东，方中干姜、半夏及姜糊为丸，俱辛辣之味，夫辛辣者，秋金之象，此所以能摄生气，而使之下缉之义也（胞胎三十日，如正月，六十日如二月，九十日如三月，其发生上鼓之气，犹之三春之地气上冲太虚之象，故呕吐晕眩诸症，必见于六七十日者，此风筝之起于二三月之义也。若至四月，地气平满，风筝不起，故妊娠于百日之外，子气平满，而呕吐、晕眩俱愈，我故曰：生气如日增之势，而上鼓上冲者此也）。

七　妊娠小便难，饮食如故，归母苦参丸主之。

归母苦参丸

当归　贝母　苦参各四两

上三味，末之，炼蜜丸如小豆大，饮服三丸，加至十丸。

妊娠小便难，其因有三：血短于养胎，而诸腑以及经脉，借滋于水饮，而渗泄之气化自缓者，一也；胞胎具一团阳气，热逼小肠膀胱之界，使气壅所出之窍者，二也；又胞胎之生气，浮纵而鼓塞于少腹，以挨挤膀胱，俾膀胱逼窄而尝扁，不能容十分之二三，故水饮少入，即急满而欲尿，既短而数，且挤其溺管狭小，而出又艰难者，三也。今妊娠小便难，又不渴悸而饮如故，不呕满而食如故，是小便之难，不当责上中二焦，而为胎热胎胀无疑，故用贝母、苦参之苦寒者，殆寒以清火，苦以束胎也；然后合补血之当归以润血，而借滋之水饮，将得路而下渗矣。盖贝母体轻色白，能开郁滞之气；苦参味苦性沉，能坚散漫之气，故疡家为散火消肿之专药。夫母气之郁滞疏通，子气之散漫摄伏，又血液自裕，而替下借滋之水，则小便复何留连阻滞，而尚有艰涩之苦乎？真神明之制也。

尝读仲景妊娠诸条，并细按其病脉症治，而知妇人怀身十月，俱恩中生害，而前后方药，却又害中生恩者也。盖母身之气血自虚，则以不能荫胎，而胎弱者，将为子病，幸而子胞之气血自壮，则又以善能养胎，而胎盛者，复为母灾，甚至子胎病虚，更加伤母，母灾太甚，又复伤胎，非恩中之害而何？至其治法，于干姜人参半夏丸，则纯用西金辛辣之气，以克制其生机之上冲，于当归贝母苦参丸，又纯用苦寒收束之味，以坚拢其形质之放荡，盖权衡于母子之间，而以益母损子者为正治，则正保母以养子之意，故曰：害中之恩者此也。

八　妊娠有水气，身重，小便不利，洒淅恶寒，起即头眩，葵子茯苓散主之。

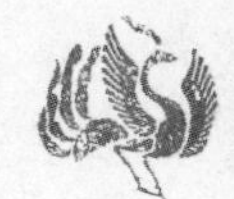

葵子茯苓散

葵子一斤　茯苓三两

上二味，杵为散，饮服方寸匕，日三服，小便利则愈。

妊娠有水气，见上条小便难注。水性下沉，而滞其经络之气，故身重。然必以小便不利为确诊者，因水气不行而旁溢，且身重，尚有脾阳不运之别症故也。洒淅恶寒，言恶寒之状，如以冷水洒身上，而有淅栗之象，盖因水气在经络，而卫阳阻抑失守也。妊娠胎气下实，原多眩症，况小便不利，而复积水气以上冲乎？故头眩也。是则利其小便，使水气去，而诸症俱愈矣。葵子甘寒滑利，盖甘以走气，寒以清热，滑以行津，利以通窍，合茯苓以渗泄之，则小便当渐利矣。

九　妇人妊娠宜常服，当归散主之。

当归散

当归　芍药　芎䓖　黄芩各一斤　白术半斤

上五味，杵为散，酒饮服方寸匕，日再服，妊娠常服即易产，胎无疾苦，产后百日悉主之。

妇人妊娠，就未怀身，及怀身者，而两言之也。妇人妊娠之血，总贵充足而运行，故以补血行血之归、芎䓖为主，而以行阴之芍药，引入肝脏，则血无枯槁及留滞之患矣。但血盛则气亦盛，而多生热，热则恐其耗血，故以黄芩清之，又血足则阴亦足，而或聚湿，湿则恐其滞血，故以白术燥之。此在妇人，则行经畅快，而无癥瘕漏下诸虞。在妊娠，则荫子裕如而无半产腹痛等弊，故俱可以为常服

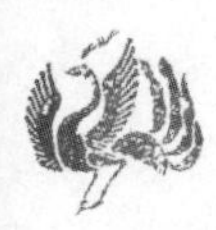

之主药也。至于妊娠、产前、产后，更以血为根本，尤所宜服，故悉主之，酒饮和服，见前当归芍药散注。

十　妊娠养胎，白术散主之。

白术散

白术　芎䓖　蜀椒三分，去汗　牡蛎失分两

上四味，杵为散，酒服一钱匕，日三服，夜一服。但苦痛加芍药，心下毒痛，倍加芎䓖。心烦吐痛，不能饮食，加细辛一两，半夏大者二十枚。服之后，更以醋浆水服之，若呕，以醋浆水服之，复不解者，小麦汁服之；已后渴者，大麦汁服之。病虽愈，服之勿置（勿置即常服）。

白术去湿气，芎䓖补血气，蜀椒束胎气，牡蛎安逆气，妊娠不足者之病，不过此四者，故可为常服之主药。苦痛者，以胎痛为苦之谓。胎痛，由于血短而气张，芍药养血敛气，故加之。心下毒痛，因膻中之阴阳，以养胎而自虚，阴虚则拘痛，阳虚则窒痛，芎䓖为血中之气药，其性高而上浮，能两补心下之阴阳，故加之。心液短而龙雷之虚火乘之，故烦。膈气虚寒，失照临化被之妙，故吐痛而不能食饮。细辛辛温，盖温以祛寒，辛以伏火也。又半夏辛燥而降逆，能助细辛以伏电光之火，故并加之。服后，服醋浆水者，以酸敛降虚热，恐乍温之而不受，反助其上冲之虚热而作呕也。若服此而呕不解，是心气虚，而不能下御冲气之所致，与其下敛之而不服，毋宁填上而为自备之计乎！小麦为心之谷，煮汁服之，则补上以御下，故其呕自已也，已而作渴者，阳气初复，而津液不足以副之，正心烦之余症也。大麦汁能润肺而生津液，故继小麦而为服耳。

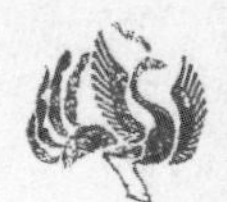

病指苦痛及心烦吐呕等而言，诸病虽愈，药犹勿置，防其复也。但服药用酒，是为定引，其醋浆、大小麦汁，俱是服药后另服者。玩本文服药后，更以醋浆水云云，则可见矣。

醋浆非苦酒，即米饮所作之酸水也，与下文大小麦汁同用五谷，以合治其脏之义。

妊娠阳气各有盛衰，故胞胎因之而各分寒热。阳气盛而胎热者，譬之三月春晴，天气下育地中，尝天虚而地实，于是为生机过锐以凌太虚（此指妊娠之热晕热呕而言），为燠热（此指因胎而发表热者），为雨露不敷而干旱（此言血不足以养胎而作心烦热渴之恶阻），为水泉下涸等害（指小水因热而不利者此）。有故而病，则宜甘凉苦寒，如七条之归母苦参丸，八条之葵子茯苓散，五条之当归芍药散等剂。即或无病，亦宜常服九条之当归散，其覆之以春云，润之以凉雨，节天地姑息之过爱，所以留长养万物之序也。阳气衰而胎寒者，譬之三春阴冷，阳光薄于下交，则地中之阴翳，冒春而上占阳位，于是为生气不抱根株（指漏下），为冰泮欲冻（指子脏如扇），为萌芽重萎（指半产），为岚雾上塞清虚（指吐痛不欲饮食），此有故而病，则宜甘温辛温，如二条之桂苓丸，三条之附子汤，四条之胶艾汤，六条之干姜人参半夏丸等剂。即或无病，亦宜服本条之白术散勿置，其被之以阳和，滋之以热雨，转天地离火之明夷，只在此呵嘘胎息之微也。然妇人妊娠，得坤地之化，尝阴多而阳少，故本篇诸条，用温者，十居其七，而用清者，十居其三，如来言浩劫不杀生，其仲景之谓乎！

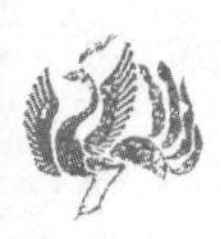

十一　妇人伤胎，怀身腹满，不得小便，从腰以下重，如有水气状，怀身七月，太阴当养不养，此心气实，当刺泻劳宫及关元。小便微利，则愈。

伤胎，妇人受伤于胎也，即下文腹满等之义。肺气自缩，不能展舒，而下逼胎气，则胎气上肆，故腹满。又肺气自缩，而不管呵嘘传送，故不得小便。且肺气自缩，而失上提下挚之用，故腰以下重也。然三者，大似水病，以不得小便，似有水之根，而腹满腰重，似有水之症，故曰如有水状，而实非水者。盖怀身至七月，胎中外长皮毛，内鼓呼吸之候，正母以太阴肺经之气血，与胞中之肺脏感通相养者也。今其所以失下逼传送及提挈之用，而不养胎者，以心火气实，上克肺金，俾肺金清肃之气，畏缩而不布之道也。夫心为脏，脏不可泻，手厥阴心包为之腑，掌心劳宫，是其经之井穴，刺以泻之，则泻经以及腑，泻腑以及脏，而心气上平矣。又心之经脉，与小肠为表里，任脉部中，脐下同身寸之三寸，为关元穴，小肠之募也。关元与水分逼近，而司分理水道者，刺以泻之，则小便微利，此又泻表以及里，而心气平于下矣。心火克金之气平，令肺气下展，故以上三症自愈。以其原非有水，注意在泻火，而不在泻水，故但曰小便微利耳。

此亦阳气盛而胎热者之治例也。关元穴，《千金》言妇人刺之，主无子，又云妊娠刺之，则落胎，此就阳虚者而言也。盖关元又与气海逼近，阳气虚，而又刺泻之，则关元、气海益寒，而成地寒不谷，花寒不果之祸，其无子落胎，宜矣。若阳实而刺泻之，则适得其平，而复何患哉！此医贵智能圆通之士也。

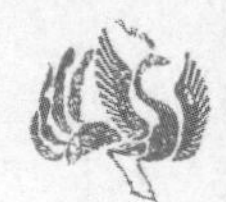

妇人产后病脉证治第二十一

一　问曰：妇人新产，有三病：一者病痉，二者病郁冒，三者大便难，何谓也？师曰：新产血虚，多汗出，喜中风，故令病痉；亡血复汗，寒多，故令郁冒；亡津液胃燥，故大便难。

新产指产后至十日半月而言，痉者极强抽掣，即俗名产后惊风者，是详二卷痉病；郁冒内气既离位而浮冒自于外，却又郁滞经表而不从毛孔散泄，因而身如浮大，神气如散漫之象；大便难者，燥结是也。言新产之后，其症有单见者，有兼见及全见者，当谓何因也？夫新产则血去多而血虚，血虚则气失所附而尝外浮，故多汗出，汗出血虚者，则毛窍疏故喜中风，风为阳邪，而善燥血，故筋脉干劲短缩，其板强抽掣也宜矣。又亡血于下而复汗出于表，血液两伤则阳与俱泄而气寒，于是气之在表者无阴阳以送之外解，故既冒而尚郁耳。血液下亡，阳津汗亡，则胃中之津液又因分消于上下之吸取，故大便为亡干结而难矣。

二　产后郁冒，其脉微弱，呕不能食，大便反坚，但头汗出，所以然者，血虚而厥，厥而必冒。冒家欲解，必大汗出。以血虚下厥，孤阳上出，故头汗出。所以产妇喜汗出者，亡阳血虚，阳气独盛，故当汗出，阴阳乃复。大便坚，呕不能食，小柴胡汤主之；病解能食，七八日更发热者，此为胃实，大承气汤主之（小柴大承二汤俱别见）。

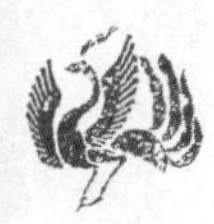

此条凡五段，首五句为一段，先叙脉症，以为下文用药之案。所以然者，五句为二段，言郁冒先必由于厥而后解于汗。血虚下厥三句为三段，自注头汗之理，且见但头汗而大汗不出，此冒之所以终不解也。产妇喜汗五句为四段，言所以汗出而冒解之故。大便坚至末为五段，言呕不能食，及大便坚之治例也。盖谓新产后症见郁冒，脉见微弱，其后又变呕不能食，又变大便坚而头汗出者常也。苟不辨其所以然之故，则贸贸而不知所从矣。夫新产血虚则其气从虚而下伏，气伏故厥，代久者必上还而郁于上与外，故厥者必冒也。冒家得津动而送泄其气，故得汗而冒解，此郁冒之始于厥而终于汗之道也。症中但头汗出大似可下之候而实非者，以新产血虚，则下寒而下厥，孤阳失附，则上热而上蒸，故头汗耳，若误认而早下之则危矣。至郁冒之不解于头汗，而必解于通身之汗者，因产妇无血，而血乍虚，则阳气自长而孤盛，阳盛故冒于外。阴虚，故不能送之外泄，而尚自郁滞也。大汗自出者，是阴生而阳泄，故阴阳复得其平矣。若郁冒即解，所有便坚，呕不能食二症，当先主小柴，以解其胠热上冲之气，今呕止能食，至七八日更发表热者，是确于七八日之中，积其所食者，而为胃食外蒸之所致。然后可直任大承下之，而无所顾虑矣。

三　产后腹中疠痛，当归生姜羊肉汤主之，并治腹中寒疝，虚劳不足（当归生姜羊肉汤别见）。

此气空血虚之疠痛也。气空则胞胎新下，而胃肠一时未得安妥，故作馁痛，血虚则络脉干缩，故作吊痛，当归苦温以补血，生姜、羊肉辛温甘温以补气，使阳气匀满而

阴血滋润，故可为止痛之主药也，又温上者，能化下寒，补上者，能固下托，故并治寒疝之上犯腹中，虚劳之下滑精汁者也。

四　产后腹痛烦满不得卧，枳实芍药散主之。

枳实芍药散

枳实烧令黑，勿太过　芍药各等分

上二味，杵为散，服方寸匕，日三服，并主痈脓，以麦粥下之。

此腹中血暴虚，而客气挽留血分之症治也。腹为阴，腹中之血分，为阴中之阴，乘其虚而客气留于空处，故痛满也。痛则阳气不能内伏，满则息道艰于下引，故不得卧也。枳实善破留气，烧黑则入阴分而破血中之滞，又得走血之芍药以领之则直入阴中血而无可挪移，故主之。麦粥当是小麦，以小麦为心谷，既与血虚者相宜，且并治其症中之烦故也。痈脓亦系客气留滞于血分之所成，故并主之。但在经络者，或可加麻桂之类以外引之，归芎之类以散行之耶。盖主之之义，特以此为主，而原与人以增减之谓也。

五　师曰：产后腹痛，法当主枳实芍药散，假令不愈者，此为腹中有干血着脐下，宜下瘀血汤主之，亦主经水不利。

下瘀血汤

大黄三两　桃仁三十枚　䗪虫二十枚，熬，去足

上三味，末之，炼蜜和为四丸，以酒一升，煎一丸取八合，顿服之，新血下如豚肝（新血新字，当是瘀字之讹）。

产后腹痛，止留气瘀血两因，服枳芍散不愈，则非留气，而为瘀血之痛可知，故宜下瘀汤，以下其瘀矣。以气重破血之桃仁，合性走缝络而行血之䗪虫，则直达瘀血之所，然后君以气味俱重而善于攻血之大黄，逐而下之，酒煎顿服，取其性行而并力也。经水不利者，非由十二经脉，其渗灌血室之细络，为癥病所阻，即血室之下通贴脊腰俞等之细络，为干血所瘀，故亦可主此，则瘀去而经自利矣。

六　产后七八日，无太阳症，少腹坚满，此恶露不尽。不大便，烦躁发热，切脉微实，再倍发热，日晡时烦躁者，不食，食则谵语，至夜则愈，宜大承气汤主之。热在里，结在膀胱也。

前第二条，申言郁冒。后文七八两条，申言喜中风之治例，盖所以防其痓也。本条是言大便难之变症耳，故前后诸症，总以不大便句为主。盖产后血虚而肠胃干涩，故大便难，便难至七八日，则肠实而气滞，气滞，故恶露不行，而种种危机，俱伏于此矣。是恶露不行，由于便难之故，苟非下之以通其气而行其血，乌可施治哉？然产后自虚，务须诊得千真万确，方可任下，否则蹈虚虚之戒，而速之死矣。比如产后已七八日，是七八日之中，先曾饮食矣，却又无太阳之头疼恶寒等候，是不曾中风寒可知，又不该有烦躁发热之表症矣。今诊得少腹坚满，则知其为七八日中，但食而不大便，以致气滞阻血，故恶露不尽，结于少腹而坚满者也。夫不大便，则下干者上吸精华，故烦躁；又不大便，则内实者外托经脉，故发热也。但犹不敢径下，又须切脉微实，是内结气聚之诊，再倍发热，是内结愈久愈热之候。日晡烦躁，是手足阳明火炎官旺之乡，

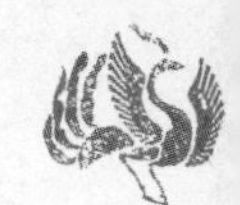

不食是肠胃实而莫容之应。食则谵语，津液既干，又因食而塞其神气转舒之位也。日为阳，主腑；夜为阴，主脏。病在手足阳明，属胃与大肠之腑，故日甚。与阴脏无关，故至夜则愈也。据种种之脉症，而以大承下之，岂过举哉？热在里，缴前无太阳症一句，结在膀胱。缴前少腹坚满两句，盖谓此为在里之热外蒸，故太阳无风寒而亦发表热，此为因热实而恶露之瘀血结在膀胱之后，故少腹坚满，统属下症也。结在膀胱，勿泥作膀胱之内，盖指膀胱之后隔壁也。夫两肠通于大便，其路在后，膀胱浮居少腹，其位在前，产后之血，系胞门子户间，荫子之润余者，子落而血无所归，故从二肠及膀胱之中道，即产路而下为恶露耳。恶露结于少腹，因大肠在膀胱之微下处，大肠热实，热则滞其行血之气，实则挤其行血之窍，而兜住其瘀血，却在膀胱之后，而与膀胱平对，然又不可名状，故借膀胱为外层之尺寸耳，明者察之。钱塘李氏旧注，牵扯《伤寒论》文以为妄解，未梦见在。

七　产后风，续之数十日不解，头微痛，恶寒，时时有热，心下闷，干呕，汗出，虽久，阳旦汤症续在耳，可与阳旦汤。

产后多汗中风，致成痉病者常也，然亦有平日津液不甚虚，故但病风而不成痉者，数十日不解，即下文头痛恶寒，及有热汗出等候，阳旦之本症也。心下闷干呕，胃气虚寒痞塞之应，阳旦之兼症也。言虽隔数十日之久，风因尚在，仍可与阳旦汤，名义解见《伤寒论》，但有心下闷，及干呕之兼症，当于原汤加姜半为合，曰可与阳旦，以文例推之，其减半之轻剂，以薄发之耶。观于数十日不解，犹与此汤，则

初续风，及续风而病痓者，俱不外于此汤可见矣。

八　产后，中风发热，面正赤，喘而头痛，竹叶汤主之。

竹叶汤

竹叶一把　人参一两　附子一枚，炮　桂枝一两　葛根三两　防风一两　桔梗一两　甘草一两　生姜五两　大枣十五枚

上十味，以水一斗，煮取二升半，分温三服，温覆使汗出。颈项强，用大附子一枚，破之如豆大煎药，扬去沫。呕者，加半夏半升洗。

此条之中风，与前条不同，前条为风邪单在太阳经表，其阳明胃腑，虽自虚寒，而风邪未经传入之候，故主阳旦本汤，以解太阳之风。而愚谓加姜半以温降之，而闷呕并愈者是也。此条之中风，因其人之阳气，本自虚寒，故风从太阳中入，即乘虚而传阳明之经腑，且聚有水气在胃，而太阳尚未罢之候也。太阳未罢，故头痛不止，胃腑受阳邪而化虚热，面为阳明之应，故正赤。水气聚于胃而上熏，肺性恶湿而其窍不利，故喘。两阳之邪（两阳指太阳与阳明也），以阳虚而不能推之出表，故发热也。诸症会心了了，则汤意之一丝不紊者自见矣。本汤中之葛根、桂枝、甘草、姜枣，即阳明经之葛根汤，葛根汤意，原所以借胃中之水气，行为解肌之汗，而不伤胃液者，故以之为主。胃中属虚热，非苦寒所宜，故但君清凉之竹叶，以轻散之；阳气虚寒，不能送邪出表，故两用参、附以温补之；风邪水气，两相怫郁，故加桔梗以开提之；产后既虚，又温覆以取汗，恐去风而复为风所袭，故加防风，以固密之；颈

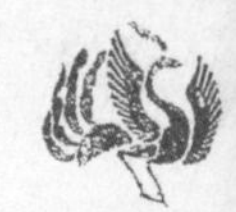

项强者，为阳气之柔者不能养筋，故易大附子而助其兼力也。其曰用者，盖以大附换本方之小者，而非另加之谓。扬去沫者，附性上行，而沫尤甚，扬之去沫，欲乱其上行之性，而并防其助面赤而致呕也。半夏降逆，故于呕者加之（阳明首重津液，若非聚有水气，可借水为汗者而安，为葛根汤以伤胃液则直视，谵语等症见矣，况产后乎）。

首条明列产妇三病，郁冒便难，已详二条六条，至七八两条，明言中风而全不及痉，以痉病之症治，详本门故耶。

九　妇人乳中虚，烦乱咳逆，安中益气，竹皮大丸主之。

竹皮大丸

生竹茹二分　白薇一分　桂枝一分　石膏二分　甘草七分

上五味，末之，枣肉和丸弹子大，以饮服一丸，日三夜二服。有热者，倍白薇；烦喘者，加柏实一分（生竹茹即青竹茹，以其津液未燥故也）。

妇人乳，谓当儿乳食时也。中虚，指胃脘中之阴津阳液而言。乳从胃腑之阴津，上浮脘中之络脉，而注于乳房者，吸乳则精汁奔赴之，而阳热独盛，故脘中一时枯涩而烦乱，又吸乳则膈气亦虚，下而气乘之，故咳逆也。此非新产之症，亦非产后之重症，凡阳气素虚之妇人，产后二三月，及岁余中，常有之候。但于儿乳时，每当奶阵径流，心中如焦濁而慌慌者，即其初候也。以甘寒辛凉之味，济阴以抑阳，则安中而烦乱可除；以辛温甘平之品，补上以御下，则益气而咳逆可止，此竹皮大丸之所以独任也。尝观竹生乾山，贯四时而青翠不衰，微根长细，历久远而柔软可屈，则其自多

精汁，而善滋阳液者可见，又何止甘寒苦寒，而仅能降气伏热耶？与辛凉之石膏为偶，则微雨轻风，滋干解热，而得清和之化矣，非安中而何？桂枝辛温，而具生之性，得甘浮之甘草，重用至七倍，而上托之，则所益者，在上中之气，譬之旭日照临，而阴氛之气不得上犯，复何咳逆之有哉？此益气之义也。枣肉为丸，即重用甘草之义，盖取浮诸药以补上治上，故知所谓中虚者，指胃脘之上穿胸膈而言也。凡大如弹子，而以饮嚼服者，取其易发，而且使滓质少停也。一丸而日夜五服者，又取其缓滋而并令药力之无间也。白薇微苦而寒，苦能泻热寒能解热故有热者倍二分。柏枝凌冬指西，为木中之金，故其性能坚浮敛气而实则尤为滋心润肺之药，故干热而烦，气浮而喘者加之耳。前人言白薇恶大枣，仲景却以之为丸，后人疑议不一，不知白薇之根，形则直长，味则微苦，气则寒凉，故其性喜沉降而下行。所谓恶大枣者，恶其高浮而不从己之沉降故也，则因其所恶而使浮之在上，正仲景用药之精奥，后人不知。乳非新产，恶非攻击之谓，故愈辨而愈失矣。夫寒热温凉，浮沉升降，仁暴缓急，损益收散，行滞走守，万物各有真性，至于对待群聚则有从违异同，而性流为情，于是曰喜、曰畏、曰恶、曰反等名乃见。此盖本阴阳五行之生克，而自成者也。苟知性之情不特生克各不相蒙，而且克中有生，生中有克，亦尝相须以为用。不观恩爱极于夫妻，喜之至也，而杀机寓之。夏楚严于师弟，畏之至也，而成道出焉。耻辱以相恶为用，而激劝者之所以必兼水火以相反为用，而为养生者之所同藉乎？于十枣汤之甘草甘遂，竹皮丸之白薇大枣，窃窃疑之，是欲于两阳之外为天地废霜雪，礼德之外议朝廷用刑政耶，岂不谬哉（利其

有可用为适情者曰喜，既拂其情又严惮而不敢重违者曰畏，情虽不同，却能挟而令之，特如浼己而不屑者曰恶，工力悉敌而又绝然相背者曰反，反非战争攻击而足以害人之谓也，则世传"硫黄原是火中精，朴硝一见便杀人"等歌真无稽之谈）。

十　产后下利虚极，白头翁加甘草阿胶汤主之。

白头翁加甘草阿胶汤

白头翁二两　秦皮　黄连　柏皮各三两　甘草　阿胶各二两

上六味以水七升，煮取二升半，内胶令消尽，分温三服。

此条之利与他症不同者，盖因产后血液乍虚，则孤阳独长而无所依，阳有余，即为热。热浮胸膈而其气凭高下吹，以致中焦有不容少停之势，与热气奔迫之利颇同，故下利也。虚极盖指阴血而言，若云阳气虚极，投以本汤则立毙故也。以极苦极寒之白头翁汤加甘草以浮而上之，则坚束其下虚之热势，又加滋补阴血之阿胶，以固恋其阳，则上热不下趋，而孤阳得阴以自伏，故不止利而利自止矣。

妇人杂病脉症治第二十二

一　妇人中风七八日，续来寒热（来，伤寒作得）**，发作有时，经水适断，此为热入血室。其血必结，故使如疟状，发作有时，小柴胡汤主之。**

妇人男子，其脏腑阴阳，并无分别，故他病俱同，惟妇人多经血、胞胎二种，此篇中除五条、七条、二十至二十二条外，皆论经血胞胎之候，故曰：妇人杂病，至其言经血者十之九，言胞胎者十之一，以胞胎之症，详妊娠产后两门故也。文皆《伤寒》少阳，注详其下。小柴为开解半表半里之剂，血室附于膈膜之内，脏腑之外，正在乎表之里，里之表，借小柴以和解其间，则向之因邪而经断者，邪去而经当后行，或将所结之血与热邪俱并，而散于汗皆能愈也，故主之。

二　妇人伤寒发热，经水适来，昼日明了，暮则谵语，如见鬼状者，此为热入血室。治之无犯胃气及上二焦，必自愈（文见《伤寒》少阳注详其下）。

三　妇人中风，发热恶寒，经水适来，得之七八日，热除脉迟，身凉和，胸胁满，如结胸状，谵语者，此为热入血室也。当刺期门，随其实而泻之（文见《伤寒》少阳注详其下）。

四　阳明病，下血谵语者，此为热入血室，但头汗出，当刺期门，随其实而泻之，濈然汗出则愈（文见《伤寒》阳明注详其下）。

谵语一症，惟肠胃热实与热入血室者同见。盖肠胃热实，则胃液枯燥，热入血室，则血气闭结，皆津血不能滋养神明之应。故同致谵语，但胃液枯燥者在肠胃之中，故可攻下血室热结者，在阳明之外，故但宜针刺、小柴泻之解之耳。至其分辨处，大概以大便不大便、下血不下血为确据，此本条谵语头汗颇似下症。而以为热入血室者，因其大便通而下血也。故若夫宜刺、宜小柴之别，以经水适

来者宜刺，经水适断者宜小柴胡，以经水适来，则但有热入，而未尝结其血室中之血。故血仍来，刺期门以泻去血室中之热则愈。经水适断，则热入血室而并结其血，故使经断。非小柴之解其热，而并因汗以散其血者，不可也。

五　妇人咽中如有炙脔，半夏厚朴汤主之（《千金》云咽中帖帖，如有炙肉者即是）。

半夏厚朴汤

半夏一升　厚朴三两　茯苓四两　生姜五两　干苏叶二两

上五味，以水七升，煮取四升，分温四服，日三夜一服。

妇人心境逼窄，凡忧思愤闷，则气郁于胸分而不散，故咽中如有炙脔嗳之不得出，咽之不得下者，留气之上塞横据，而不降不散之候也。故以降逆之半夏为君，佐以开郁之厚朴，宣郁之生姜，加渗湿之茯苓以去郁气之依辅，散邪之苏叶以去郁气之勾结，则下降旁散，而留气无所容矣。

六　妇人脏躁，喜悲伤，欲哭，象如神灵所作，数欠伸，甘麦大枣汤主之。

甘草小麦大枣汤

甘草三两　小麦一升　大枣十枚

上三味，以水六升，煮取三升，温分三服，亦补脾气。

脏指心肺而言，脏躁言脏中阳液干枯，而脏真之气，尝不能自立，而有燥急之义，故其心神肺魄如失援失依，不可自支而悲伤欲哭者，烦冤之所致也。如神灵所作，正言无故而悲伤欲哭，如有凭借之象。气失所依，而时引上

下则欠，气自微长，而时欲外达则伸也。小麦为心之谷，大枣为肺之果，又皆甘寒甘温，而偏滋津液者，得甘草以浮之在上，则正行心肺之间，而神魄优裕，又岂止食甘以缓其躁急乎哉！亦补脾气，义见首卷补肝下，盖补心中之火液，既可因母以生子，而补肺中之金液，又可因子以荫母故也（补脾，非补脾气，当指脾中之津液，故本汤可与脾约丸为表里之剂）。

七　妇人吐涎沫，医反下之，心下即痞，当先治其吐涎沫，小青龙汤主之；涎沫止乃治痞，泻心汤主之。

水寒之气上泛，肺受逼而失分布之用，故吐涎沫。是温之燥之，渗之泄之，始为正治，乃反欲攻下以去涎沫，则误矣。故不特涎沫不止，而且胃阳以寒下而益虚，故痞气上塞于心下。此当先治其本病之吐涎沫，小青为发汗利小便之剂，则散水行饮，而涎沫自止，然后主半夏泻心以治痞，则填膈降逆，而痞亦平矣。

此是半夏泻心，徐忠可注，为二黄泻心，误人无限。

八　妇人之病，因虚、积冷结气，为诸经水断绝。至有历年血寒，积结胞门，寒伤经络，凝坚在上，呕吐涎唾，久成肺痈，形体损分；在中盘结，绕脐寒疝，或两胁疼痛，与脏相连。或结热中，痛在关元，脉数无疮，肌若鱼鳞，时着男子，非止女身；在下未多，经候不匀，冷阴掣痛，少腹恶寒，或引腰脊，下根气街，气冲急痛，膝胫疼烦，奄忽眩冒，状如厥癫，或有忧惨，悲伤多嗔，此皆带下，非有鬼神。久则羸瘦，脉虚多寒。三十六病，千变万端，审脉阴阳，虚实紧弦，行其针药，治危得安，其虽同病，脉各异源。子当辨记，勿谓不然。

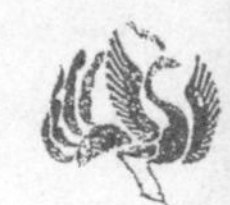

身人心肺间之气，其先天从命门温温之火，历膂脊而上蒸于胸中；其后天从胃中之精悍，历脾充肺，而外托于胸中。二者合德，而化为太和之瑞，充周遍满于胸膈。外为经络卫气鼓动之根，内司中下二焦温被之化，且其运血养神，提精御气之妙，为有生之大宝，故曰宗气。宗气者，言虽非鼻祖，而实为宗子之义，犹之后天离火，正位南方，所以继乾坤而主化生万物之权者也。是气男女同贵，而尤为妇人之所更重者，虽已补详虚劳注中，而本条所论诸症，理奥词古，苟不悉此气之根源，及其关系处则必不能读，即读亦必不能解也。虚即指此宗气空浅而言，盖谓妇人之病，皆因上焦如雾之气虚馁，则诸气渐寒，寒久则凡各处俱积冷矣。如下文所谓胞门、经络、绕脐、两胁、少腹、腰脊、气街、膝胫俱是。夫气以充满温和为流行之本，因虚而积冷，虚则滞结，冷则寒结，故结气。但虚者气不运血，冷者气不温血，结者气不行血，三者得一，即能断经，非至结气而始不月者，故曰为诸经水断也。绝至有历年，谓宗气虚至日久，其血寒积结之地，虽不止二者，即此内而胞门寒伤，生机歇绝，外而经络凝坚，流通无气，则其经焉得不断绝耶！以上为一段，首四句，言妇人诸病，起于宗气上虚，成于经水下断。历年四句，又推所以经断之故。盖胞门之气，逼近血室，而司经水之总区；经络之血，趋归血室，而为经水之原委，故两揭之耳。损指肌肤瘦削而言，分指肉轮离脱而言。膈阳上虚而冲气犯之，则呕吐；又肺既受下寒之窘迫，则津液不布，而涎唾上泛；且肺气蜷缩而自壅，则生热而成痈，又必至之势也。于是肺不能为脾胃行精悍以及周身，而形体之肌肤，以阴血不荣而日

损，其肉轮以阳气不充而渐分矣。以上三句为第二段，就因虚二字而言其症。盖虚在心肺间之宗气，故见在上之症者如此。盖积冷结气，盘结在于中焦，则为绕脐寒疝者一（寒疝详本门）。其或见于脐外两旁之季胁（盘结在中，故知从脐平等之季胁），疼痛下连肝脏者二。以肝居至阴之下，与寒气尤为相召故也。且又有血因结而干，液因血而竭，而变为燥热之症，此亦在中焦，故名热中。其候则拘急之痛，引于关元。又疮脉多数，今脉数无疮，正阴虚火炽之诊，且其肌肉粗若鱼鳞，皆阴不泽阳，水不济火之候者，三也。但此在上在中诸症，虽属妇人断经之候居多，然一时着男子之亡血失精者，非止女身所独有，又不可不知者也。若因虚而积冷结气，在于下焦，上虚则不能提挈，故一月再见，或一行半月而来多。又上虚则不能传送，故过期不行，或行而不畅，而为不匀等病者有之。其积结在下，则为冷拘阴沁之掣痛，及少腹中恶寒者有之。又或掣痛，后引腰脊，下引气街，以致气冲急痛，且下引之甚，至于膝胫疼烦者有之。以膝胫属肾，疼烦者，肾气结而肾精竭之应也。至统上虚下冷而合推其症，下冷上犯，必为奄忽眩冒，而一时不知人之状。如阴阳不相顺接之厥，而不得从厥治，如阴迸于上之癫，而不得从癫治者有之，以积冷结气之上侮虚阳，而非真厥真癫故也。又阳光上虚，而下阴乘之，譬之愁云郁雾，阨塞太虚之象，故其神境中，常若忧虞惨淡，而不胜悲伤及烦冤，而多嗔怒者有之。夫此癫厥忧惨等候，皆因上虚失提，因而赤白带下，渐致阳愈虚而阴愈竭之症，非有鬼神凭藉，使之若是也。惟此在下来多诸候，始为妇人之所独病，而不着男子者

矣。然而症则阴虚羸瘦，脉则阳虚多寒，病机变幻，尝于三十六病之中，千头万绪，不可端拟。要不外乎阴阳二气，司诊视者，详审脉之阴阳，辨其何部正虚，何部邪实，何处脉紧气寒，何处脉弦气削。审得在经络者，则行温针以通之散之；在胞门、绕脐、两胁、关元等处者，则行温药以补之益之，便可治危得安而无难。诚以病虽同症，而其症病之源各异，非审脉无以为辨故也。

此条为女科之金针。

九　问曰：妇人年五十所，病下利，数十日不止，暮即发热，少腹里急，腹满，手掌烦热，唇口干燥，何也？师曰：此病属带下。何以故？曾经半产，瘀血在少腹不去。何以知之？其症唇口干燥，故知之。当以温经汤主之。

温经汤

人参　当归　芎䓖　芍药　牡丹皮　阿胶各二两　麦冬一升，去心　吴茱萸　桂枝各三两　半夏半升　甘草　生姜各二两

上十二味，以水一斗，煮取三升，分温三服。亦主妇人少腹寒，久不受胎，兼取崩中去血，或月水来过多，及至期不来。

《伤寒》、《金匮》中，最难理会之文，莫如本条，以问意答意方意，俱似不相承贯故也。盖问语平铺，叙症错杂，觅其所问之头绪，一难；答则丢开问中下利，劈空断为带下，又略过问中诸症，独取唇口干燥一语，为确诊，而皆不言其所以然之故，如半产血瘀，何以便带下，带下又何以便下利之类，又唇口干燥，亦下利伤阴之兼症，何以便断为带下者，二难；至于断病，则曰少腹瘀血，病属带下，是在下

焦矣，而诊病何以却在上焦之唇口干燥，汤名则曰温经，谓温经以去瘀血则可，谓温经而并除带下，是何理也？又本文明以唇口干燥为的据，投以本汤中之吴茱萸、姜、桂，而不虞其更干更燥，又何义耶？且问症如彼，主治如此，仲景当日，将置下利不止等候于不问乎？抑治此而愈彼之道，将何奥旨乎？此三难也。何怪乎诸注之不能中其窾窍乎哉？不知问意，以妇人年五十所一句，谓天癸已竭，地道不通之时，撇开经血胎产，毫不着想，单重下利一病，而问其是寒是热耳，故曰下利一症，寒热异因，各有确症。今数十日不止，大似中焦气寒，而失分理之司，下焦气虚，而无锁关之候。然久利以发热为欲止，因阳气有起伏之机故也，及乃暮即发热而利不止，则又非虚寒可断矣，且少腹里急而下坠，腹中胀满而痞塞，又似内有阴寒之据。然手掌烦热，唇口干燥，又却似内有阳热之符。此种下利，其或寒或热，将何推断耶？带下，以妊娠门二条按之，当就漏血之赤带而言，非指白带也，瘀血不去，即致带下，虽详妊娠漏血注，然与妊娠之漏血有分别者，以妊娠之血，为不得入胞胎而下从血室，此处之带下，又肝血之络，为瘀血所阻，而不得入血室，故自下也。答意虽就诸症层层细推，却又专从妇人着眼，专从妇人之年五十所着眼，而断出者也。盖利至数十日，里急腹满，俱似寒因，暮即发热，手掌烦热，俱似阴虚之热因，寒热既不应互见，且唇属脾，口属肺，唇口干燥，热利为合，又与数十日不止，及里急腹满者，尤不应兼见，故知其平日素有赤带之病，以致脾肺不滋，故唇口干燥，血液内竭，故手掌烦热，暮即发热。血虚者，气自寒，故利数十日不止，及里急腹满也。以其在妇人，故知其瘀血在少腹不去，以其

年五十所，故知其非目前之瘀，而为曾经半产所得之旧病也。然则不当从利为治，但行其瘀，而使血液归经，则带下可除，止其带而使血液内润，则暮热掌热，及唇口干燥者亦解。究之血裕气温，将并数十日之利，及里急腹满者，可不治而自愈矣。名之曰温经汤者，血气得寒则凝，得温则畅也。以辛温之姜桂为主，而以善降之半夏，善敛之芍药佐之，则温下而适所以去下焦之瘀也。因瘀而肝血阻于血室之络，以致血不得由血室而外达上供，故下陷而带下，渐成烦热干燥之候，故以芎麦之上滋者，补上焦之血，胶归之下滋者，补下焦之血，而以善行阴阳之丹皮，分走而各注之，所以治暮热掌热、唇口干燥等候也。又血虚气寒而至于下利，究当责之阳明之腑，故用苦温之茱萸，甘温之人参，而托以守中之甘草，则胃腑之阴阳起复，譬之大地春融，冰消雪化，田畴气暖，冰脱湿干之象，将瘀去而利亦自止矣。

妇人少腹寒而不受胎，虽无血瘀，而此汤能温中以温下，故亦主之。崩中去血，是非期而暴下，月水过多，指至期而大下，皆中寒失提、下寒失守之候，故兼取诸此也。至期不来，又中虚而精悍不生，下虚而气血自短所致，故亦取之耳。

妇人之月水，名之曰经血者，以其由十二经脉盈满之气，从月光之亏损，而泻下之义也。但其源委，则有两路，从胃腑发精之根，历脾肺肝肾，以及于心，凡经过之脏腑，各私取以自润其经脉者，一也；又肝为血脏，脏中之余血，由肝络而内从血室，以外达经络，与各脏腑所荣经脉之血会成一片者，又一也。比如潮起之象，其少火生气，潜滋暗长，至三十日，则经脉外满，而不受两血之注，遂使外

气平而内气不长，且外盛者具反注之势，故气伏潮落，而十二经脉之血，阖归血室，而下为月水矣。此系血瘀少腹之肝络，肝脏内血，欲由血室而外达以养经，因络阻而不得通过血室，故无期而带下。我故曰：与妊娠漏血有别。又曰：使血液归经者此也。

十　带下，经水不利，少腹满痛，经一月再见者。土瓜根散主之。

土瓜根散

土瓜根　桂枝　芍药　䗪虫各三分

上四味，杵为散，每服方寸匕，日三服，阴㿗肿亦主之。

此即上条之初症也。带下，亦指赤带，详已见。经水不利，因经脉之血，止有脾胃一路上供，而肝脏之血，陆续漏下，以致经脉之气血亏浅，故至期之经水不畅利也。少腹满痛者，血瘀气滞之应也。经一月再见，又承带下而言，盖谓带下一症，又致各经经气上虚，因而不能包护，以至一月再见者。二者耽延日久，俱成上条利下等症。故宜即主此以愈之，无使渐成温经汤之候也。芍药下引而入血分，䗪虫阴性而行血结，桂枝辛以散之，温以行之，合三味而去瘀之功用全矣。土瓜根为蔓引之本，其性上行，盖蔓引则走经脉，上行则托住肝脏之血，而使上充十二经脉之义也。以其为上条之初症，阴血未伤，故于温经汤，则少用归、芎、胶、麦，阳气未寒，故于温经汤又少用参、姜、吴茱萸者，此也。夫瘀去而肝血得从血室以归经脉，故带下除，而少腹之满痛亦止，经脉气充，而下伏于血室

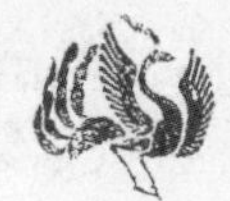

者有势，故经水自利，又血上滋而气自裕，则包护有力而尤能提挈，故一月再见者亦愈矣。

血下瘀，则阴癞；气下郁，则阴肿。本方为行血提气之药，故亦主之。

十一　寸口脉弦而大，弦则为减，大则为芤，减则为寒，芤则为虚，寒虚相抟，此名曰革。妇人则半产漏下，旋覆花汤主之。

旋覆花汤方

旋覆花三两　葱十四茎　新绛少许

上三味，以水三升，煮取一升，顿服之。

文义脉象，注见血门。妇人半产漏下，以上虚失提，外虚失裹之所致。葱性辛温，而先降后升，为通肾阳以外达之品，故白通汤之用之者，盖取诸此也。旋覆花用至三两，而且以之名汤，其意有二：夫上虚者必有阴气乘之，旋覆花能降逆阴，以为升阳之地者，一也；又取并力下趋葱性，以温肾阳者，二也。浅红曰绛，新绛者，新绸所染之绛色也，以茧丝口吐，其性上行，而红花所染之绛，又从其色而上入心膈之义，明系一小肾气丸，盖以辛热多气之葱茎代桂附，以收降之旋覆花代地黄、山萸，以上行心膈之新绛代丹皮，则其先资下降，而徐引上升，以补益其宗气。俾上提外裹者有力，而半产漏下自止矣。然本方，不过救急之劫棋，若求稳着，毕竟以建中、肾气丸为的当而无弊。千古之后，自有高明者以余言为不谬，又岂止仲景在天之灵，默为之首肯乎哉！

十二　妇人陷经，漏下黑不解，胶姜汤主之（方缺，

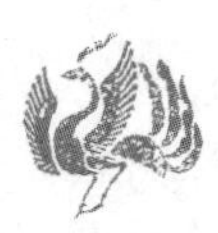

又林亿曰：臣亿等校诸本无胶姜汤方，想是妊娠中之胶艾汤，细按胶艾汤方意，与本条之症逼对，或姜字为艾字之讹耶，今从之)。

妇人陷经，与妊娠胞阻同义。盖妇人少腹，积有死血，使肝血不由血室以养经，而漏下者曰带下。若少腹并无瘀血阻塞，但其肝脏中，气虚而不能上蒸，血虚而不能上荫，其血刚至血室，而中路陷脱，故曰陷经，与胞阻之无瘀阻滞其气血，因虚而自漏者同，故曰与妊娠胞阻同义也。血虚者，气自寒，而血又因寒而其色惨黑，寒久则黑如豆汁矣。症与妊娠之胞阻同，故其主胶艾汤亦一也，汤意详胞阻下。但于胞阻，则补血温气以养胎，此则补血温气以养经为异耳。

即以胶姜汤而论，据愚鄙之见，未始不与陷经之候相对，但疑尚有当归、芍药、桂枝、丹皮四味，盖以阿胶之皮性，善于包裹提掣者为主，而佐以苦温之当归，所以温补血虚也。以生姜之根性，善于升浮旁达者为主，而佐以辛温之桂枝，所以温补气寒也，然后以芍药，引之入肝，以丹皮通之出脉，则陷经漏黑，当解于温补升行之内。有识者，或不以为好事而僭妄乎。

十三　妇人少腹满如敦状，小便微难而不渴，生后者，此为水与血俱结在血室也，大黄甘遂汤主之。

大黄甘遂汤

大黄四两　甘遂二两　阿胶二两

上三味，以水三升，煮取一升，顿服之，血当下。

敦者，上小下大之象。妇人少腹如敦状，先就外症而

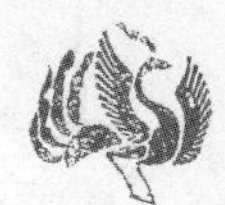

言，然实包藏诸症在内，以胎气水积、血结，俱能作此状故也。曰小便难，则积有水气，可知。曰微难，则小便尚见，而积水不多又可知。若使渴而微难，则出少不胜入多，犹得断为纯是水气，而又不渴，则其如敦状者，岂非全水者更可知。又少腹满大，小便微难而不渴，颇似胎气。今且是生产之后，则既非全是水，又不必疑为胎，而与水共结为如敦状者，非生后之瘀血而何哉！则破结血之大黄，与逐水饮之甘遂，可直任而无疑矣。但生后血虚，攻其积水结血，恐致伤阴之弊，故以养血之阿胶佐之者。盖血短则留连外饮，是补血亦所以替去其水，生新则推出死血，是补血又所以逐去其瘀之义也。五句惟二十九字，文法则八面玲珑，诊法则千层透辟，西汉以后医书，曷足以语此哉？

十四　妇人经水不利下，抵当汤主之。亦治男子膀胱满急有瘀血者（愚按：全经各条下，并无此小字添注之例，其后人之蛇足耶）。

抵当汤

虻虫三十枚，熬去翅足　水蛭二十个，熬　桃仁二十个，去皮尖　大黄三两，酒浸

上四味，为末，以水五升，煮取三升，去滓，温服一升。

此亦血瘀内络，以致行血之气，力绵势缓，故经水不利下也。但比前条诸症，多上中二焦之瘀。如膻中及脾胃之孙络，或因曾经咯血，或因饮食大饱，以及形寒饮冷等类，皆能令络中血瘀，血瘀则气滞，而经水不利，故用本

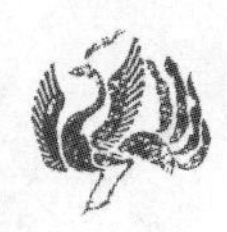

天亲上之虻虫，本地亲下之水蛭，各引入死血之络，然后以桃仁破而动之，大黄逐而下之，观大黄之用酒浸，行血之外，盖又取浮缓其性，而使之从上下扫者居多。我故曰：比前条多上中二焦之瘀者此也，然为壮人之初症，又不可不知，壮人，故直用峻药。初症，故血未虚而绝不补血也。

十五　妇人经水闭，不利，脏坚癖不止，中有干血，下白物，矾石丸主之。

矾石丸方

矾石三分，烧　杏仁一分

上二味，末之，炼蜜为丸如枣核大，内脏中剧者，再纳之。

脏指阴庭而言，即方后纳脏中者是也。坚者，阴脏中之肉，因气血郁滞而坚硬之谓。坚癖者，坚久而欲为痼疾，即肠癖之义也。白物，非谓白带、白淫之类，殆指形如粉渣而白，湿热之所化也。盖白带、白淫，下从带脉及肾中，其源远而象如精汁，此则从阴庭之坚癖处而下，其源近而微干色白如积垢，故曰白物耳。经水闭不行，乃本条领语，脏坚癖以下，方是正文。盖谓经水闭而不行，或行而不利，其或为血瘀，或为虚寒，或止下焦，或兼上部，已各有专方正治矣。然又有一种因经闭不行，而兼致外症者，则除正病正治外，而其外症，又不可不知外治也。比如经闭不利，则气血沉滞，从络脉而下注阴脏之肉内，遂成坚硬之癖疾，久久不止，则沉滞之血，干于坚癖中，于是气血郁而生热，热则生湿，湿热交蒸，则下垢腻之白物。矾石气寒味酸而性燥，寒则清火而解热，酸则消坚而散血，燥则

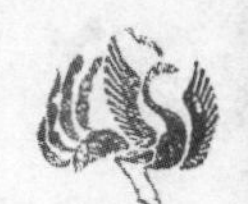

拔干而去湿，故用之为君。佐利气之杏仁者，所以并散其沉滞之气也。又诸症下在阴内，为服药之所未易到者，何似丸如枣核，纳脏中而以外治治之为甚便也，诸注反离混淆，不得窾窍。

十六　妇人六十二种风，及腹中血气刺痛，红蓝花酒主之。

红蓝花酒

红蓝花一两

上一味，以酒一大升，煎减半，顿服一半，未止再服。

妇人旧血行得畅，则新血生得满，而气因于血，故气亦为之温暖，周充而无病。若旧血迟滞，则生新之机自钝，而气血俱虚矣。血虚，则偏于干热而动生内风。血虚而气虚，则疏于卫外而易感外风，此六十二种风因之所自来也。又腹中血虚，则失于滋润，而络脉干痛。气虚，则失于流贯而络脉拘痛，此腹中刺痛之所自来也。红蓝花活血行气，得温浮蒸被之酒性以充之，则气行血畅，而解内外之风邪，除腹中之刺痛也宜矣。

十七　妇人腹中诸疾痛，当归芍药散主之（方见妊娠）。

妇人腹中诸疾痛，惟真阴亏损，而留连外水二者而已。盖真阴虚，则内络急痛；外水积，则内络窒痛。当归芍药散，能补血行饮，故主之。方义，详妊娠腹中疞痛下。

十八　妇人腹中痛，小建中汤主之（方别见）。

上条为中下二焦，阴血不足之病，此条为上中二焦，阳气不足之痛。盖天气寒，则不能照耀，故腹中作阴沁之

痛。天气虚，则不能传送，而作积水之痛，小建中汤，温膈而并填其气。膈气上温，则阳热下嘘，而阴沁之痛可除，膈气上裕，则鼓努下逼，而积聚之痛亦愈，故主之，汤义别详。

十九　问曰：妇人病，饮食如故，烦热不得卧，而反倚息者，何也？师曰：此名转胞，不得溺也，以胞系了戾，故致此病，但利小便则愈，宜肾气丸主之（方见虚劳）。

此条，明言不得溺为本病，因而转胞。又因转胞而致烦热不得卧，以及倚息，此属易解，但其所以不得溺，及所以不用他药利小便，而独主肾气丸者，解得透彻，略无障碍矣。盖肾中先天之气，从贴脊之后道，上熏膈中，与饮食所生之悍气从肺而上贮胸中者相会，则先天后天混合，而成在上之宗气。此气充满，则呵嘘蒸被，而水道流行。今肾中鲜上熏之妙，而膈气空浅，则水行自缓，缓则气愈滞而不得溺。不得溺，则膀胱满而拥起胞胎，令胞系松宽而微转，故曰转胞。夫膀胱之气与胞胎之气，两皆上转，则气宇扁穿，其烦热不得卧，及倚坐以息也，宜矣。于何知之？于饮食如故，故知上中二焦，及前行之后天气道中无病，而为先天之肾气虚微，因致胸中失传送之候也。了戾[①]者，钉钩挂物，系松而摇拽旋纽之象。肾气丸中，茯、泽渗泄以利水，山药培土以利水，则膀胱浅软，而胞胎已有下弛之地，且得地黄、山萸，将桂附弹压，下入肝肾，而令丹皮，直从贴脊而上引之。俾胸中氤氲之气下逼，则胞胎复安其位，而其系因直而自正，又何烦热不得卧，及

① 了戾：萦回盘曲貌。

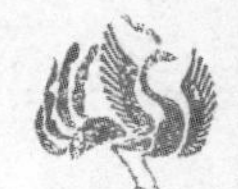

倚息之患耶？此仲景不以他药利水，而独主肾气丸之精意，安得有心人，而与之共剔长沙之灯火哉。

二十　妇人阴寒，温中坐药，蛇床子散主之。

蛇床子散

蛇床子仁

上一味，末之，以白粉少许，和令相得，丸如枣大，绵裹内之，自然温。

阴寒，亦指阴庭之寒冷而言，俗解作子宫寒，非以坐药外治，不能温子宫故也。坐药者，纳之而坐，非一时取效之谓，故方后曰绵裹者，恐其坐久致化之义也。凡妇人一切纳药、坐药、洗药，俱与深远之脏腑无干，而为外症，外症而治以内药，既失之迂，而且虞脏腑之喜恶不齐。先为药病也，故外症皆从外治之例，本草称蛇虺[①]喜卧其下，故有蛇床虺床之名，则其性之温暖可知。又味辛而甘，夫辛甘主散，则其温暖之性，为能横施旁达又可知，用为坐药，而阴寒自温可必也。

客有素读仲景之书，而难余者曰：阴非独寒，必子宫上冷而后下阴户者，本文明主坐药，而子谓但温阴庭，而非子宫之药，毋乃所见之偏且执耶？余曰：是非客所知也。夫《金匮》一书，分门立论，其就症列方者，大似玉碎珠零，金星宝片，殊无可贵，是在灵机无碍者，会其全神，譬之重漆围屏，钳镶斗缝，则异彩奇光，照耀堂奥，而成玻璃世界，客之所见者，屑末而已矣。乌足以知此哉？诚

① 虺（huī）：古书上说的一种毒蛇。

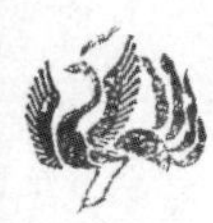

如客言，彼子宫之寒在先天者，肾气丸不具在乎？在后天者，理中丸不具在乎？何妨以内药先温其本，而后以外药兼治其标耶？且云坐药可上温子宫，则亦将以漱口不下咽者，能愈中焦疾苦乎。客失笑而语塞。

二十一　少阴脉滑而数者，阴中即生疮，阴中蚀疮烂者，狼牙汤洗之。

狼牙汤

狼牙三两

上一味，以水四升，煮取半升，以绵缠筯如茧，浸汤沥阴中，日四遍。

滑为湿，数为热，少阴之下，竟下为阴庭之应，其脉湿热交见，故知其为阴中生疮矣。阴中蚀疮句，勿作上文之复语，盖上两句是言诊法，亦是言其初症。下二句言疮久而湿热浸淫，以致虫生之治法也。狼牙味苦性寒，以寒能胜热，苦能燥湿，而尤能杀虫，故主此以洗之耳。

二十二　胃气下泄，阴吹而正喧，此谷气之实也，膏发煎导之（方见黄疸）。

从前阴失气，故曰阴吹[①]，从后阴失气，为大肠之正路，故曰正喧。盖谓胃中之气下泄，以致由前阴之间道吹出，又由后阴之正道喧响者，此因胃能受谷，脾能消谷，但因大肠液燥而便结，以致谷气中实，大肠正路喧传之而不足，又从小肠之岔路，而气与水化俱迸也。夫实则失气，

---

① 阴吹：阴道经常有气排出，状如放屁，自己无法控制，严重时簌簌有声，连续不断，这就是中医所说的“阴吹”。祖国医学所说的阴吹之疾，多指阴道壁和盆底组织松弛及一些神经官能症，常发生于身体虚弱、精神抑郁、气机不畅的经产妇。

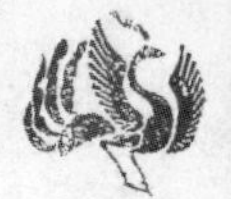

是非令其大便流通，俾谷气下平不可。然若投以攻下之剂，是责脾胃之无辜，必致反不能食而䐜胀矣。故以滑肠胃之猪膏，滋血液之乱发，熬以为煎，则干结得之而润下，将谷气平，而正喧者亦自止，复何阴吹之有哉？

钱塘李氏，谓正喧即阴吹之喧响。檇李徐氏，改本文正喧为正结，皆失之。

杂疗方第二十三

三物备急方

大黄一两　干姜一两　巴豆一两，去皮心熬，外研如脂

用药各须精新，先捣大黄、干姜为末，研巴豆内中，合治一千杵，用为散，蜜和丸亦佳，密器中贮之，勿令泄。主心腹诸卒暴百病。若中恶客忤，心腹胀满，卒病如锥刺，气急口噤，停尸卒死者，以暖水、苦酒服大豆许三四丸，或不下，捧头起，灌令下咽，暖水或酒将药研开灌服，故曰灌令下咽，不可不知也。须臾当瘥，如未瘥，更与三丸，当腹中鸣，即吐下便瘥。若口噤，亦须折齿灌之。

杂疗方者，大概症则九死一生，既非常有之病，药则险峻冷异，又非和易之材，虽至十年，或可不用，而却为一时之所急需，无处收受，而又不忍弃绝者，故以杂疗统之。夫《伤寒》六经之专方，《金匮》各门之要药，譬之太平取士，已登选造之名，而世之奇功伟绩，往往收之险

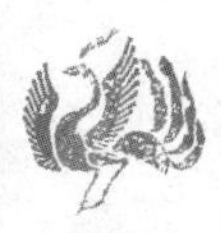

健啬杀及幽隐孤高之辈，此边才国士之科，亦不容尽废之道也。

凡卒暴死者，皆秽邪充塞脏腑，而使真气郁闷不得流通，故一时背住而昏绝者，郁闷迟久，则气寒血寂而真死矣。若吐之以上宽胸膈，下之以下宽肠胃，则真气之咽伏者，因上下之空而动机相引，则复为流贯而自苏，后文卒死诸方，皆本此意，而各为变通者也。心腹之卒痛，与卒死同义，得吐下，而心腹之邪，从肠胃之空而内注，故其痛自止，即所谓入腑则愈之义也。本方以通神明、去秽恶之干姜，挑动胃阳，而合斩关夺门之大黄、巴豆上越下并，则胃中之真阳得舒展之地，而一时背住者复出，故瘥也。但中毒厉者，气必虚寒，而致闷绝者，内多烦热，故并性寒之大黄，性热之巴豆，而合用者此也。

退五脏虚热四时加减柴胡饮子方

柴胡八分　白术八分　大腹槟榔四枚，并皮子用　桔梗七分　陈皮五分　生姜五分

冬三月方，春三月加枳实五分，减白术。

夏三月仍减白术，加枳实，外加生姜（三分，合前为八分耶），甘草八分。

秋三月，加陈皮三分（谓照冬三月原方，特加陈皮为八分）。

上各㕮咀，分为三贴，一贴以水三升，煮取二升，分温三服，如人行四五里进一服。如四体壅，添甘草少许，每贴分作三小贴，每小贴以水一升，煮取七合，温服，再合滓为一服，重煮，都成四服。

钱塘李氏曰：人无四时一定之病，安得有四时一定之方！此后人之所附会者，非仲景神明之制也。愚尝细按方意，及所加所减，并所去者，俱令人不解。且方名则曰饮子（饮子二字，确是宗元人撰出帖字添字，又煮滓之法皆仲景书中之所绝无者，况且其用词臃肿琐屑，欲与古雅浑厚相杂，何可得也）！方后曰分为三帖，又曰如四体壅，添甘草少许，又曰每帖分作三小帖，又曰再合滓为一服重煮，都成四服。命名造语下字，以及煎服之法，与本经前后诸方大殊，其宋元之无识者，以鱼目混珠，借珠光以炫人，而令后世不敢检出耳，李君斥为伪方，卓识绝伦。

长服诃梨勒丸方

诃梨勒　厚朴　陈皮各三两

上三味，末之，炼蜜丸如桐子大，酒饮服二十丸，加至三十丸。

李氏曰：诃黎勒性涩，厚朴破气，安可长服！此亦伪方。愚按方意殆指中气薄，而善于上膨下滑者之长服也。盖中气薄者，甫食，则胃气上浮而腹胀；食化，则胃气下陷而溏泄。诃黎勒气温性涩，温以提陷，涩以固滑，得厚朴之气温，而开拓心胸；陈皮之性暖，而沉降冲气，是为收拾上下之走注，而固住中焦之药，以之长服，不亦宜乎。其望诊之法，凡地角尖小，唇中掣薄，则其人胃小脾短，胃小则受谷不多，脾短则磨谷不尽，故食后善嗳而多便且溏也。

排脓散

枳实十六枚　芍药六分　桔梗二分

上三味，杵为散，取鸡子黄一枚，以药散与鸡子黄相等，揉和令相得，饮和服之，日服。

此阳毒在血分之排脓散也。阳毒盛，而阴血不足以供燔炙，故脓未易成耳。重用破气之枳实为君，而以酸敛行阴之芍药，引入血分，则正破血分中焮肿之气，而以桔梗开提而出之。又配浑全血液之鸡子黄，滋其阴血，则损过盛之阳而济阴虚不足之用（鸡子黄性守中宫，与散先揉相得，而后以饮解服之，亦是欲从胃中而补血液之义），此脓之可以安排而出矣。愚尝移此于痘科，以救阳亢阴虚而不成浆，渐至板黄倒靥。虽几死者，犹可十存六七，真神丹也。加减另详痘书。

排脓汤方

桔梗三两　甘草二两　生姜一两　大枣十枚

上四味，以水三升，煮取一升，温服五合，日再服。

此气寒不鼓，及脓稀脓白之排脓汤也。夫气寒不鼓等候，其大源由于胃中之悍气不充，故以守中之甘草为主。而以辛温之生姜副之，则胃阳起而饮食易化，悍气乃生。又气寒不鼓等候，其传而由于肺中之大气不转，故以高浮之大枣，从胃上引；而随以开提之桔梗发之，则脾肺合德，其生阳之气，充行经络，而温被痈脓矣。二方非仲景必不能制，而李氏诋为伪方，云非要药，真皮相骅骝，石诬璞玉者乎。

治伤寒令愈不复，紫石寒石散方

紫石英　白石英当作寒水石　赤石脂　钟乳碓炼　太乙余粮烧　栝蒌根　防风　桔梗　文蛤　鬼臼各十分　附子炮去皮　干

姜　桂枝去皮，各四两

上十三味，杵为散，酒服方寸匕。

李氏曰，仲景治伤寒，三百九十七法，一百一十三方，神而明之，纤悉备具，令愈不复，不过养正祛邪，使元气自足，何必用此而立异，伪方无疑。此论似属近理，愚尝细按药性，详参方意，见其先降后升，带血补气，而且十三味中，精神贯串，顾虑周详，断非后人所能拟者。盖伤寒一病，其根由于肝肾之脏阳，虚于里与下，因而经表之卫阳，疏于外与上，故虚邪贼寒，得乘而中之之候也。夫未病而寒且中之，况既病而发以桂麻等药之后乎，则其内外之阳更虚可知。复，非《内经》食肉则复之义，殆指卫虚而复中外寒之谓也。是非急温脏腑以密卫阳，则愈后复中，有不可待之势。然而白通附子为热势太猛，而于理中肾气为功效太迟，故用温润之紫石英，补肝脏之气血；辛咸而寒之寒水石（紫、白石英功用相同，何为并立方名紫石英石散？则白石英岂寒水石之讹耶），补肾脏之精汁；辛甘大温而黏涩之赤石脂，填肠胃之空；辛甘而温，及去水住气之钟乳，暖命门之火；甘咸微寒，及利水留气之太乙余粮，温膀胱之化；五石之性，剽悍迅速，将辛温补气之姜附，带入脏腑，而以聚根藏气；独茎透发之鬼臼，封固而直行之；然后佐桔梗以开提经脉；佐桂枝以通行卫阳，而总交之防风以固密之，则脏腑内温，卫气外实，亦何寒邪复中之患乎！又伤寒愈后，有烦渴之余症，而致病水饮者不少，况本方为补卫行阳之散乎！此生津之栝蒌根，止渴之文蛤，又与利水之太乙余粮相为照应耳。李氏伪方之论，其足信乎否？

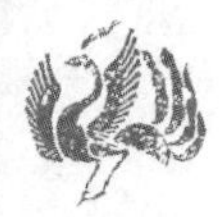

救卒死方

薤，捣汁灌鼻中。

卒死，见三物备急注。薤味辛而性温，且其气味俱薄，辛温走气，气味俱薄，则轻清而得在天亲上之妙。天气通于肺，鼻为肺窍，灌薤汁以勾引气机之薄郁耳。

又方

雄鸡冠，割取血，管吹内鼻中。

鸡为巽畜，得东南生气之正，而雄鸡之冠，尤为阳气之勃发者，且血能引气，使之相就，故吹内鼻中，亦灌以薤汁之义也。

猪脂，如鸡子大，苦酒一升，煮沸灌喉中。

此液短气涩，而气机背绝之卒死也。猪脂腻滑而利窍，苦酒乘沸，则其气深沉而尖锐，灌入喉中，令从浊道敛浮冒以通胃阳之义，后方凡从口入者俱仿此。

鸡肝及血涂面上，以灰围四旁，立起。

风气通于肝，而鸡肝尤得巽风之正。鸡血，见前注。面为诸阳之会，以鸡肝及血涂之，则气血风火，有两相感召之妙，且以灰围四旁，令火土之余温，以暖卫气，则卫气外实，而反注有力。故所背之气，上引而复通，则立起也宜矣。

大豆二七粒，以鸡子白并酒和，尽以吞之。

大豆，北人名蚕豆，浙人名罗汉豆者即是。味甘性温，能生胃阳，并散五脏积结，故薯蓣丸中，浸芽令卷而用之者此也。但玩下文和字，似于二七粒下，当有末之之句。鸡子白环裹蛋黄，有天包地外之象，其气轻清亲上，又酒

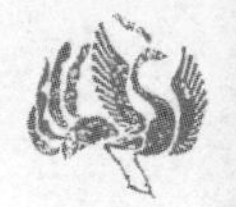

性高浮而善行，以之黄相和药，是欲浮大豆生阳散结之性，上开胸中胃脘之义也。其曰尽以吞之，则其有卒死之势，而尚未至于死者可知。后方凡曰饮之咽之者仿此。

救卒死而壮热者方

矾石半斤，以水一斗半煮消，以渍脚，令没踝。

此就壮热着眼之方治也。盖阳气尽浮于在上，无所展舒，故闷绝而卒死。又阳气尽浮于在外，未经泄越，故卒死而犹壮热也。矾石咸酸收涩，咸酸则能固其未脱之根，收涩则能招其外骛之气，踝下为足经脏腑井荥原合等穴之所经，渍之没踝，住本气以招复标阳，将在上在外之浮冒者，下缉内敛，则上气之闷绝者得展舒，而卒死自苏，外气之怫郁者得内通，而壮热亦解矣（五脏之末五穴曰井、曰荥、曰俞、曰经、曰合，六腑之末六穴于经穴五穴多一原穴）。

救卒死而目闭者方

骑牛临面，捣薤汁，灌耳中，吹皂荚末鼻中，立效。

此从目闭着眼之方治也。目闭有二，辨详《伤寒》衄症目瞑下。此是上眼皮下就之目闭也。盖目为神光外注之窍，而神光又下托于气，气欲下伏，则神光内沉，于是目皮从上下合而目闭矣。骑牛临面，谓抱病人骑在牛背，而且令其前俯，使其面侧临于牛背，以便左右灌耳也。仲景盖谓卒死之人，假令目皮从上下合而闭者，此系阳气下陷，而上气垂绝之卒死也。夫阳气者，火之象也。火之将伏熄者，宜以动引之，而尤宜以微动引之。牛性坤顺而安

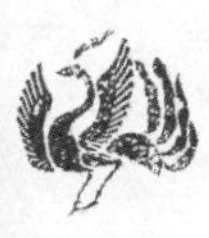

顿，令病者俯骑牛背，侧面枕临之，以留口鼻之息道，使人挽牛缓行，则动机微微牵引，而阳火不致一时寂灭，然后捣生阳之薤灌耳中，以勾肾气之上通，且以开窍善嚏之皂荚末吹鼻中，得嚏出以提之，则气复上接于胸膈，故立效也。

救卒死而张口反折者方

灸手足两爪后十四壮了，饮以五毒诸膏散。

此就张口反折着眼之方治也。盖阴寒食滞之气，撑鼓于前，而经络阳和之气，瘪纵于后，前盈后缩，故反折。反折，故张口而卒死也。手足两爪后，当指少商、隐白而言，因脾肺二经，尝运经络之阳气，以贯周身，而少商、隐白为脾肺之井穴。灸之者，所以温经络之气，使瘪纵展舒，而反折可愈矣。五毒，指乌头、附子、蜀椒、巴豆、大黄而言；曰诸膏散者，即乌头煎、附子煎、三物备急方及温药下之者皆是。盖温以祛寒，下以开郁，撑鼓之气下平，而真阳流贯，则卒死者自苏也。膏散而曰饮者，凡膏散等类，俱卒死者所不能吞咽，非煎解不可灌故也。必用五毒者，以诸药温热犀利，不假胃气之运行，而自能排辟荡涤也。膏浮上部，散恋中焦，以卒死之气，多从上中背绝者，故独于丸药无取焉。方不可以定指，在圆机通变者，随时应用，故但曰饮以五毒诸膏散，而不列方者，非缺也。

救卒死而四肢不收、失便者方

马屎一升，水三斗，煮取二斗以洗之。又取牛洞一升，温酒灌口中。灸心下一寸，脐上三寸，脐下四寸，各一百

壮，瘥。

此从四肢不收及失便着眼之方治也。盖四肢不收，是阳欲外脱；失便，是阳欲下脱，则其真阳虚极，而中焦无贯通提挈之火力可知。马为午畜而性温，其屎尤得肠胃中下行内行之化，煮水洗之，盖既防其汗泄，而且欲摄四肢不收之气，使之内通也。牛性食物必倒嚼而后下，是牛洞之性，能缓肠胃之下注者；且以浮热之酒，相和灌之，是取暂挽其走注之气，而不使一时尽脱耳。心下一寸曰巨阙，脐上三寸曰建里，脐下四寸曰中极，各灸百壮，则三焦内温，而上接息道，故卒死自还；外贯四末，故四肢自收；下提关锁，故失便自固。然则马屎牛洞，洗之灌之，不过暂为挽留残焰之计，而各灸百壮，始为温中续命之正治。噫，亦危矣哉！

救小儿卒死而吐利不知是何病方

狗屎一丸，绞取汁以灌之。无湿者，水煮干者取汁。

此从吐利着眼之方治也。卒死而吐利，是因上吐下利，而中气分消，顿致垂绝之卒死也。不知是何病，言不辨是寒是食之谓。盖中寒食积，俱能令小儿吐利，吐利甚，故一时气微卒死耳。狗胃热而尤善化物，热则温中，化物则去滞，将胃气奠安，而吐利自止，故皆能上续而自生也。

小儿疳虫蚀齿方

雄黄　葶苈

上二味，末之，取腊月猪脂熔，以槐枝绵裹头四五枝，点药烙之。

小儿肾阴未足，且其津液以贪长而无留余者，故尝阳胜而阴负。脾胃积阴热，则热气淫佚而甘缓，故病名曰疳。但因热化湿，热湿之邪，从阳明之脉，而上腐龈肉，且及于齿者，土邪乘水，而虫生之象也。以致儿暴死，有顷刻间火焦烟黑之势，故除服药内攻土实之外，主雄黄之辛以散之，葶苈之苦以坚之，猪脂之润以滋之，槐枝之寒以折之，而又熔药点烙，是以火为反佐，令外火之势，以顶内火，而使之下伏之义也。

疳虫蚀齿，虽亦暴症，然前后俱卒死方治，而附此者，其因前方小儿之卒死而连及之耶。

尸厥，脉动而无气，气闭不通，故静而死也方治

菖蒲屑，内鼻两孔中，吹之，令人以桂屑着舌下。

尸厥者，宗气上虚，或因惊骇，或因愤闷，以致肝肾浊阴之气，上冲阳位，而膈中真气逼侧不展，故厥而如尸也。此与卒死有辨。卒死者，气与脉俱伏，耽延则竟死；尸厥无气而脉动，久则当自还。今脉动无气，故知其但气闭不通，而为尸厥之死耳。菖蒲屑味辛气温，吹内鼻孔，以通肺与胸中之真气；舌下着辛温之桂屑，盖取暖胸分之阳，伐肝肾之逆也。夫浊阴下伏，真阳上通，宜乎尸厥者之复起矣。

此即奔豚之重症，犯则气绝神昏，大小便出，然系妇人女子居多，以其心气易空，而嗔怒易动故也。

又方

剔取左角发方寸，烧末，酒和，灌令入喉，立起。

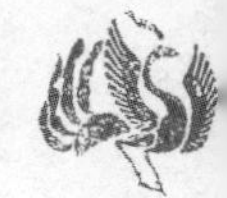

发为血之余，而亦为气之所附者，况头角之发，其气血上行之性，尤其熟路，又得上浮善行之酒力以和之，则真气因上引之机而立通，故厥者自起也。

经言，邪客手足少阴、太阴、足阳明之络，此五络皆会于耳中，上络左角。五络皆竭，令人身脉皆动而形无知，其状若尸厥。治法以竹管吹其两耳，剔其左角之发方一寸，燔治，饮以美酒一杯，不能饮者灌之，不能饮者灌之，非不善饮之谓，盖措蹶而不知咽者言之，故曰灌之，立已。仲景之方本此。

救卒死客忤死还魂汤方

麻黄三两，去节　杏仁七十个，去皮尖　甘草一两，炙

上三味，以水八升，煮取三升，去滓，分令咽之。通治诸感忤。

卒死，见各方下。客忤死者，人身真气，由中焦而上熏，如兰香梅馥，氤氲冲举，寒热毒厉之客邪乘之，譬之横风暴气，冲突花前，则香馥之神顿伏，犹之客从外入，而忤夺主情之象，故名。麻杏利气而疏泄诸恶，得甘草以中托之，则正开中上之寒热毒厉，而使真阳复治，故主此也。但卒死之因，各有分别，已详诸方下，若谓通治卒死诸症，而投以目闭，及四肢不收、失便二候，则速之真死矣。明者察之。

又方

韭根一把　乌梅二七个　吴茱萸半升，炒

上三味，以水一斗，煮之，以病人栉内中，令沸，栉浮者生，沉者死，煮取三升，去滓令分饮之。

此肝中阴寒之逆气，上犯心君之部，而闷绝卒死之方治也。吴茱萸苦温沉降，用以为主；韭根辛温，聚纯阳之气，而易于发生者，配以为佐；乌梅酸敛入肝，凭以为使。明系先任吴茱萸之温降，随便挟韭根之辛温，从胸中膻中排压其阴寒之逆气，使上焦宽展，而神气可以渐舒者，一也；且将二药之温性，趁势随乌梅之酸敛，纳入以温肝脏，二也；至此却又任韭根生发之性，挟吴茱萸之温气而上熏者，三也；发为上行气血之余，而栉又发性之所寄托者，纳之令沸，是佐韭根生阳之发越，与剔左角之发同义者，四也。栉浮者生，沉者死，是验病人平日之阳气耳。盖阳盛而气通于栉，则栉浮而灵，以其气能引药上通，故生；阳绝而栉无受气，则栉沉而不灵，以其药不能扶阳上透，故死。仲景之方意，真百道连环，不可胜解者乎。

以上自三物备急，及卒死尸厥，凡十五方，因其方意而想见病情，各有辨证未议，此镜中看影，因影知形之道，而于卒病亡之后，实有小补，故敢琐琐言之，并非穿凿以诳后人，自贻拔舌地狱之罪者也。同志者其鉴之。

救自缢死，旦至暮，虽已冷，必可治；暮至旦，小难也，恐此当言忿气盛故也，然夏时夜短于昼，又热，犹应可治。又云：心下若微温者，一日以上，犹可治之方

徐徐抱解，不得截绳上下，安被卧之。一人以脚踏其两肩，手少挽其发，常弦弦勿纵之；一人以手按据胸上，数动之；一人摩捋臂胫，屈伸之。若已僵，但渐渐强屈之，并按其腹。如此一炊顷，气从口出，呼吸眼开，而犹引按

莫置，亦勿苦劳之。须臾，可少桂枝汤及粥清含之，令濡喉，渐渐能咽，及稍止，更用两人以两管吹其两耳朵好。此法最善，无不活者。

缢则息道不得出入，故胸腹四末之气，背闭而死者，旦至暮，为阳气未散，故虽冷可治。暮至旦，以阴阳代更，故小难。岔气句，又仲景解释小难之义或如是耶。盖谓缢者多忿，忿为肝气，居阴之下，而旺于暮，故忿者至暮而气盛，气盛而缢，则其胸中之背闭者，不止本气，而更多一忿气在其中矣，岂因此而小难耶？然此说亦不可尽泥，除冬夜长且冷，恐气血寒凝，真是小难外，夏时夜短气热，不又较之旦至暮者，治之反更易乎。又云以下，言总以心下微温，不论旦暮长短，俱可治也。玩其文气，必是当时救缢之成法，而仲景特集之者也。

徐徐抱解，不得用刀剪以截其绳之上下者，恐坠振以散乱其所背之气也。安被仰卧，令人坐于缢者之当头，以两脚尖踏其两肩，然后以手提挽其发，向上微令弦急，使缢者之头略往上微起，盖取胸中背闭之气，使之微满而急之义。按胸数动，是欲因其满急，而熨之上通也。摩捋臂胫，虽僵而强屈伸之，是欲运四末之郁气以内鼓胸中，并按其腹，是欲运胃中之郁气，以上鼓胸中，总以逼熨其背闭者气从口出耳。呼吸眼开，引按莫置，恐气出而静伏，则仍脱也。戒苦劳者，恐因引按太甚，而反伤其气也。桂宣阳气，粥引胃气，故少少含与之，以濡其喉者，恐气虽通，而又以干燥涩其机致也。缢者颈以下之气下郁，颈以上之气外冒，故以两管吹其耳者，以他人之外气逼之内通而已。

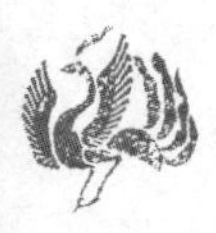

凡中暍死，不可使得冷，得冷便死疗之方

屈草带绕暍人脐，使三两人溺其中，令温。亦可用热泥和屈草，亦可扣瓦碗底，按及（二字疑颠倒）**车缸，以着暍人，取令溺，须得流去，此谓道路穷猝**（犹言穷途仓猝）**无汤，当令溺其中，欲使多人溺，取令温，若汤便可与之，不可泥及车缸，恐此物冷，暍既在夏月，得热泥土，暖车缸，亦可用也。**

屈草带，谓取草绳草鞭之类，屈作圆圈，大小六寸许，环放绕脐，以受溺而使之流去者是也。不得绳鞭，即以热泥和散草，而屈围如草带。用法：瓦碗底而曰扣，当指无底之瓦碗，即瓦碗底圈之谓。覆碗叩脐，是从无底处溺入耳。按及，疑是及按之讹，否则，按字为羡文矣。车缸，形器未详，不敢妄释用法，悬佚高明。汉人信手率书，多有此沙中细水，叶上虫斑之笔，漏渗盘旋中，而古雅之气自在。注家以其径路欹斜，踪迹断续，辄囫囵而不求甚解。愚以救死之方，不容忽略，故琐屑辨之耳。

下焦命门之火不衰，中焦脾胃之阳自暖，则上焦胸中之真气氤氲充满，暍邪必不能入。惟三焦气虚，则流热之邪乘虚而袭入心肺之空，于是气机灵道一时伏郁而如死矣。此与卒中毒厉及客忤诸死同义也。然当邪正相持于胸膈，得冷则微阳一敛，而暍邪如逐北之象，深入堂奥，而据其气机之根蒂，故便死矣。与之以温热之汤，使胃阳从口而上奋，则正胜邪辟而自苏，或发为热汗，而暍且尽散矣。若道路穷卒无汤（穷卒犹言，穷途仓猝之中），凡屈草带，热泥和草，以屈作带状，及瓦碗底扣之，热车缸按之，令

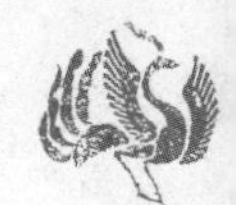

多人溺其脐中，虽系外治，而其为温中以破暍之法，则一也。

救溺死方

取灶中灰两石余，以埋人，从头至足，水出七孔，即活。

溺者死于水涨诸窍而气绝，灶灰温燥，能拨水纳气，取以埋人。盖纳气即所以去水，故水出七孔，而拔水即所以引气，故即活也。

治马坠及一切筋骨损方

大黄一两，切，浸汤成下　绯帛如手大，烧灰　乱发如鸡子大，烧灰　桃仁四十九个，去皮尖熬　败蒲一握三寸　甘草如中指，炙剉　久用炊单布一尺，烧灰

上七味，以童子小便，量多少煎成汤，内酒一大盏，次下大黄，去滓，分温三服。先剉败蒲席半领，煎汤浴，衣被盖覆，斯须，通利数行，痛楚立瘥。利及浴水赤勿怪，即瘀血也。

马坠，及一切筋骨损者，惟以血瘀致死耳。盖血瘀则气塞，气塞则活血亦滞。夫所以续筋接骨者，惟气血周流之神化也。苟血以塞气，气以滞血，则内而三焦不行，外而营卫断绝，不死何恃？发为血余，性入血分，而乱发又为血余之败落者，则从类而直亲死血可知；蚕丝具细络之象，其性善走络脉，而染绯更走经脉之血络又可知；蒲草阳多阴少，故易生而早败，败蒲之性，其吸血又可见矣；炊单布，去血肉垢腻，久用成性；甘草浮诸药而使之旁搜

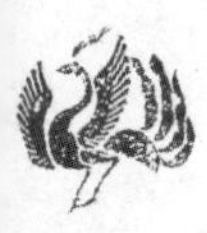

遍及；然后以破瘀之桃仁先动之，而以逐瘀大黄攻下之也；又恐血瘀气塞者，易于生热，而逐瘀破血者，易于下趋，故以咸寒之童便煎汤，而以浮缓之酒力上留也；大黄切浸而后下者，取轻清之气，以荡漾郁瘀，而不使重浊之味伤阴液也。三药烧灰而入煎者，取咸黑之性，深入血分，而且假火烧之力助阳气也。以此温服，则内而三焦之瘀，得从通利而去，故利下色赤也。蒲草阴津枯燥，性吸血气，败席久卧，则所吸之血气盈满，煎汤先洗，则相为感召，而外引其经络之瘀，从毛窍而散，故浴水赤色也。内外之瘀皆去，而气血流通，此筋骨之损，自能接续矣。

禽兽鱼虫禁忌并治第二十四

凡饮食滋味，以养于身，食之有妨，反能为害，自非服药炼气，焉能不饮食乎？切见世人，不闲调摄，疾疢竞起，若不因食而生，苟全其生，须知切忌者矣。所食之味，有与病相宜，有与身为害。若得宜则益体，害则成疾，以此致危，例皆难疗。凡煮药饮汁以解毒者，难云救急，不可热饮，诸毒病得热更甚，宜冷饮之。

若不因食二句，似乎费解，故槜李[①]徐氏，谓若字恐是无字之讹。愚谓徐氏误将此句连下文读耳，若连上读，则其义自明矣。盖言不闲调摄，以致灾疾，竟若不欲饮食而

① 槜李（zuì lǐ）：古代地名，浙江嘉兴县西。

求生者之谓。

肝病禁辛，心病禁咸，脾病禁酸，肺病禁苦，肾病禁甘。恶五味之于五脏，各相克贼也，故禁。

春不食肝，夏不食心，秋不食肺，冬不食肾，四季不食脾。辨曰：春不食肝者，为肝气旺，脾气败，若食肝，则又补肝，脾气败尤甚，不可救。又肝旺之时，不可以死气入肝，恐伤魂也。若非旺时即虚，以肝补之佳。余脏准此。

复魂者，谓肝藏魂。当旺时而肝用事，且复食肝，是使人物生死之魂相乱，是二魂也，故曰复魂。复魂者，其得安妥乎？四季各戒食当令之脏者，一则恶其扶旺气以乘所胜，则不胜者更无所容，而受害靡甚。且富而继富者种奇祸，此亢害自然之道，以之周急，则庶乎其可矣。

徐氏曰：死气入肝之说，甚有妙理。盖一脏有一脏之旺时，生气之所起也。以死肝合之，则死气借旺而复，使死气乘肝而伐生生之机。气若非旺时，纵有死气，无生气以引之，则死气不复也，适足以补之而已。语亦玄奥，故并录之。

凡肝脏，自不可轻啖，自死者弥甚。

肝脏为饮刀时忿怒之气之所郁伏者，故不可轻啖。又五行之运，木先荣而早凋，故肝生之而肝实死之也。是自死之肝，其死气之所窟宅乎。物之死气，尝（疑作当，或作窃）死人之生气，故不可啖弥甚。

凡心皆为神识所舍，勿食之，使人来生复其报对矣。

血肉之心为形脏，而形脏者神灵知识之所舍，人物虽有偏全之别，而其具有神识则一也。夫形骸可以气化，而

神识不得以水火劫数消灭者，物类之神识虽微，积久而郁为火毒，发为痈疽，理或然耶，故戒勿食。来生复其对报，虽似仲景以因果之说恐吓后人，然而天道循环，风吹南北，江干消长，地易东西，亦未始不可尽信也。

凡肉及肝，落地不着尘土者，不可食之。

落地不着尘土，以其毒气盛满，尝浮鼓于形外之所致也。以下六条，其格物微妙，验毒幽细，几令人不可寻觅。

猪肉落水浮者，不可食之。

落水而浮，知其毒气之鼓满于肉中也。

诸肉不干，火炙而动，见水自动者，不可食之。

不干者，阴毒重，而风日之阳气不易入也。得火而伏气自扬，故炙而动。得水而郁热传染，故见水自动。皆毒气凭借使然，而有似乎妖异也。

六畜肉热血不断者，不可食之。

非肉中有一股毒气催之，不至此。

诸五脏及鱼，投地尘土不污者，不可食之。

诸肉及鱼，若狗不食，鸟不啄者，不可食之。

物类无知，天尝付之以气相感触之用，而反灵于有知，故诸肉及鱼，狗不食，鸟不啄者，物类闻气之灵爽可凭也。

肉中有如朱点者，不可食之。

肉中朱点，如人病瘟热，而发为斑疹之象，疫疠之畜可知矣。

父母及身本命肉，食之令人神魂不安。

年支所属，岁以百万计，似可不必拘泥，亦就不忍而言之耳。

食肥肉及热羹，不得饮冷水。

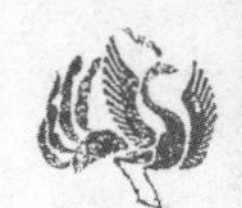

肥肉难化，食之而饮冷水，则胃阳敛伏，而易致积聚。热羹能令胃中精悍并起，尝从胃络而发为阳汗，骤饮冷水以激之，则其汗中郁，而致湿满水肿等候。

秽饭、馁肉、臭鱼，食之皆伤人。

当是馁鱼臭肉，肺及脾胃之所不喜，皆能阻其氤氲化醇之妙，故曰伤人。

自死肉，口闭者，不可食之。

自死之者已不可食，况口闭，则咽其死气，而鼓于周身者乎。

六畜自死，皆疫死，则有毒，不可食之。

兽自死北首，及伏地者，食之杀人。

兽自死而首北向，感北方阴寒惨厉之气而死者可知，兼之伏地，四末不颠覆，则其为暴死又可知，故食之杀人。

食生肉，饱饮乳，变成白虫。

肉之生者，其生气尚在。乳性寒而令胃不化肉，且得乳以养其生气，而虫化乃成，故虫则从生气，而白则从乳色也。

白虫形短而扁阔，长寸许，宽六七分，色白如玉，从肛门不时自出，其冷如冰。口北蒙古，多食生饮乳，故病此者最多。仲景之言，其刊铜铸铁者乎。庄亲王有轿夫病此，问症于余，遂以生肉犯乳汁、牛肉犯韭菜为对。王命治之，余饮以乳姜蜜雄煎一升，两日许，计下虫半斗而愈。

疫死牛肉，食之令病洞下，亦致坚积，宜利药下之。

牛性重坠难化，而疫死牛肉，尤为沉着。胃气实者食之，则肉化毒留，故挟毒而洞泄下利。胃气虚者，肉与毒俱滞，而致坚硬之积矣，皆非利药攻下之不可也。

脯藏米瓮中，有毒，及经夏食之，发肾病。

肉以干者为脯，肉忌受热，受热则腐，干肉得热，形虽不腐，而其性已内败，致成死朽之顽质，故有毒。米性热，而况郁之以瓮乎？脯藏其中，而脯犹是，人皆见其脯，而不知其性已非脯也，故揭出之。经夏之脯，其受热与藏米瓮者同。肾臭自腐，故脯之腐毒相感而入肾，以发其病矣。肾病如阳痿便毒，及浥烂等候，盖腐以致腐之义也。

治自死六畜肉中毒方

黄蘗屑，捣服方寸匕。

六畜皆自死于热厉者，热淫于肉，故食其肉者，毒亦中于肉也。黄蘗为暖木之里皮，肉之象也，味苦而性寒，盖苦以坚之，寒以胜之，而且皮性内裹，其热淫之毒将解，入于腑则愈之例乎？

治食郁肉漏脯中毒方

烧犬屎，酒服方寸匕。每服人乳汁亦良。饮生韭汁三升，亦得。

密器之盖藏多日者曰郁肉，幽隐之遗忘经夏者曰漏脯，生新之气性全去，与溃脓顽死同质，食之焉得不中毒乎？烧犬屎、生韭汁俱能温胃中之阳气以化腐者，服之饮之，正胜而毒自化之义也。又郁肉漏脯之毒，原非自死瘟疫诸畜之比，特以郁漏既久，气性不全致毒耳。人乳汁滋枯润朽，能代五谷以生养孩提，郁漏得此，则复返其肉与脯之

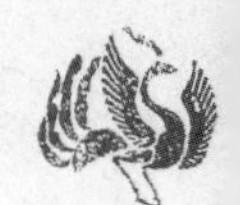

故性矣。此仲景于人乳汁服之曰良意耶。

此疑治初中之方。若腐气入肾，而肾病已发，恐当主下药为合矣。

治黍米中藏干脯食之中毒方

大豆浓煎汁，饮数升即解，亦治狸肉漏脯等毒。

即米瓮中脯，详上文。大豆去垢腻而散结毒，煮饮浓汁数升，且能通利，故并治狸肉漏脯等毒也。

治食生肉中毒方

掘地深三尺，取其下土三升，以水五升，煮数沸，澄清汁，饮一升，即愈。

万物之毒秽，得土而化，取三尺下净土，煮汁饮之，使其毒随澄清之性，而下伏且散矣。

治食六畜鸟兽肝中毒方

水浸豆豉，绞取汁，服数升愈。

肝为风木之脏，其毒上发，且毒之所发者皆热化。豆豉本大豆解毒之性，且蒸晦腐发，而变为清凉苦降，盖苦降以抑其上发，而清凉以胜其热化，此其所以浸汁饮之而愈也。

马脚无夜眼者，不可服之。

马前足内臁膝下，有无毛黑点，大如搏棋，名夜眼，筋之所出也，筋为肝之合。无夜眼，则筋气不外出，而肝毒闭结于周身，故戒食。

食骏马肉不饮酒，则杀人。

骏马英迈之气，尝郁于汗血中，不饮酒以食其肉，则汗血之毒气，不得流行，故能杀人。

马肉不可热食，伤人心。

马为午兽，其肉善走心部，脏气相感应也。心不宜于马肉之死气，而尤不宜于死气乘热袭之，心恶热，故受伤也。

马鞍下肉，食之杀人。

马鞍下肉，汗血久渍，而又常不透气，毒之所闭也，故食之能杀人。

白马黑头者，不可食之。

白马青蹄者，不可食之。

凡毛色不纯者，其肉性亦庞杂乖舛。二色斩截者，即不宜食，况乘戴乎。黑白界然相半曰斩截。头足，一拗其九[①]曰乘戴。盖相半者，不过性自反于两歧，拗一者，岂知其毒自逼于头足，故不可食。后文白羊黑头、黑鸡白头同义。

马肉、㹠肉共食，醉饱卧，大忌。

胃气之化物，如人之应事，事之类顺者，虽数十事，亦可以顺应之而无难。其相逆者，即两事亦不能猝理者，气有所专属，而一时不及变更故也。马肉性阳，㹠肉性阴，胃气既在不能并化之候，而又醉饱而卧，则脾阳伏而不运，故大忌。后文合食之忌，凡水火冷热，上下坚脆之相逆者，此其例之一也。

驴、马肉，合猪肉食之，成霍乱。

驴肉性发，马肉性悍，猪肉性腻，即所谓性之相逆者

---

① 一拗其九：王邈达言马若全身白，惟头与蹄界黑而青者，即一拗其九也。亦即一分黑青，而拗其九分之全白之谓也。

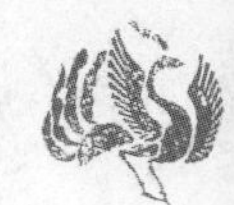

是也。合而食之，令胃气不能齐应，而反受各肉之性以持之，则胃气霍然而乱矣。即上文马豘肉共食之互词，而推言即常设之肉，亦不宜杂食，以犯其相逆之例。

马肝及毛，不可妄食，中毒害人。

此言凡相生相养之物，不可共食，而为合食所忌之又一例也。肉食入胃，贵在腐化，始能养人，不独有毒，即无毒者，亦有禁忌，不可不察也。比如马肝为血脏而属木，木具东方之生气，而毛又血之所生养者。食马肝而误食及毛，则毛得血脏之木气以生养之，且肝护其毛而胃不能化，将为虫为积，而中毒害人矣。是言一马肝而六畜之肝及毛可类推也，后文鱼及鸬鹚同食之义仿此。

治食马肝中毒人未死方

雄鼠屎二七粒，末之，水和服，日再服。

李氏曰：马食鼠屎则腹胀，是鼠能制马也。盖鼠为子水，马为午火，子午相冲，水能克火，物性相制之道也。

又方

人垢，取方寸匕，服之佳。

马肝多郁汗血之毒，人身皮毛所积之泥垢，汗气之所托也，取服方寸匕，盖从其故性，而使毒散毛窍之义。旧注引《梅师方》，取头垢一分，热水调下。谓人垢即头垢，未是。

治食马肉中毒欲死方

香豉二两　杏仁三两

上二味，蒸一食顷，熟杵之服，日再服。

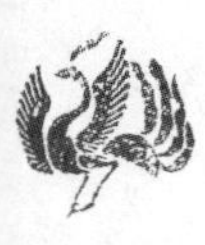

马死必腹胀如吹者，汗血之郁毒，真气欲绝而浮鼓也。食肉中毒欲死，亦毒气之胀人所致耳。香豉解毒降气，杏仁利肺泄气，蒸杵服之，其愈于失气，而毒胀自消乎。

疑腹胀而气闭者主此。

又方

煮芦根汁，饮之良。

本朝于三四月间，差官役放马沿海苇场，令食芦苗月许，虻起去之，凡劳伤病马，俱能愈而且肥，是芦性能解病马之毒，并马性之喜芦者可见。且根属下行，而功尤利水，煮汁饮之，或引其毒而解于小便耶。

疑胀而水结者主此。

疫死牛，或目赤，或黄，食之大忌。

牛之疫死，皆瘟厉之热毒。目赤者，肝胆之膈热上冲也；目黄者，脾胃之中热外炽也，则其热淫于肉可知。故食之大忌者，恐其热毒之内传于肝胆脾胃耳。

牛肉共猪肉食之，必作寸白虫。

牛肉多气，而其筋膜尤为难化，得肥甘之猪肉，包裹而抱养之，作寸白虫者，牛肉中之筋膜，久停之所化也，与生肉乳汁同义。

青牛肠，不可合犬肉食之。

犬性嗜牛，肠性裹肉，合食则相恋而轻易不化，久则必为害矣。独言青牛肠者，以其难化故也。然而诸肠之忌犬肉，亦可概见。

牛肺从三月至五月，其中有虫如马尾，割去勿食，食之损人。

牛食青草，脾胃多湿，三月至五月，地中生气上升于

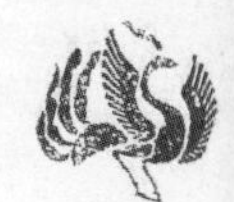

天，肺者天之象，湿化乘生机而上动，故其时肺中有虫。

牛、羊、猪肉，皆不得以楮木、桑木蒸炙食之，令人腹内生虫。

此理人多不解，故历来注家，从无道着仲景之意者。盖楮木，亦名谷树，谷之与桑，皆具生气最盛，而易生之木也。故不但接之压之俱活，即从根伐树，而其柔枝，复能远扬。且其皮之可纸可布，可缝金疮者，皆其生气缠绵之验也。以二木蒸炙牛羊猪肉，则木灰而生气无所寄托，遂凭水火而贯入肉中，其幻生虫化宜矣。

尝闻章皇帝以御厨同进牛肉韭菜，怒欲杀之。因韭菜多气易生，与难化之牛肉同食，亦恐生气之入牛肉耳。真天亶聪明，深得仲景之奥旨乎？

啖蛇牛肉杀人，何以识之？啖蛇者，毛发向后顺者是也。

北人以牛瘦，多从鼻孔中啖牛以蛇而遂肥者，故有此名。啖蛇者成独肝，故又名独肝牛。凡牛毛俱前顺后指，毛发向后顺，前指之谓也。

治啖蛇牛肉食之欲死方

饮人乳汁一升，立愈。

以泔水洗头，饮一升，愈。

牛肚细切，水一斗，煮取一升，暖饮之，大汗出，愈。

人乳不特甘寒解毒，且为经络走注之血所化，其性行而不守，是能收揽其毒，使之下泄者，故立愈。头垢积于诸阳之气化，其性上出，泔水洗而饮之，是盖高越其毒，使之上涌，故亦愈也。牛肚为好牛水草之海，能包藏湿热

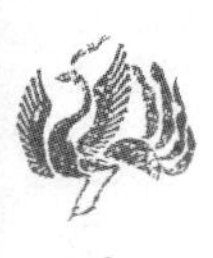

诸毒，而使之消化者，切煮暖饮，则精悍起而愈于大汗矣。

治食牛肉中毒方

甘草煮汁，饮之即解。

凡毒秽入土则化，甘草味甘性缓，土气敦厚之象，煮汁饮之，使其毒消沉于甘缓中，如毒秽入土而腐化之义也。

羊肉，其有宿热者，不可食之。

羊肉性温气厚，与虚寒者相宜，宿热者食之，是益其热矣。

羊肉不可与生鱼、酪食之，害人。

生鱼酪生气未断，而与羊肉之性温多气者共食，恐助其生气而为虫积之祸伏焉，故曰害人。亦犹楮桑蒸炙，食生饮乳之义。

羊蹄甲中，有珠子白者，名羊悬筋，食之令人癫。

经言阴气上并为癫。羊蹄悬筋，食之令癫，意者此羊足下之气有余，故其筋纵而悬为白珠，食足下有余之气者，能令阴气之上并乎。

白羊黑头，食其脑，作肠痈。

凡色纯者性平，白羊黑头，是浑身之白，排挤其黑而至于头，则头中之脑其毒浓且重矣。食之作肠痈者，以脑中之毒，受逼而极于巅顶者，今得反其性，而亦下逼于广肠也。与前白马黑头、白马青蹄同义。

羊肝共生椒食之，破人五脏。

肝性郁怒，而羊肝尤有多气之殊；椒毒伏辛，而生椒尤属猛悍之最，共食则合成风火闭结之暴毒，而深入脏中，

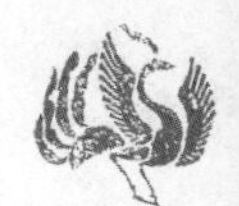

有不迸破不止之势，可不戒慎乎哉。

猪肉共羊肝和食之，令人心闷。

羊肝性从上疏，得腻而滞气之猪肉和食，则浮其滞气于上，故心闷。

猪肉以生胡荽同食，烂人脐。

生胡荽辛热气重，得腻结之猪肉固恋之，则辛热中聚，又气重之性外透，故能烂脐。

猪脂不可合梅子食之。

猪脂腻膈，合酸收之梅子同食，则敛涩其腻膈之性，留恋不去，而使胃脘气浊，故忌。

猪肉和葵食之，少气。

猪肉腻而葵菜滑，腻滑同食，令人肠胃疏泄下注，故胸中少气。

鹿肉不可和蒲白作羹食之，发恶疮。

鹿肉性热，蒲草阳多阴少，且中虚而善走阳明以及肉腠，其嫩白又具升发之性，作羹食之，是领热性行于肉腠，故发恶疮也。

麋脂及梅李子，若妊妇食之，令子青盲，男子伤精。

鹿为阳兽，麋为阴兽，况凡脂俱属阴液乎？阴盛则能埋藏阳气，而使之不出。又梅李子味酸而贼甲木之气已详，味过于酸注。目光以阴精为体，以阳神为用。妊妇合二者食之，则使胎中之肝阳埋藏损削，故令子青盲。又阴生于阳，男子合食之，则阳败而伤精矣。

獐肉不可合虾及生菜、梅李果食之，伤人。

獐胆白而性善惊怖，故其神气常外散于肉，虾力劲捷于退缩，且死则蜷结，二者合食，则其惊怖之气得劲捷之

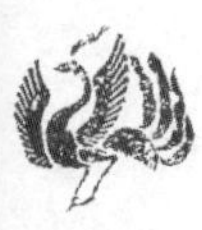

性，而蜷结脏腑，故伤人。生菜之生气勃发，梅李果酸涩收敛，一则能生扶獐肉之性，一则能收摄獐肉之气，故与虾同戒也。

痼疾人不可食熊肉，令终身不愈。

熊性嗜虫蚁而气猛悍，嗜虫蚁则其毒能使痼疾穴镂深细，气猛悍则其力能使痼疾凭藉坚牢，故终身不愈。

白犬自死不出舌者，食之害人。

犬死吐舌，毒气或从口散，否则其心中之毒坚急，而洋溢于躯壳，故不出舌之害人，尤甚于白犬之自死也。

食狗鼠余，令人发瘘疮。

瘘疮生两颈旁，其多窍串注，如蚁鼠之穴，故有蚁瘘鼠瘘等名。狗鼠贪馋，凡食物，而并吸其余者之气，是狗鼠之余为空质也。且有阴毒贯其所余，故食之者发瘘疮，从神似耳。

治食犬肉不消，心下坚或腹胀，口干大渴，心急发热，妄语如狂，或洞下方

杏仁一升，合皮熟研用

以沸汤三升和取汁，分三服，利下肉片，大验。

心下坚者，犬肉上停胃脘也。或腹胀者，犬肉中横胃腑也。性热而久滞，则其气上凌外鼓，故口干大渴，心急发热也。妄语如狂，犬性热伤胃液，以致不能上养神明之应，或洞下者，坚胀横据中州，上冲之而不足，故其余力回逼下趋也。若不速去其肉片，则坚胀者气将上绝，洞下者气将下绝矣。杏仁性滑而利气，气利则能大展其胸膈以下推，滑性则能润裹其渣质以下转，故可取利下肉片之大

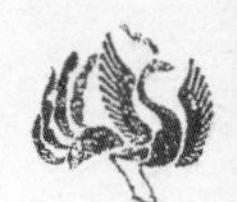

验也。

妇人妊娠，不可食兔肉、山羊肉，及鳖、鸡、鸭，令子无声音。

直响为声，转韵为音，兔与山羊，及鳖、鸡、鸭等物，或绝然无声，或有声而蠢浊，及略无转韵者，总谓之无声音。妊娠养胎，凡食物之气，各以类感，故亦能病子。声音且然，况性情乎。此下文食雀饮酒，令子淫乱，以雀善淫，而酒善乱故也，胎教者可不惧哉。

兔肉不可合白鸡肉食之，令人面发黄。

其理未详。白鸡白犬，每每言之，岂鸡犬之白者有毒耶！

兔肉着干姜食之，成霍乱。

兔善匿而肉酸寒，姜善散而性辛热，能使胃气不顺，故成霍乱。

凡鸟自死，口不闭，翅不合者，不可食之。

鸟死口不开，则死气内闭，翅不合，则毒气外张，故不可食。

诸禽肉肝青者，食之杀人。

肝为木脏而主疏散，青则其气自结，故见本色。肝毒溢于肉腠，故食之杀人。

鸡有六翮①四距者，不可食之。

形怪者，多感异类之气而生也。

乌鸡白头者，不可食之。

见白羊黑头注。

---

① 翮（hé）：指鸟类双翅中的正羽。

鸡不可合胡蒜食之，滞气。

鸡为风木之禽，其性走气，与性味昏浊之胡蒜合食，则引之而留恋于气分，使失其轻清流利之用，故滞气。

山鸡不可合鸟兽肉食之。

其理未详。

雉肉久食，令人瘦。

雉性属火，故炙则冠色愈红。火气销烁万物，此雉之所以自瘦也。又其味酸性敛，故久食令人亦瘦。

鸭卵不可合鳖肉食之。

鳖性恋卵，恐其神抱而不化也。

雀肉不可合李子食之。

雀肉温而多气，李为肝之果，合食则引雀肉入肝，使肝气有余，而脾土受伤矣。

妇人妊娠，食雀肉，饮酒，令子淫乱无耻。

详兔肉山羊等禁注。

燕肉勿食，入水为蛟龙所啖。

术家祈祷，以燕召龙，谓龙嗜燕故也。燕营巢避戊己日，春社来而秋社去，来则巢于屋宇，去则蛰于窟穴，而多寿。仙经言尾屈色白者，系千百年之燕，谓之肉芝，食之延年，故前人有服此者，近世无食燕者矣。

鸟兽有中毒箭死者，其肉有毒，解之方

大豆煮汁，及盐汁，服之解。

乌头取汁晒成膏，染刀箭，能令人物立死，以其热毒杀血，最为神速，鸟兽中毒箭，则其毒洋溢血肉，故食之中毒。大豆汁味甘性醇，具大地之象，能包涵消释诸毒。

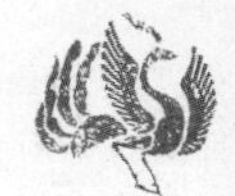

又盐汁之性，收煞润下，能使毒气不张，故服之俱可解。

鱼头正白如连珠，至脊上，食之杀人。

此亦阴气排挤之毒，前极于头，上极于脊，故聚而不散，断而复续，如连珠之象，即白羊黑头、白马黑头，及乌鸡白头之义也。食之杀人，以理推之，当杀于脑痈对口，及督脉之为病乎。

鱼头似有角者，不可食之。

鱼头似有角，蛟龙之象也，异类之所感生可知，故戒食之。

鱼头中无腮者，不可食之，杀人。

鱼腮所以出水，亦所以散毒，无腮则水不出，而毒亦不散，故食之杀人。

鱼目合者，不可食之。

凡胎生卵生者，皆有目有皮，故能开能合；湿生化生者，多有睛无眼，故但开不合；以湿化而独具胎卵之目，反常也。反常者性必不良，故戒食。

鱼无肠胆者，不可食之，三年阴不起，女子绝生。

肠为转运之路，所以去秽恶；胆司枢机之任，所以发伏神。鱼无肠胆，则其所贮之气血，既无所去，复无所发，而包裹郁滞之毒，食之暴作，而死于胀者，鱼毒之气自满，而鼓塞肠胃之所致也。即便烹治得法，当下无恙，然其阳明受病，二年而延至于心，三年而递及于脾，渐使胃中悍气不生，而男子阴痿，营血不长，而女子绝生。经所谓二阳之病发心脾，有不得隐曲，女子不月者是也。

以上三条，当通指河豚鱼而言，后文解鯸鲐鱼毒方治，盖承此耳。按河豚，即鯸鲐鱼，形如蝌蚪，小者三四寸，

大者尺余，无鳞无腮，亦且无胆，目能开合，不特脂血及子，俱能杀人，即揉洗净尽，而煤炲落锅，犹堪毕命。故前二条严戒食，然人每以其味鲜美，侥幸万一，遂谓无害。而且有名其曰为西施乳者，殊不知毒种阳明之阴祸，故复以三条明揭之云。

六甲日，勿食鳞甲之物。

天于逢甲日，则肝气起而脾土内虚，天人内外之应也。勿食鳞甲者，恶其声之相似，外引于甲之气以内贼耶，然似可不必拘泥。

鱼不可合鸡肉食之。

鱼性使人热中，得巽禽风木之气以助之，将煽其热而为上炎外鼓之候，故戒。

鱼不得合鸬鹚肉食之。

鸬鹚嗜鱼，而鱼复畏鸬鹚而饱养之者，合食入胃，恶其相生相并，多以依附不化致害耳。

鲤鱼鲊①，不可合小豆藿食之；其子不可合猪肝食之，害人。

鱼性热中，而鲤鱼尤能飞越变化，生切作鲊，是其生性尚在也。小豆即赤豆，摘其嫩叶为菜曰藿，豆茎直引上锐，豆叶横托其气，以擎贮豆角者，是豆藿以兜留为性者也。合食，则使热中之生性，不从下运，而热气久恋胸膈。陶弘景、孙思邈俱谓能致消渴者，是也。又鲤鱼子剖取曝干，见水复活，且水发时，散于地上，水落日晒，次年变为蝗虫，其性恋生可见。肝脏具东方之生气，而猪又为水

① 鲊（zhǎ）：以鱼加盐与红曲等腌渍，久藏不坏，古代称为“鲊”。

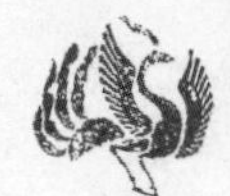

畜，故其肝较之他兽，尤得水生之气。以有气之肝，与恋生之鱼子合食，则虫化必成，故害人。

鲤鱼不可合犬肉食之。

鲤鱼犬肉，其性皆热，合食，则阳明之府恐致中消及内痈等候故也。

鲫鱼不可合猴雉肉食之（一云不可合猪肝食）。

鲫鱼喜土，故性走脾胃，猴善动而无脾，雉嗜虫而属火，且二者俱瘦削之性，合食则能引猴雉入脾胃，或摇其厚载之德，而致呕吐霍乱，或剥其滋润之气，而致胃燥肠结，故戒。又云不可合猪肝食者，恶其引木气以贼土耶。

鳀鱼合鹿肉生食，令人筋甲缩。

鳀鱼即鲇鱼，以其无鳞而好穴藏，无鳞则气自坚收，好穴藏则性尝闭伏。《别录》言鹿肉酸温，合为生食，则酸以引肝，而使肝之余气坚收闭伏，而不外荣，故令筋甲缩。

青鱼鲊不可合生胡荽及生葵，并麦酱食之。

青鱼作鲊，生气未绝，胡荽辛温而蔂蔓，葵子四时可种，又能续根，且术家取其子，微炒烨炸（音毕乍，火裂声），散着湿地踏之，朝种暮生，不待过宿，则其易生可见，况生葵乎。麦酱成于发变，三者与鱼鲊合食，俱能留连长养其生气，而成虫积诸祸者也。

鳅鳝不可合白犬血食之。

龟肉不可合酒、果子食之。

以上两条，俱未详其义。

鳖目凹陷者，及厴下有王字形者，不可食之，其肉不得合鸡鸭子食之。

鳖纯雌无雄，尝与异类及蛇为配，目凹陷，腹下有王

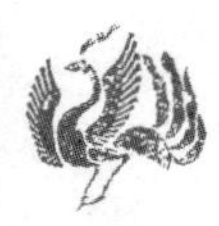

字形者，毒种之所生，或竟系蛇之所化，故不可食。性最护卵，而以神抱，与鸡鸭子合食，恐肉性恋之而相持不化，以致坚积也。此又言不可食者，亦与诸卵相忌耳。

龟鳖肉不可合苋菜食之。

江浙野人，言切龟鳖肉如指顶，捣苋菜作泥，以包裹之，埋土中日久，则复成龟鳖，其不可合食可见矣。

虾无须及腹中通黑，煮之反白者，不可食之。

毛发者，火气外炎之象。虾无须，是其气不外发而内郁矣。腹中通黑，谓身内有一条黑线，通长到尾，是阴秽之可验者。更加煮之不红而反白，是色又不受火逼而外出也。其为异类之变化，而有毒中聚无疑，故不可食。

食脍，饮乳酪，令人腹中生虫，为瘕。

注见生肉乳汁下。

脍食之，在心胸间不化，吐复不出，速下除之，久成癥病，治之方

橘皮一两　大黄二两　朴硝二两

脍在心胸间不化，停于脘下胃上也。近上者法宜用吐，今吐复不出者，胃气下实而不得转舒，故不能托之上越也。吐既不出，宜速主攻下以除之，久则必成癥病，气愈弱而不胜攻下矣。橘皮辛温而降，能助膈胃以少展其气，然后佐朴硝以收煞之，主大黄以推荡之，而不化者自下也。

食鲙多，不消，结为癥病，治之方

马鞭草一味，捣汁饮之。或以姜叶汁，饮之一升，亦消，又可服吐药吐之。

此失用下除而已成癥病之方治也。马鞭草味苦辛而性

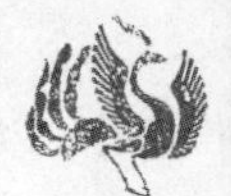

凉，能破癥散瘕，故捣汁饮之，可消脍积。姜通神明而去秽恶，其叶性上亲于天，能以辛温扶胃脘之气，则下化诸积，故饮汁亦消。吐药当以瓜蒂散为正，以吐之而不伤胃气故也，然此当指未经吐不出者而言。

食鱼后食毒，两种烦乱治之方

橘皮浓煎汁服之，即解。

鱼性热而善浮，能令人烦。复食他毒，而负于善浮之鱼热，故烦而且乱也。橘皮辛降，辛则能散新毒于上，降则能沉鱼热于下，故浓煎服之而两解。

食鯸鲐鱼中毒方

芦根煮汁，服之即解。

鱼之有鳞腮，犹人之有毛窍鼻孔之象，而使通散其气血者也。鯸鲐鱼无鳞无腮，其气血尝自闭结而不外散，故味之独为鲜美者在此，而毒之必致胀满者亦在此也。芦味甘而中空，有疏通之义，且根性尖利下行，不拘水土，是能泄其闭结之毒于大小便，不使之作胀而解也。

蟹目相向，足斑目赤者，不可食之。

形异者性必不驯可知。

食蟹中毒治之方

紫苏煮汁，饮之三升。紫苏子捣汁饮之，亦良。

冬瓜汁饮二升，食冬瓜亦可。

蟹气寒而性横且结。紫苏及子，味薄气厚，顺散之于毛窍。冬瓜益脾利水，逆泄之于膀胱，结性行而寒气散矣。观发汗利水之方意，并中蟹毒者，多疼痛泻利，则陶说水

莨菪（应为菪）之毒益信。

凡蟹未遇霜，多毒，其熟者，乃可食之。

陶隐居曰：蟹未被霜，食水莨菪，故有毒。又蟹性寒冷，以火熟之，则寒冷薄减，故可食。但此当作两层看，盖云霜前总不可食，即遇霜后，亦不可生食之谓，非指未遇霜而熟则可食也。

蜘蛛落食中，有毒，勿食之。

蜘蛛着物，必以后足领其丝以粘之，便援引也。其丝有毒，故戒食之。

凡蜂、蝇、虫、蚁等，多集食上，食之致瘘。

蜂蝇虫蚁，性穴孔窍，多集食上，则其性之所寄托也。食之则阴虫之毒性入胃，外穿经络，而发为瘘疮，形神之相肖宜矣。

果实菜谷禁忌并治第二十五

果子生食，生虫。

果子生食，指未经成熟而言，非欲人火食之谓。盖其不成熟时，生气未满，而向长之机尚锐，食之则生气郁于胃中，而虫积成矣。

果子落地经宿，虫蚁食之者，人大忌食之。

即前云虫蚁多集食上，食之令人病瘘之义也。

生米停留多日，有损处，食之伤人。

生米当是新剥取而未经干透之米也。损处谓湿热酶变

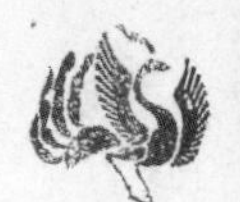

之类。未干新米，停留多日，因湿生热，而酶变损坏，则其性发越窜乱，食之伤阳明之气，而致霍乱疔肿，故曰伤人。尝于乙未初夏，大潦[①]损麦，厥后农家面食，辄生胀满吐利，相沿如疫，余亦身中其害，为可验也。旧说米经虫鼠啮损，便能伤人，不观仓廪中于五六月间，虫起如尘，而鼠粮岁减，朝廷所不能禁，然而千万人食之，未闻有因米致病者，则俗注之妄可见矣。

桃子多食令人热，仍不得入水浴，令人病寒热淋沥病。

桃乘仲春而花，历三伏而熟，得生阳宣大之气，其性热而且发，多食令人府库经络俱热。若入水浴，则水寒激其外热以内挫，故经络病寒热者，卫外之气与水寒互争起伏也。府库病淋沥者，膀胱之气化为郁热癃闭也。

杏酪不熟，杀人。

杏酪以山杏仁泡去皮并其苦味，少入米麦，磨作浆汁，熟之如稀粥以救饥者。今沿边诸寨，其穷民于五六月间，采塞外山杏核，以当一季之粮食，非指富贵家碾治精洁，加糖蜜而偶然作供之酪也。不熟，谓泡浸不透，换水不到之类。盖杏仁善走太阴，不熟则其味苦性涩，能令脾肺之系及管一时缩闭，故气绝而杀人。余客北平三载，尝往来于桃林杀虎等口，凡食杏酪死而经耳目者，数年间不下十数辈。土人咎在误食双仁，而不知为治之未熟之故，良可悼也。

梅多食，坏人齿。

李氏曰：梅花开于冬，而熟于夏，得木之全气，故酸，所谓木以曲直作酸也。

---

① 潦（lǎo）：古同“涝”，雨水过多，水淹。

齿为肾之余，而以阴精所发之阳气为用，阳刚乾健之应也。酸者阴味也，味过于酸，所以敛肾中之余气，而折其所用之阳，阴精不能胜任，故齿之神自软，梅多食则肾阳敛于酸而不复出，故齿坏而不固矣。

李不可多食，令人胪胀。

李味苦酸甘温，经言东方肝之果，孙思邈谓肝病宜食之，则李之走肝可见。季胁后之软肉曰胪，肝之所托也，多食李，则肝中之气血，郁而不疏，故胪胀。

林檎[1]不可多食，令人百脉弱。

林檎甘酸而温，甘温入胃，酸则伏气，胃中精悍贯于周身，则百脉为之强固。今甘而且酸，是入胃而伏其精悍之气者，故令人百脉弱也。

橘柚多食，令人口爽，不知五味。

橘柚花开于四月，实熟于八月，得金气之正，故其味甘酸中，复具疏利者此也。口舌之所以知味者，心中丁火之灵气也。丁火败泄于坤申之位，故橘柚多食，火性贪克金，而丁液自泄。此口舌之精灵爽失，而一时不知五味之真矣。

梨不可多食，令人寒中，金疮、产妇亦不宜食。

梨味甘而性寒，甘尝守中，甘而且寒，则守寒于中而不散，故令寒中。金疮产妇，亡血而气自削，尤忌寒中，故不宜食。上二句言可食者，戒多食；下二句言不可食者，即少食亦不宜也。

樱桃、杏多食，伤筋骨。

筋为肝之余，骨为肾之余，筋骨之所以荣且立者，肝

---

① 林檎（qín）：一种落叶小乔木之果实，又名“花红”、“沙果”。

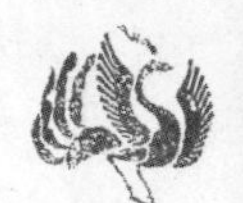

肾中所发之阳气为用也。樱桃、杏味皆酸，能敛其外发之阳气，而令筋痹骨弱，故曰伤筋骨。经言酸伤筋，而亦并伤骨者，肝肾为子母，子病而母不忍自全也。

安石榴不可多食，损人肺。

钱塘李氏曰：肺主气，气宜利而不宜滞，多食榴而损肺者，榴味酸涩而滞气故也。

《博物志》云：张骞使西域，得涂林安石国榴种以归，故名安石榴。又《齐民要术》云：植榴宜安僵石于根下，则安石之名，或又以此耶。

胡桃不可多食，令人动痰饮。

胡桃之功，前人及楚医李时珍，言之最详。但其气温，其性润，其味涩而滞，多食则因涩积温而成热，热则煎炼津液而成痰；又多食则因涩积润而成湿，湿则坎止形质而成饮，此所以令人动痰饮之理也。

生枣多食，令人热渴，气胀寒热，羸瘦者弥不可食，伤人。

生枣即新枣之生者，热而且浮之性，尚未敛缉，多食而热浮于上，则热渴；热浮于中，则气胀；热浮于外，则寒热也。凡羸瘦者阴尝不足，故弥不可食。伤人即指热渴等症而言，尤不胜其浮热之义。

食诸果中毒治之方

猪骨烧过

上一味，末之，水服方寸匕，亦治马肝、漏脯等毒。

诸果之毒，多系生新之火气，浮冒郁闷所致。骨为水脏之余质，而猪骨尤得北方正气，烧过末服，一则先以用

温者为从治，再则取大咸润下之性，以水胜火，而沉之使化者也。马肝漏脯，系血肉之毒，血肉以骨为依附，其意以类聚者，从而招之化之耶。

木耳赤色及仰生者，勿食。菌仰卷及色赤者，不可食。

菌，芝属，并近名蘑菇者皆是。木津感湿热之生气，而发为耳；草木余腐烂之精灵，而发为菌，皆阴气承雷雨之幻化也。然俱俯生下卷者，风日之阳光，有以上制其阴气耳。仰生仰卷，则阴毒下盛，而上欺风日者可见。且赤者火色，阴极似阳之象，食之必致下文闷乱欲死等候，故戒。

食诸菌中毒闷乱欲死治之方

人粪汁饮一升，土浆饮一二升，大豆浓煮汁饮之。服诸吐利药，并解。

凡松榛榆柳，及一切腐烂草木，并牛马粪中，俱能发菌，且至有长于鸟兽虫蛇之死朽处者，其毒弥甚，故曰食诸菌中毒。菌形如盖，其气上鼓而顶平，又横出而下卷，故性亦如之。食之中毒，则其毒亦从胃上鼓，又横幔于胸膈者。上鼓，故欲吐不吐而胀闷；横幔于胸膈，故欲利不利而烦乱致死也。人粪汁为污垢之极化，故能藏污纳垢者，气以类相聚也，且肠胃为其熟路，而性易下趋，故能化闷乱者而使之同下也。土浆大豆汁，见二十四卷注。吐则越其毒于上，利则荡其毒于下，上下分消，则闷乱自解，故诸方俱可服。

食枫树菌而笑不止，治之以前方。

枫树，《尔雅》名摄，摄言受风而摄摄作声之义。《说

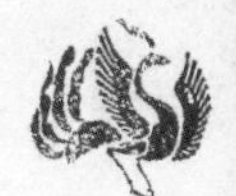

文》言其叶厚枝弱，善摇而喜风，故字从风。枫菌以树为性，食之笑不止者，在心为笑，菌性入心，风摇之象也。

误食野芋，烦乱欲死，治之以前方。

野芋善麻而戟人，误食则胃脘胸膈，而麻且戟，故烦乱欲死。人粪、土浆、大豆汁俱能收摄其毒而下化，故皆可治之。

蜀椒闭口者有毒，误食之，戟人咽喉，气病欲绝，或吐下白沫，身体痹冷，急治之方

肉桂煮饮之，多饮冷水一二升。

或食蒜。

或饮地浆。

或浓煮豉汁饮之，并解。

蜀椒性味，麻闷沉郁，闭口者则气不外泄，而其毒尤甚。盖惟麻闷，故戟人咽喉。沉郁，故气病欲绝也。肠胃之气欲绝，则津液不布，故吐下白沫。脾肺之气欲绝，则营卫间隔，故身体痹冷。倘令迟缓，恐气机郁久而真绝矣，故急宜治之。肉桂及蒜，辛温辛热而主散，散则麻闷者得上开，而为从治。冷水地浆豉汁，甘苦清凉而主降，降则沉郁者得下化，而为正治，故并解。然阳虚者宜从治，阳实者宜正治，又不可不辨也。

正月勿食葱，令人面生游风。

正月为木气临官，阳气上升之候。葱性内通而辛热，面为诸阳之会，风者木之化气也。盖言正月当发生之始，而食内通辛热之葱以助长之，则风木之气上嘘，而浮游于诸阳之会矣。

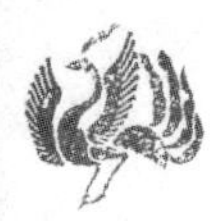

二月勿食蓼，伤人肾。

肾为水脏，水中壬阳之气死于卯，以其贪木化也。蓼喜水性生，而辛散且燥，则走肾而散气燥精可知。二月食之，是乘肾之害也，故曰伤肾。

陈藏器曰：蓼水洗毒，不可近阴，令弱。扁鹊曰：久食蓼，令人损髓减气。俱此义也。况乘卯而肾气自败之月乎？

三月勿食小蒜，伤人志性。

小蒜葱根韭叶，俗名小根菜，先因移种于萬（音力，地名）及野泽中，故又有萬泽诸名。中国汉以前旧有之蒜，后因胡蒜较大，遂以小蒜别之，性味辛散臭浊，能昏脏真之清气。李时珍谓其生食增恚，熟食发婬者是也。夫志根于肾，性统于心，三月肾水入墓，心火初冠，食小蒜，则辛散者，泄墓库之肾水，故伤志。臭浊者，昏冠带之心火，故伤性也。

四月、八月，勿食胡荽，伤人神。

四八为已酉之月，当肺金生旺之乡，心虽藏神，而神实由肺气所统御，故气肃而神自清，气和而神自裕者此也。胡荽辛热荤秽，于肺气生旺之月而食之，则助长继富，将气以辛热而神欲摇，气以荤秽而神不宅矣。

五月勿食韭，令人乏气力。

大气举天地而不劳，宗气运形骸而轻便，是力以气为根蒂，而气又以真阳为盈缩者，真阳之气，盈极者必缩，亢害自然之道也。韭具辛温升发之性，五月丙火欲亢，更食辛温之韭以升发之，是空其根而速之使害也，故乏气力。

五月五日，勿食一切生菜，发百病。

五月五日，为纯阳之节，阳发于外，而伏阴于内。一

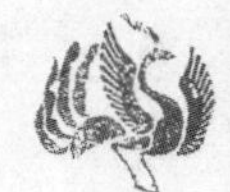

切生菜，味性苦寒，食之能令一时寒中，故悍气不行，而百病乃发。

六月、七月，勿食茱萸，伤神气。

六月心火亢而欲害，七月肺金弱于新生。茱萸辛热，六月食之，以热益亢阳而伤神；七月食之，以火克弱金而伤气。

八月、九月，勿食姜，伤人神。

八、九月，心火历病死之乡。姜味辛气热而性散，能助辛酉之金气，且泄离液，而使心中洞洞然，故伤神。

十月勿食椒，损人心，伤心脉。

心为神脏，尝御气以统血，而血又脉之主也，其性喜疏通而恶壅滞，盖疏通则神起而血脉周，壅滞则神塞而血脉着也。椒性热而闭，亥为丙火之宗庙，十月食椒，乘心火之弊，而且犯其恶热闭之性矣。心藏神，神损于椒之闭，故曰损人心。心统血，血伤于椒之热，故曰伤人脉。

十月勿食被霜生菜，令人面无光，目涩，心痛，腰疼，或发心疟，心疟发时，手足十指爪皆青，困委。

十月纯阴用事，而为丙火欲绝之候。生菜被霜，则生气下伏，而寒肃冷滑之性更甚，食之而面无光者，阳气不上华于阳会也。目涩者，火败而血不上蒸肝窍也。心与腰为手足少阴之所属，寒气逼结之，而不能自舒，故疼痛。生菜味苦而入心，故心病居多。心以火为用，寒气犯之，则客寒与心阳争胜，故寒热而发心疟。指爪为火气乘木之所荣，心受寒而阳神自缩，独余肝木之色，故青。阳主健用，阳气伏，故殊觉困倦而委顿。

十一月、十二月，勿食薤，令人多涕唾。

十一、十二月，阳内伏而阴外用。薤性辛温而轻浮，

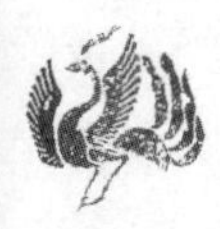

尝行胸膈而蒸发肺与胃脘之气，故肺液上升而多涕，胃脘之液上升而多唾矣。独言十一二月者，外寒抑勒之，而内热始作气故也。

四季勿食生葵，令人饮食不化，发百病，非但食中，药中不可用，深宜慎之。

四季之月，土王用事，宜养其温和敦厚之气，则腐化有神，而生精悍。葵性滑利而泄敦厚，生葵寒冷而伤温和，故饮食不化，以致精悍不生，而发百病矣。偶然之药味，尚宜慎之，况家常菜食乎，甚言之也。

时病瘥，未健，食生菜，手足必肿。

手足为诸阳之末，犹之遐陬僻壤，王化原所难被。时病瘥而未健，则其气血不能周遍，食生菜以冷脾胃之微阳，而四末之气不贯，故虚寒而作肿。

夜食生菜，不利人。

夜为阳火入墓之候，食苦寒之生菜，则无阳火以御之，而脾胃受伤，故不利人。

葱、韭初生芽者，食之伤人心气。

葱韭辛热而为心之所恶，初生芽，则其尖颖锐发之气，上熏尤为犀利，能使人神明昏浊涣散，故伤心气。

饮白酒，食生韭，令人病增。

白酒味薄性浮，生韭辛温多气，合为饮食，是浮其气于上，而增喘咳晕冒，以及冲气等病者也。

生葱不可共蜜食之，杀人，独颗蒜弥甚。

心为神明之府，喜苦而恶辛，喜凉而恶热，喜清虚而恶熏秽。生葱性味，尽为心之所恶，得黏恋高浮之蜜以托之，是使辛散以摇其神，热闭以塞其气，熏秽以浊乱其灵

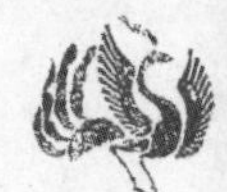

通，而心君骎骎有出亡之势，故能杀人。胡蒜之性味，倍于生葱，况独颗者之得气尤专一乎。故共蜜合食之害，较之生葱为弥甚也。

枣和生葱食之，令人病。

枣性高浮，已详十枣汤，及葶苈大枣泻肺汤下。合生葱食而杀人，与前条白酒生韭合食同义。

食糖蜜后，四日内食生葱、韭，令人心痛。

前两条，言生葱不可与甘缓高浮之味同食。白酒条，言生韭不可与甘缓高浮之味同食。此条合葱韭而广言，甚言之也。盖谓不特白酒枣蜜，即糖饴亦在例内，不特一时合食，即数日内，凡甘浮之性未净而犯禁者，犹令人病心痛，遵生谨疾者，可不慎哉。独言四日者，以甘为土味，凡辰戌丑未之气，至第五位，而四生三合，方为另头重起之理也。

生葱和雄鸡、雉、白犬肉食之，令人七窍经年流血。

雄鸡得风木之阳气，雉为火虫之正，而性善飞扬，白犬肉性热而金气浑全，是皆上炎之物，和生葱同食，俱能浮其辛热于在上者，故令七窍流血。曰经年者，血泄于七窍而上虚，吸取之机，与奔波之势，两相就也。

夜食诸姜、蒜、葱等，伤人心。

心属火脏，火墓于戌，夜为火气休养之候。食诸姜葱蒜等，不特辛散以发其伏气，而伤阳神，且温势踵于奥府，而尤伤其阴血也。

芜菁根多食，令人气胀。

芜菁亦名蔓菁。凡菜之性，苗叶锐生者多上发，根株下大者多结滞，本天亲上、本地亲下之道也。芜菁蓄根下大，其壅中下二焦之气者可见，故多食令气胀。

薤不可共牛肉作羹食之，成瘕病，韭亦然。

详二十四卷牛肉条注。

莼多食而动痔病。

莼为水菜，水生具热性，丙火胎于子也，又性滑而下注，多食则其热性下行，而结为痔病矣。

野苣不可同蜜食之，作内痔。

野苣苦寒，与甘浮之蜜同食，则浮苦寒之性于上，而逼肠胃之阳热于下焦，故作内痔。

白苣不可共酪同食，作䘌虫。

虫者，阴类也，阳气盛者，除蛔虫为五谷虫之外，余皆消化，犹之诸虫畏太阳而不敢出之象。白苣乳酪，俱性寒之物，同食则胃阳薄冷而阴类化成矣。

黄瓜食之，发热病。

黄瓜非月令之所谓王瓜，即今之作菜食者是。得种西域，旧名胡瓜，后因避讳改名。孟夏生蔓，炎暑成瓜，抱阴质而乘阳气，故其性本寒而标热，孟诜谓其损阴血而发虚热者此也。

葵心不可食，伤人，叶尤冷，黄背赤茎者，勿食之。

葵叶苦而冷滑，其菜心更为气性之所专聚，食之则苦以入心，而伤心阳；冷滑入脾胃，而伤脾胃之阳，故曰伤人。旁叶为退气，故尤冷而不可食。叶背黄而茎赤，其死朽诸毒之所滋养，故于阴寒之质，而幻为阳热之色耶。

胡荽久食之，令人多忘。

胡荽辛温熏臭，辛温则耗液，熏臭则昏神，故久食多忘。

病人不可食胡荽及黄花叶菜。

胡荽辛温耗血，李时珍谓燕齐人采山丹花跗未开者，

干而货之，名红花菜，其性甘凉。又白花菜，一名羊角菜，其味苦辛，花黄者，即名黄花菜。汪颢谓多食动风气、滞脏腑，令人胃中闷满，伤脾。二者未知孰是，然大概皆性寒伤气之菜，病人气血两亏，故皆不可食。

芋不可多食，动气。

与多食芜菁根而气胀同义。

妊妇食姜，令子余指。

姜本温而多气，能使胎气余于四末，且姜之分岔努芽，于手足之指为形似，故食之令子余指。

蓼多食，发心痛。蓼和生鱼食之，令人多夺气，阴核疼痛。

蓼味辛燥而高浮，辛能散气，燥能耗血，高浮当心肺之部，独言发心病者，辛燥为肺之所喜，而心气心血，不耐其耗散故也。

生鱼，指鲊属而言。其性沉潜入肾，和蓼同食，是使辛燥之性，随鱼入肾，而上气下陷，故夺气。又辛散温浮之性，沉郁而为旁鼓下堕，故阴核疼痛。

芥菜不可共兔肉食之，成恶邪病。

芥菜辛辣克削，共酸寒伏匿之兔肉同食，非包藏克削之芥性，下郁肝肾，即宣发伏匿之兔性，分滞脾肺，故成险邪恶病。

小蒜多食，伤人力。

小蒜辛热耗气，力因于气，气耗，故力伤。

食躁或躁方

豉浓煮汁饮之。

躁指兼烦躁而言。食躁谓因食而烦躁，嘈嘈作忙乱之

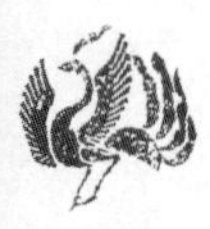

状者是。盖食入于胃，则胃中之虚火因食下，而上浮于胃脘故也。或躁言或不必因食而自作烦躁之谓，皆阴虚而火冲脘膈之候。豉性滋阴而降火，故煮汁饮之，而烦躁下平矣。

钩吻与芹菜相似，食之杀人，解之方

荠苨一两

天老答黄帝曰：太阴之精，名曰钩吻，入口则死。以其能钩人之喉吻而致死，故名。此处钩吻，当是借毒草之名，而非古之所谓钩吻也。盖钩吻入口则死，其毒迅速，既无可救之空，且本文曰与芹菜相似，又与前人野葛黄藤之蔓生者殊别乎。愚按：烧炼家有用赤芹伏砂汞之法，云此草茎叶，绝似芹菜，而根株皆赤，人畜误食之必死。仲景之所谓钩吻者即此耶。

菜中有水莨菪，叶圆而光，有毒，误食之，令人狂乱，状如中风，或吐血，治之方

甘草煮汁服之，即解。

莨菪一名水仙子。韩保昇、苏颂皆称其有白毛，而仲景谓叶圆而光，岂莨菪之陆生者有毛，而水莨菪者独光泽乎！误食，谓于菜中误食其苗叶也。性热而上浮且散，能昏人神明而散心气，故令人狂乱。中风非指中风寒而言，盖谓如中风魔之状，正狂乱之注脚也。或吐血者，热浮而血随气以上涌也。甘草性缓而守中，有厚土之象，煮汁服之，能缓其浮散之热毒，沉埋宽大中而令消化之义耳。

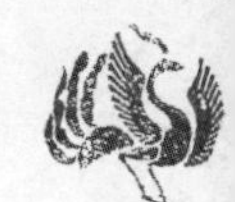

春秋二时，龙带精入芹菜中，人偶食之为病。发时手青腹满，痛不可忍，名蛟龙病，治之方

硬糖二三斤

芹为水泽之菜，龙性淫而善变化，交不择类，故有带精入芹菜中，而沾此菜者，阳精易生易变，人偶食之，得血肉抱养之，而生活变化之机自动，故满痛。硬糖甘温而得土味，日服之者，所以克制蛟龙水怪之气也。

硬糖当是胶饴之稠硬者。

食苦瓠中毒治之方

黍穰煮汁，数服之，解。

俗称种瓠损秧根，则实苦。或又云瓠与王瓜，失便两苦。苦瓠坚缩肺与肠胃之系，而闭其气，故食之中毒。风俗通谓烧穰可以杀瓠，又云种瓠之家不烧穰，故黍穰能解瓠毒者，甘能缓其急也。

本草以稷之黏者为黍，是盖因古人以黍黏履，以黍雪桃，及角黍等所误也。不知黍实俗名高粱者是，北人呼其米曰黍米，秸曰黍秸者可证。且凡米皆有粳糯，高粱之糯者亦何不黏，而必以稷之黏者名黍，岂不谬哉。按稷之黏者曰小黄米，并不名黍，故知黍穰系高粱茎子之去皮，而其中之软白者为真也。

扁豆，寒热者不可食之。

寒热凡先寒后热，发热恶寒，及往来寒热者，皆在其中。此皆经络受邪，而邪正相争之候。扁豆蔓生而甘温，

甘温者益气，蔓生而甘温，是走经络而益其气者。食之则适能滞其寒热之邪，故戒。

久食小豆，令人枯燥。

小豆即赤豆，心之谷也，其性下行，逐津液而利小便，故久服令人枯燥。

食大豆屑，忌啖猪肉。

大豆屑能坚饥辟谷，其性重而不易消化。又啖猪肉之腻膈者，多致上焦气壅，故宜忌之。

大麦久食，令人作廨。

廨与懈同，即懈惰之义。大麦滑而下气，久食则其气上虚，而精神不贯，故令人作廨。

白黍米不可同饴、蜜食，亦不可合葵食之。

黍米多红色，白黍米，今关东最多，而北平州县间亦种之。饭色如粳，黍之黏糯者也，其性坚饥难化，饴蜜留缓，葵菜冷滑，盖留而不化，则成坚积于脘膈，滑而不化，则致洞泄于广肠，故皆不可合食也。

荍麦面多食之，令人发落。

荍与荞同，即荞麦也。秋后下种，经霜结实，乘秋金收降之令，故其性清肃下降为多，而敷荣之色泽自鲜。多食发落者，从其寒萎之本性也。

盐多食，伤人肺。

盐性聚饮生湿而入肾，肾与肺为子母，而其气相通，肺恶饮与湿，而肺之神机自滞，故伤肺。

食冷物，冰人齿。

与食酸坏齿，同折其肾阳也。

食热物，勿饮冷水。

食热饮冷，其害有二：一则令胃气不顺，尝致霍乱；一则食热作汗，未及外出，饮冷以激伏之，则所伏之汗，随其所住之地，而各成湿症矣。

饮酒，食生苍耳，令人心痛。

苍耳苦寒有毒，况生食之，而其性尤甚乎。饮高浮之酒，而后食之，是以酒而托其毒于上，令人心痛者，苦寒入心而坚结也。

夏月大醉汗流，不得冷水洗着身，及使扇，即成病。

详黄汗风湿注。

饮酒大醉灸腹背，令人肠结。

酒性浮热，饮至大醉，则血液浮溢，复灸腹以燔炙阳明，灸背以燔炙太阳，则营卫之血液枯竭，而下阴奔迫上赴以自救，无论烦渴等候见于上焦，而下液不复，必成两肠燥结之症矣。

醉后勿饱食，发寒热。

醉则血气洋溢，又以饱食实之，则中气无所容，而出格于卫。阳并于外则热，阴干于表则寒，故发寒热。

饮酒食猪肉，卧秫穰中则发黄。

黄为湿热之候，饮酒食肉，则湿热中满，卧秫稻穰，则湿热外逼，其发黄宜矣。

食饴，多饮酒，大忌。

饴味甘而性浮，食后又饮湿热之酒以乘之，是使湿热在上，而浮以托浮也，则呕闷满冒，可胜言哉，故戒。

凡酒及水，照见人影动者，不可饮之。

酒及水，照影而动，是其中毒气流溢之象，故戒饮之。

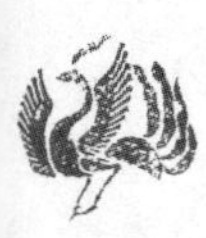

醋合酪食之，令人血瘕。

醋味酸敛，而酪性寒凉，合食则胃肠窜伏，而血注不流，故成血瘕。或曰酪者血液也，合醋食而成瘕，醋点乳汁，便成乳饼之道，亦通。

食白米粥，勿食生苍耳，成走注。

食甘温之白米粥，能使胃中精悍顿起。食苦寒之生苍耳，则苦以坚浮，寒以约热，令精悍之气欲行不行，不行故掣痛，欲行故其掣痛尝走注而不守也。

食甜粥已，食盐即吐。

食盐非指咸豉咸菜，盖谓整块食盐及盐汤也。甜粥恋守中宫，而令润下之盐性不能下注，而且为甜粥上浮之所激，故即吐。

犀角箸搅饮食沫出，及浇地坟起者，食之杀人。

犀角有分水辟尘、骇鸡惊狐等神异，而性凉解毒，以之为箸，搅饮食而其中沫出者，是箸欲化毒，毒盛而不受化，故邪正相激而沫出也。厚土无所不容，浇地坟起，是毒气有以发之也，食之必液枯胀满而杀人。

饮食中毒烦满治之方

苦参三两　苦酒一升半

上二味，煮三沸，三上三下，服之吐食出，即瘥。

毒性多热，故烦；毒气多胀，故满。苦参寒能解热，苦酒酸能敛胀，故煮服之。然妙在三上火而令沸扬，三下火而令滚落之煮法。盖三上则浮冒之性已成，三下则留恋之情自在。服之是使先留恋于胃，而后浮冒以涌出之，故吐食而瘥也。

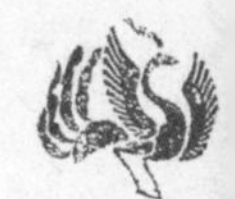

又方

犀角汤亦佳。

犀角解热解毒，故亦可作汤以解饮食毒。

贪食，食多不消，心腹坚满痛治之方

盐一升

上一味，以水三升煮令盐消，分三服，当吐出食，便瘥。

贪食则不自节，故食多。食多则胃气受窘，故不消。然亦有食多而自消者，惟外症见心腹坚硬，内症见满而且痛，则其为食多不消者，有确据矣。盐本下行，煮消分服而上涌者，以盐性得热则上减，胃阳与停食相抟，遂生郁热，且多服盐水，则下行不及，反激其怒而为上涌，故并出其食而瘥也。

或问服卤汁碗许，尝致人死，以盐味入腑脏，能缩其形器，而凝其血液故也。今以一升煮消，分作三服，殆与卤汁碗许加倍矣。夫多食不消，虽至坚而满痛，未必便为死候。仲景主此吐之，其不至于速死者，何也？答曰：盐水入胃，先从胃而收煞其形器，然后从胃外出而腌其他腑脏，以及血液，故死。停食在胃，是盐味先入于食，而无暇伤及腑脏，迨一吐而盐与食，又俱出矣，复何损乎！服卤汁者，死于无食，然亦以急吐一法为上策也。

矾石生入腹，破人心肝，亦禁水。

生入腹，谓干吞生矾入腹，禁水言亦且禁服矾水也。矾石酸涩，能收煞形脏，而脏中之气，一时鼓而未服，故勒之使破。但曰破心肝者，酸涩入肝，而肝木又直传心火

故也。然不特生入腹者，其害如彼，即化矾为水，如俗称解毒探吐之类，亦在所禁。盖较之生矾，性味虽觉稍淡，而其缩肠胃膀胱则一也。

商陆，以水服，杀人。

商陆辛甘苦寒，沉降有大毒，而性善逐水，凡受制之物，一时势盛，则报复之情反倍。商陆逐水，而以水服，则水势盛而反胜之，于是水浮其毒，而沉降之性，不得已而变为旁鼓横逆之败，将真气闭绝而杀人。

葶苈子敷头疮，药气入脑，杀人。

葶苈苦而大寒，性能坚浮束气，故以之敷疮，善于杀虫消肿者此也。但头上骨空穴，通于髓海，若敷头疮，则苦寒之气，因其坚束之性，由骨空而入脑，将髓海日削，故杀人。

水银入人耳，及六畜等，皆死。以金银着耳边，水银则吐。

水银阴寒沉坠，入人耳及六畜诸窍，则阴寒阻气道，沉坠血肉里，故久久能令人畜皆死。然性嗜金银而喜蚀之，故镀金及烧鼎银家，以金银着水银，则湿化如烂泥，着耳边者，投其所喜而引之外就也。

苦楝无子者，杀人。

旧注引本草楝有两种，雌者，根白有子，可服；雄者根赤无子，有毒，不可服，是就根皮而言之也。愚谓无子，并但有实而无核者，亦在其中。盖楝味苦而其性结缩，子及根皮，俱能使诸虫蜷缩而结死，故可杀虫。又其味极苦，尝令胃系上急而致吐，与瓜蒂同性。有核，则性味分传于核而薄减。无子，则其气自完而加倍，能令人吐不止而胃

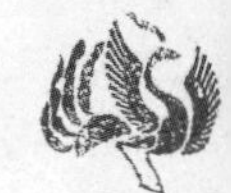

气自绝，故杀人，况雄者之总无花实以泄其气者乎。

凡诸毒，多是假毒以投无知，时宜煮荠苨甘草汁饮之。通除诸毒药。

假毒投无知，言被人所毒，及不知而误食中毒者皆是。若待毒发自知，则垂救恐晚，故宜时煮解毒之药汁以饮之，而防其未然也。

弘扬国粹、传承中医，从典籍整理做起

中华人民共和国科学技术部科技基础性工作专项资金项目
中医药古籍与方志的文献整理（课题号：2009FY120300）

中医古籍是中医学术的重要载体，蕴涵了宝贵而丰富的资料和文化原创潜质。中医古籍不可再生，对其整理和研究是实现抢救性保护的重要手段，这对于中医药学术传承和发扬具有重要意义。

本次出版的40余种中医珍稀古籍，是从未单行点校整理出版的珍本医籍中遴选而来。本套丛书的选辑通过书目考察、实地调研、辨析内容、核实版本、详查书品，从学术价值、文献价值、版本价值、书品状况等方面进行综合评价，选择其中学术价值和文献价值较高者。除按照现行古籍整理方法予以标点、校对、注释外，为突出所选古籍学术特色和价值，由点校整理者在深入研究原著的基础上，对每一种古籍撰写导读，包括全书概述、作者简介、学术内容与特色、临床及使用价值等，对于读者阅读掌握全书，大有裨益。几易寒暑，书凡40余册，结集出版，总其名为“中医药古籍珍善本点校丛书”，以飨读者。

中医药古籍珍善本点校丛书

一、医经

《黄帝内经始生考》 定价：22.00 元

（明）佚名 撰著

《难经古注校补》 定价：22.00 元

（清）力钧 著

二、外科

《外科集验方》 定价：18.00 元

（明）周文采 编撰

三、妇、儿科

《女科心法》 定价：22.00 元

（明）郑钦谕 撰

《胎产大法》 定价：18.00 元

（清）程从美 著

《新刻幼科百效全书》 定价：28.00 元

（明）龚居中 撰

《幼科集粹大成》 定价：18.00 元

（明）冯其盛 编撰

四、五官科

《白驹谷罗贞喉科·眼科六要》 定价：18.00 元

（清）罗贞 //（清）陈国笃 撰

《眼科启明》 定价：26.00 元

（清）邓雄勋 撰

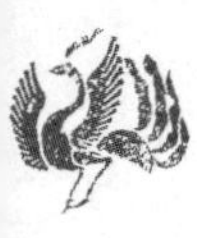

五、通治

《士林余业医学全书》 定价：58.00元

（明）叶云龙 撰

《医学脉灯》 定价：28.00元

（清）常朝宣 著

《灵兰社稿》 定价：48.00元

（清）佚名 撰

《太素心法便览》 定价：24.00元

（明）宋培 撰

《医家赤帜益辨全书》 定价：86.00元

（明）吴文炳 撰

《医学原始》 定价：38.00元

（清）王宏翰 著

《名医选要》 定价：68.00元

（明）沈应旸 著

《医林口谱六治秘书》 定价：46.00元

（清）周笙 纂集

《敬修堂医源经旨》 定价：68.00元

（明）余世用 著 李日宣 编

六、方书

《神效集》 定价：24.00元

（清）无名氏 著

《新刻经验积玉单方》 定价：16.00元

（明）艾应期 撰

《脉症治方》 定价：28.00元

（明）吴正伦 著

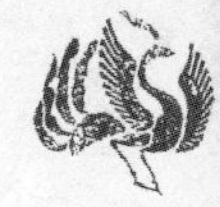

《汇生集要》 定价：36.00元

（清）陈廷瑞 著

《悬袖便方》 定价：28.00元

（明）张延登 著

七、本草

《要药分剂补正》 定价：68.00元

（清）刘鹗补正

八、医案医话医论

《婺源余先生医案·续貂集》 定价：28.00元

（清）余国佩 著//（清）刘文正 著

《冰壑老人医案·东皋草堂医案》· 定价：26.00元

（明）金九渊 撰//（清）王式钰 撰

《鲁峰医案》 定价：16.00元

（清）鲁峰 撰

《倚云轩医案医话医论》 定价：48.00元

（清）方耕霞 著

《续名医类案》 定价：350.00元/套

（清）许勉焕 辑著

《清代三家医案合编》 定价：36.00元

（清）吴金寿 汇辑

《崇陵病案》 定价：18.00元

（清）力钧 著

《奇效医述·两都医案》 定价：28.00元

（明）聂尚恒 著//（明）倪士奇 著

《大方医验大成》 定价：28.00元

（明）秦昌遇 撰

九、诊法

《太素脉要·脉荟》　定价：16.00 元

（明）程大中 著 //（明）程伊 著

十、伤寒金匮

《伤寒选录》　定价：99.00 元

（明）汪机 辑

《金匮方论衍义》　定价：36.00 元

（明）赵以德 著

《高注金匮要略》　定价：68.00 元

（清）高学山 撰

十一、针灸

《铜人徐氏针灸合刻》　定价：38.00 元

（明）徐凤 著

《罗遗编》　定价：18.00 元

（清）陈廷铨 撰

十二、养生

《卫生要诀》　定价：18.00 元

（清）范在文 著

《张三丰医学三书》　定价：68.00 元

（明）孙天仁等 编辑

学苑出版社医药编辑室

陈　辉　付国英

2015.5